人工呼吸器離脱のための標準テキスト

Standard Textbook for
Weaning from
Mechanical Ventilation

Gakken

監修・編集者・執筆者一覧

〈監修〉
一般社団法人 日本クリティカルケア看護学会

〈編集〉

佐藤　憲明	日本医科大学付属病院看護部
宇都宮明美	聖路加国際大学看護学部成人看護学
道又　元裕	杏林大学医学部付属病院看護部
山勢　博彰	山口大学大学院医学系研究科保健学系学域
伊藤　聡子	神戸市立医療センター中央市民病院看護部
白坂　雅子	西南女学院大学看護キャリア支援センター認定看護師教育課程「集中ケア」
立野　淳子	一般財団法人平成紫川会小倉記念病院看護部
田村富美子	聖路加国際病院救命救急センター
西山久美江	東海大学医学部付属八王子病院看護部
明神　哲也	東京医科大学病院看護部

〈執筆〉

山本小奈美	山口大学大学院医学系研究科保健学系学域
立野　淳子	前掲
伊藤　聡子	前掲
井上　和代	日本赤十字社高知赤十字病院看護部
讃井　將満	自治医科大学附属さいたま医療センター集中治療部
明神　哲也	前掲
田口　彰一	医療法人社団田口会新橋病院ME管理室
大塚　将秀	横浜市立大学附属市民総合医療センター集中治療部
西山久美江	前掲
千明　政好	上武大学看護学部看護学科
尾野　敏明	杏林大学医学部付属病院集中ケア認定看護師教育課程
劔持　雄二	東海大学医学部付属八王子病院看護部ICU・CCU
塚原　大輔	公益社団法人日本看護協会看護研修学校認定看護師教育課程集中ケア学科
山田　亨	東邦大学医療センター大森病院特定集中治療室
有田　孝	一般財団法人平成紫川会小倉記念病院看護部
戎　初代	Boise State University Department of Respiratory Care
脇坂　浩	三重県立看護大学看護学部
廣瀬　稔	北里大学医療衛生学部臨床工学専攻
露木　菜緒	杏林大学医学部付属病院HCU
神津　玲	長崎大学大学院医歯薬学総合研究科リハビリテーション科学講座
濱本　実也	公立陶生病院集中治療室
田戸　朝美	山口大学医学部保健学科看護学専攻臨床看護学分野
清水　孝宏	那覇市立病院看護部
小松　由佳	杏林大学医学部付属病院集中ケア認定看護師教育課程
卯野木　健	筑波大学附属病院集中治療室
櫻本　秀明	筑波大学附属病院集中治療室
茂呂　悦子	自治医科大学附属病院集中治療部
白坂　雅子	前掲
佐藤　憲明	前掲
宇都宮明美	前掲
齋藤　伸行	日本医科大学千葉北総病院救命救急センター
尾﨑　孝平	神戸百年記念病院麻酔集中治療部・手術部／尾﨑塾

[敬称略]

序のことば

　呼吸障害や重症疾患などで呼吸機能に何らかの問題を抱えている患者にとって，人工呼吸器を装着することは，換気を維持するために必要な管理です．しかし，人工呼吸器を装着していること自体が，生体の自然な生理的メカニズムを妨げ，侵襲を与え，合併症をもたらすことがあります．よって人工呼吸器からの早期離脱は，集中治療における患者管理のなかでも最も重要な点であるといえるでしょう．

　人工呼吸器からの早期離脱のメリットは，人工呼吸器関連肺傷害（VALI）や人工呼吸器関連肺炎（VAP）の発生を抑えること，呼吸筋萎縮を防ぐことなどさまざまですが，ICU滞在日数の短縮や医療コストの削減にも貢献します．そのために，いくつかのウィーニング法が試みられてきました．数十年前の方法といえば，On-Off法くらいしかありませんでしたが，人工呼吸器の機能の向上に伴い，換気モードの設定によってウィーニングを促すことも可能となりました．現在では，自発呼吸トライアル（SBT）を軸とした方法が奨励されるようになっています．

　ところが，臨床でのウィーニング法の実際は，各施設で異なり，時に主治医の考え方でその方法が変わるケースもあります．「人工呼吸器からの早期離脱」という同じ目的をもっていても，行う手技がさまざまであるということでは，医療の質が一定に保たれないといった問題も引き起こします．そこで，日本集中治療医学会，日本呼吸療法医学会，日本クリティカルケア看護学会では，標準的な手続きで早期離脱に向けたウィーニング法が実施できるように，3学会合同の「人工呼吸器離脱プロトコル」を策定しました．

　本書は，このプロトコルを前提とした，人工呼吸療法に関連する基本知識とウィーニング法にかかわる知識とスキルについて解説したテキストです．医療チームでプロトコルに基づいた早期離脱を実現するためには，プロトコルの内容を理解し，それを実施できる知識とスキルが必要です．本書はそのために刊行されました．

　人工呼吸器装着によるさまざまな合併症や有害事象の発生を軽減し，ICU滞在日数の短縮，医療コストの削減にもつながるように，本書を用いて人工呼吸器からの早期離脱を果たせたら，このうえない喜びです．

監修を代表して　山勢博彰

本書の活用にあたって

道又元裕

　本書は，人工呼吸療法を受けている患者に対して，人工呼吸器からの離脱（ウィーニング）を安全に実施するための，看護師を対象としたテキストです．

　テキストの構成は，人工呼吸器からの離脱過程において必要な基本的概念，知識，方法の要素を概論（第Ⅰ章）と2つの各論（第Ⅱ章，第Ⅲ章）の3つの章に区分し，目的別に類別しました．

　テキスト作成に際しては，人工呼吸器からの離脱に関連した内容に焦点を当てた範囲とし，わが国の医療界のなかで一定の見解が得られていないと判断した知識や方法，それに類する事柄などの記述表現を避けるべく編集方針としました．また，各章・節・項ごとの内容ができるだけ重複記述とならないよう編集しました．

Ⅰ．概論（第Ⅰ章）

　概論（第Ⅰ章）第1節においては，人工呼吸療法を受ける対象を理解するために，人工呼吸療法を受ける患者の身体的，心理社会的特徴について総論的に概説しました．第2節では，人工呼吸器からの早期離脱の必要性や重要性を理解するために，人工呼吸療法の生体への影響および人工呼吸療法の合併症などについて焦点的に要説しました．第3節では，人工呼吸器離脱の定義や考え方を正しく認識し，そのプロセスの違いを理解するために，人工呼吸器からの離脱の種類と概念を示しました．また，その行程におけるチーム医療の重要性についても言及しました．

　人工呼吸器からの離脱プロセスはさまざまあります．しかし，いずれにせよ早期離脱の必要性や，一定の条件を満たしていれば人工気道を抜去して人工呼吸器からの離脱が可能であるというコンセプトへと変化してきています．したがって，人工呼吸器からの離脱を実施する際には，それに関連した定義や考え方，ならびにプロセスを理解する必要があります．

　また，離脱のプロセスを進めていくうえでは，さまざまな医療従事者が関与することになります．つまり，人工呼吸器離脱をチーム医療として進めることが重要であり，その際に看護師に求められている役割を理解し，役割を発揮しながら多職種での連携を実践することが求められます．

Ⅱ．各論（第Ⅱ，Ⅲ章）

各論①

　各論の前節（第Ⅱ章）は，「1．人工呼吸器の基礎」「2．全身状態のアセスメント」「3．安全管理」「4．呼吸維持のためのケア・介助」「5．急変対応」の5節を設定して纏めました．

　第1節では，人工呼吸器の基礎として，人工呼吸器の構造，換気モード（換気様式），換気設定などの項目構成として，人工呼吸器の原理と基本設定を理解できるように要説しました．

第2節では，人工呼吸器離脱の成否に関与する患者の全身状態のアセスメントに必須となる解剖・生理から血液ガス分析，酸素化指標，検査所見，モニタリング，グラフィックモニタなどの知識を細説し，看護師が科学的根拠をもって臨床で活用できる能力を身につけることができるよう編集しました．

　第3節は，人工呼吸器にかかわる感染予防，保守点検の基本，人工呼吸器とそれに付属する機器のアラーム設定の留意点などについて解説する構成とし，人工呼吸器の安全管理として纏めました．

　第4節は，人工呼吸器からの効率的かつ効果的な離脱の実現に向けて実践するべきケアについて，呼吸維持のためのケア・介助と称して細説しました．

　項目は気道粘膜保護，気道クリアランス，気管吸引，人工呼吸器関連事象（VAE）回避と口腔ケア，栄養管理，早期離床援助，せん妄予防対策，鎮痛・鎮静，精神的ケア，抜管行為の10項目に絞りました．

　人工呼吸器からの早期かつ適切な離脱の実現は，重症病態を呈した段階から回復するまでの期間，さまざまな弊害をいかに回避するかが重要です．そのためには，科学的根拠に基づいたケアの実践は必須です．しかし，各細項目において科学的根拠を示すことが困難な内容もあります．また，科学的根拠のみでなく，患者の個別性を反映しなければより良いアウトカムが得られないものも多いと考えます．したがって，内容はできるだけ実践的なものを基本とし，それに対して現時点で明らかになっている科学的根拠を付記する構成としました．

　第5節は，人工呼吸器からの離脱過程においては，予期せぬ緊急事態が起こる場合があります．看護師は緊急事態を予測して，緊急事態への対応を可及的すみやかに実施できることが必要です．内容は，その頻度と重要性をふまえ気道緊急への対応に焦点を絞って記述しました．

各論②

　各論の後節（第Ⅲ章）は，3学会（日本集中治療医学会，日本呼吸療法医学会，日本クリティカルケア看護学会）合同によって作成した「人工呼吸器離脱プロトコル」の作成目的と，臨床での活用方法と手順に沿った基本的な考え方を解説しました．

＊

　本書編纂に携わった委員と本書の執筆者達は，人工呼吸器離脱にかかわる一人でも多くの看護師の方にテキストとして本書を活用していただき，人工呼吸療法を受ける患者が人工呼吸器から安全に離脱できること，また，早期に適切な離脱の過程が促進されることに寄与することを期待しています．

人工呼吸器離脱のための標準テキスト　Contents

I 概論

1章　人工呼吸療法を受ける対象の理解

1. **人工呼吸療法を必要とする病態**　山本小奈美…12
   人工呼吸療法の適応…12／人工呼吸療法を必要とする病態…12

2. **人工呼吸療法を受ける患者の身体的・心理的・認知的特徴**　立野淳子…15
   身体的特徴…15／心理的特徴…16／認知的特徴…17

2章　人工呼吸器からの早期離脱の必要性

1. **人工呼吸療法が生体に及ぼす影響**　伊藤聡子…18
   呼吸器系への影響…18／循環への影響(腎機能への影響も含む)…18／腹腔内への影響…20／中枢神経系への影響…20／筋骨格系への影響…20／精神への影響…20／栄養障害および電解質異常…21／疼痛…22／人工呼吸器離脱が困難となる要因…22

2. **人工呼吸療法の合併症**　井上和代…24
   気管チューブ留置に伴う合併症…24／人工呼吸管理に伴う合併症…25／人工呼吸療法の合併症と早期離脱の必要性…29

3章　人工呼吸器離脱・ウィーニングの種類と考え方

1. **人工呼吸器離脱・ウィーニングの定義**　讃井將満…30
   人工呼吸器離脱とは…30／離脱成功と離脱失敗…31／離脱過程の分類…31／全身管理の重要性…32

2. **人工呼吸器離脱・ウィーニングの種類**　讃井將満…34
   SBT以外に方法がなかった…34／IMVの普及…34／PSVの普及…35／SBTの有用性…35／離脱においてSIMVやPSVが不利な点…36／人工呼吸器離脱のプロトコル化…36／離脱困難，離脱遷延患者に対する人工呼吸器離脱法…36

3. **看護師に求められる役割**　明神哲也…38
   チーム医療の要素…38／認知フレームの違い…39／医療チームの始動…39／看護師の役割…39

II 各論 ①

1章 人工呼吸器の基礎

1. 人工呼吸器の構造　田口彰一…42
人工呼吸器とは…42 ／構造と動作原理…42

2. 換気モード(換気様式)　大塚将秀…47
換気モードとは…47 ／各種の換気モード…47 ／臨床で注意すべきこと…51

3. 換気設定　大塚将秀…52
酸素濃度…52 ／換気モード…52 ／一回換気量…52 ／換気回数…53 ／吸気時間・吸呼気比…53 ／呼気終末陽圧(PEEP)…54 ／プレッシャーサポート(PS)圧…54 ／PS終了基準(ターミネーション基準, サイクルオフ)…56

2章 全身状態のアセスメント

1. 気道と肺の解剖学と呼吸生理学　西山久美江…57
換気…57 ／酸素化…59

2. 胸部理学所見　千明政好…62
胸部理学所見とは…62 ／肺炎…62 ／無気肺…64 ／胸水…64 ／気胸…65 ／間質性肺炎…66 ／急性呼吸窮迫症候群(ARDS)…67

3. 血液ガス分析　尾野敏明, 剱持雄二…69
酸塩基平衡の調節…69 ／緩衝作用…70 ／血液ガスの各パラメータ…71 ／人工呼吸器離脱における酸塩基平衡の評価…73

4. 酸素化の指標　尾野敏明…76
酸素需給バランス…76 ／酸素飽和度と酸素解離曲線…77 ／P/F比…78 ／肺胞気動脈血酸素分圧較差($A-aDO_2$)…79 ／人工呼吸器離脱におけるアセスメントのポイント…80

5. 換気の指標　塚原大輔…82
換気とは…82 ／指標となるパラメータ…82

6. 生理学的検査の所見　山田亨…85
呼吸機能検査について…85 ／呼吸機能検査で得られたデータを人工呼吸器離脱, 抜管時にどのように活かすか…86

7. 呼吸・循環モニタリング　有田孝…88
呼吸に関するモニタリング…88 ／循環に関するモニタリング…89

8. グラフィックモニタを利用したアセスメント　戎初代…92
異常な波形…92 ／SBT中に注目したいポイント…96

3章　安全管理

1．感染予防（スタンダードプリコーション）　脇坂　浩…98
人工呼吸管理に携わる医療従事者のスタンダードプリコーションと手指衛生…98／人工呼吸器回路の微生物汚染と感染管理…99／人工呼吸器回路内の結露の問題と感染管理…99／人工呼吸器装着患者での吸引の問題と感染管理…100／人工呼吸器を取り巻く環境の感染管理…100

2．保守点検　廣瀬　稔…103
はじめに…103／人工呼吸器を使用する場所…103／人工呼吸器の保守点検…103／日常点検…104

3．人工呼吸器および周辺機器のアラーム設定　廣瀬　稔…107
医療機器のアラームに関連するトラブルの現状…107／人工呼吸管理中のモニタとアラームの意義…107／アラーム設定と対応および行動の手順…107／医療機器の使用環境とアラーム設定の基本…108／人工呼吸器に関連するアラームと設定例…109／アラームに関する基準…109

4章　呼吸維持のためのケア・介助

1．気道粘膜保護　露木菜緒…111
加温加湿管理…111／カフ圧管理…114

2．気道クリアランスの必要性と手技　神津　玲…117
人工呼吸管理における気道クリアランスの意義と適応…117／気道クリアランス法とは…117／気道クリアランスのための評価…117／気道クリアランスの実際…118

3．気管吸引の判断と手技　濱本実也…123
気管吸引のタイミング…123／気管吸引のポイント…124／気管吸引による合併症，予防と評価…126／おわりに…127

4．VAEを回避するための口腔ケア　田戸朝美…129
人工呼吸療法を受ける患者に対する口腔ケアの意義…129／口腔ケアの準備…129／口腔ケアの実施…131／VAEとVAP…134

5．栄養管理　清水孝宏…136
正常・飢餓・侵襲それぞれの代謝の特徴…136／人工呼吸管理中の栄養管理の必要性…136／栄養アセスメント…137／人工呼吸管理中の栄養管理の実際…137／おわりに…138

6．早期離床への援助　小松由佳…140
早期離床がもたらす呼吸機能への影響…140／早期離床プロトコル…141／包括的アプローチの実際…141

7．せん妄予防と対応策　卯野木健…145
せん妄とは…145／せん妄の予後への影響…145／せん妄の分類…146／せん妄のスクリーニングツール…146／せん妄のリスク因子…146／せん妄の予防…147／せん妄と身体抑

制…147

8．鎮痛・鎮静管理　　櫻本秀明…149
人工呼吸器装着患者の痛みとその弊害…149／疼痛レベルの評価…149／鎮痛管理の実際…151／鎮静のメリット・デメリット…152／鎮静レベルの評価…152／鎮静管理の実際…152

9．精神的ケア　　茂呂悦子…156
人工呼吸管理を受ける患者の精神的ケアの必要性…156／精神的ケアのポイント…156／家族の精神的ケア…159

10．抜管の準備と介助　　白坂雅子…160
抜管の準備…160／抜管の介助…163

5章　急変対応

1．人工呼吸器離脱中の急変時対応　　佐藤憲明…165
再挿管の原因…165／抜管失敗基準…165／抜管失敗と判断した場合の対応…166／気道緊急への対応…166

III　各論②

1章　人工呼吸器離脱に関する3学会合同プロトコルの理解

1．人工呼吸器離脱に関する3学会合同プロトコルの流れ　　宇都宮明美…172
人工呼吸器からの早期離脱の必要性と意義…172／プロトコルを策定する意味と効果…172／3学会合同プロトコルの目的と作成過程…172／人工呼吸器離脱プロトコルのフローチャート…173／臨床看護師としてプロトコルにかかわる際の考え方，役割…173

2．自発覚醒トライアル（SAT）開始安全基準，および成功基準，実施方法　　齋藤伸行…176
はじめに…176／SATはどうして必要なのか？…176／SATの注意点…177／SAT開始安全基準：各項目の評価基準に関して…178／SAT実施方法について…179／SAT成功基準について…179／SAT成功基準：各項目の評価基準に関して…180

3．自発呼吸トライアル（SBT）開始安全基準，および成功基準，実施方法　　齋藤伸行…182
はじめに…182／どうしてSBT開始安全基準が必要なのか？…182／SBT開始安全基準…184／SBTの方法と評価…186／SBT成功基準…187

4．抜管前評価と抜管後の観察　　尾﨑孝平…191
抜管後上気道狭窄リスクの評価…191／再挿管の危険因子についての評価…191／抜管後の観察…192

Column：アシデミアとアシドーシス，アルカレミアとアルカローシス　　尾野敏明…74

Index…196

編集担当：向井直人，瀬崎志歩子
表紙デザイン：野村里香
本文デザイン：(有)レディバード
本文DTP：(有)レディバード，学研メディカル秀潤社制作室
本文イラスト：(有)レディバード，(株)日本グラフィックス

I 概論

1章　人工呼吸療法を受ける対象の理解
2章　人工呼吸器からの早期離脱の必要性
3章　人工呼吸器離脱・ウィーニングの
　　　種類と考え方

I 概論

1章 人工呼吸療法を受ける対象の理解

1 人工呼吸療法を必要とする病態

1. 人工呼吸療法の適応

人工呼吸療法の目的は，肺胞換気量の維持，酸素化の改善，呼吸仕事量の軽減に大別される．適応となる病期は，急性疾患の発症や術後に相当する急性期が最も多いものの，長期装着を必要とする慢性期から在宅療養中までとさまざまである．

人工呼吸療法を受ける患者は，必ずしも呼吸器疾患にかぎったものではなく，大手術後，重篤な外傷，意識障害，循環障害などでも必要となる（表1）．

2. 人工呼吸療法を必要とする病態

人工呼吸療法を必要とする病態の主体は呼吸不全である．呼吸不全とは，「呼吸機能障害のため動脈血液ガス（とくに酸素と二酸化炭素）が異常値を示し，そのため正常な機能を営めない状態であり，室内空気呼吸時の動脈血酸素分圧（arterial oxygen tension：PaO_2）が60 mmHg以下となる呼吸器系の機能障害，またはそれに相当する状態」と定義されている[1]．

呼吸不全は，PaO_2が60 mmHg以下で動脈血二酸化炭素分圧（arterial carbon dioxide tension：$PaCO_2$）が45 mmHg以下のⅠ型呼吸不全と，PaO_2が60 mmHg以下で，$PaCO_2$が45 mmHgを超えるⅡ型呼吸不全に分類される．つまり，呼吸不全の病態とは，低酸素血症，あるいは高二酸化炭素血症，またはその両者ということである．低酸素血症を呈する酸素化不全，高二酸化炭素血症を呈する換気不全について，主な病態や疾患を表2に示す．

1）酸素化不全

酸素化不全は，換気血流比不均衡，肺内シャント，拡散障害により生じる．

a．換気血流比不均衡

換気血流比不均衡となる病態は，肺気腫，肺塞栓，心不全などにより，血流が少ない肺胞や換気が少ない肺胞により換気血流に不均衡分布が生じ，有効なガス交換が成立せず低酸素血症を生じる．

表1 人工呼吸療法の適応

①酸素化不全，換気不全を呈する各種呼吸器疾患
②大手術後（開心・開胸術後，移植手術後など）
③重篤な外傷（胸部外傷，頭部外傷，多発骨折など）
④意識障害（脳圧亢進を伴う中枢神経系疾患など）
⑤循環障害（重症うっ血性心不全，各種ショック）
⑥その他（気道閉塞，熱傷など）

表2 酸素化不全と換気不全の病態と疾患

酸素化不全	換気不全
①換気血流比不均衡 　肺気腫，肺塞栓，心不全など ②肺内シャント 　肺炎，無気肺，ARDSなど ③拡散障害 　肺水腫，間質性肺炎，肺線維症など	①呼吸中枢の抑制 　薬剤（麻酔薬，鎮静薬），脳血管障害（脳出血，脳梗塞）など ②神経伝達障害 　脊髄損傷など ③神経筋障害 　重症筋無力症，ギランバレー症候群など ④胸郭運動障害 　胸部外傷（血胸，気胸，肺挫傷など） ⑤気道の障害 　上気道閉塞（舌根沈下，気道異物，喉頭浮腫など） 　末梢気道閉塞（気管支喘息，慢性閉塞性肺疾患など）

　肺気腫は，肺胞の組織が壊れ，肺に溜まった空気を押し出せなくなることで酸素交換が不十分な状態となり，換気血流比不均衡となる．

　肺塞栓は，肺動脈に塞栓子が詰まり，肺動脈の血流の低下や閉塞を起こす．血栓塞栓による肺血管の機械的閉塞，および血栓より放出される神経液性因子から気管支攣縮が起こり，換気血流比不均衡となる．

　心不全では，心拍出量の減少とともに肺うっ血が生じ，死腔量が増大することで換気血流比不均衡となる．

b．肺内シャント

　肺内シャントとなる病態は，肺炎，無気肺，急性呼吸窮迫症候群（acute respiratory distress syndrome：ARDS）などがあり，右室から拍出された血液が酸素化されずに左心系に入る状態である．つまり，肺の局所の換気が不良となった場合，その換気不良の肺から酸素化が不十分な血液が肺静脈系に流れていくことで低酸素血症を生じる．

　肺炎は，なんらかの病原微生物の侵入により，肺実質に炎症が生じることでガス交換機能が低下する．

　無気肺は，さまざまな原因で肺の含気が低下して容積が減少（虚脱）した状態である．無気肺が生じると，肺毛細血管は虚脱した肺胞領域との間でガス交換能が低下するためにPaO_2が低下する．

　ARDSは，好中球などの免疫細胞やメディエータが関与し，毛細血管内皮や肺胞上皮が損傷され，毛細血管透過性が亢進し肺水腫を呈する．ARDSの病態は，滲出液，蛋白質，細胞壊死組織片が胸腔および間質に貯留し，表面活性物質の破壊，肺胞の虚脱などにより肺内シャントだけでなく，換気—血流の不均衡やコンプライアンスの低下をきたす．

c．拡散障害

　拡散障害となる病態は，肺水腫，間質性肺炎，肺線維症などがあり，肺胞膜の肥厚や分泌物の存在が酸素の拡散を障害し，ガス交換障害が起こり低酸素となる．

　肺水腫は，肺の血管外から水分が漏出し，肺胞腔内に水分が貯留した状態である．漏出液あるいは滲出液が，肺間質系，細胞内に広く浸潤すると肺胞で行われるガス交換が障害され，低酸素血症をきたす．

　間質性肺炎は，肺胞の線維化や肥厚による肺コンプライアンスの低下により換気量が減少し拘束性肺障害，および拡散障害により酸素化が障害される．

2）換気不全

　換気不全は，ガス交換に直接関与する肺胞換気量が減少し，肺胞内および血液中の酸素が不足して二酸化炭素が蓄積される状態である．

　肺胞換気量の減少は，一回換気量の減少，死腔換気量の増加，分時呼吸数の減少によるものであり，呼吸中枢の抑制，神経伝達障害，神経筋障害，胸郭運動障害，気道の障害などで起こる．

ａ．呼吸中枢の抑制

　呼吸中枢の抑制は，薬剤などの過剰投与，延髄や橋などの脳障害により，呼吸中枢が抑制され，呼吸回数や換気量が減少することで肺胞低換気となる．

ｂ．神経伝達障害

　神経筋伝達障害は，脊髄損傷などで刺激伝道が障害されることで呼吸運動の抑制が起こり，肺胞低換気となる．

ｃ．神経筋障害

　神経筋障害は，重症筋無力症，ギランバレー症候群など，呼吸に影響する神経や筋肉が侵されて呼吸筋の低下や麻痺が生じることにより，呼吸が抑制され肺胞低換気となる．

ｄ．胸郭運動障害

　胸郭運動障害は，血胸，気胸，肺挫傷などによる胸郭や肺の運動制限によって空気または気体が胸腔内に漏出して肺が虚脱し，肺胞換気量が減少して換気不全をきたす．

ｅ．気道の障害

　気道の障害は，上気道閉塞や末梢気道閉塞により，気道の狭窄または閉塞が起こり肺ガス交換が障害されることで換気不全を起こす．

引用文献
1）厚生省特定疾患「呼吸不全」調査研究班編：呼吸不全―診断と治療のためのガイドライン，メディカルレビュー社，1996

I 概論

1章 人工呼吸療法を受ける対象の理解

2 人工呼吸療法を受ける患者の身体的・心理的・認知的特徴

近年，重症患者が集中治療を受けたあとの後遺症として集中治療後症候群(post intensive care syndrome：PICS)の概念が注目されている．PICSは，重症疾患後に発症もしくは悪化した身体面，認知面，精神面の機能障害であり(図1)[1]，これらが複雑に影響しあうことで患者の生活の質(quality of life：QOL)が低下すると考えられている．

人工呼吸療法を必要とする患者は，急性呼吸窮迫症候群(acute respiratory distress syndrome：ARDS)や重症肺炎，ショック，慢性呼吸不全の急性増悪などによる呼吸不全や術後の過大侵襲下にある．このような重症病態の背景に加え，鎮静薬の使用やせん妄の発症，不動化，神経・筋障害(intensive care unit acquired weakness：ICU-AW)などはPICSの重大なリスク因子となる．

このように，人工呼吸療法を受ける患者は，ICU入室中からさまざまな身体的・心理的・認知的な変化を生じている．

1. 身体的特徴

人工呼吸療法を必要とする重症患者は，身体の回復に必要な膨大なエネルギーを，蓄えていた筋肉や脂肪を消費することにより捻出している．そのため，筋力低下や体重減少から日常生活動作(activities of daily living：ADL)の低下をきたし，QOLの低下をまねく[2]．とくに，人工呼吸療法の長期化はADL低下をまねく要因として知られている[3,4]．人工呼吸療法中の疼痛や鎮静やせん妄[5]，身体抑制[6,7]，人工呼吸療法後の肺機能低下[2]もまたADLやQOLの低下に影響する．

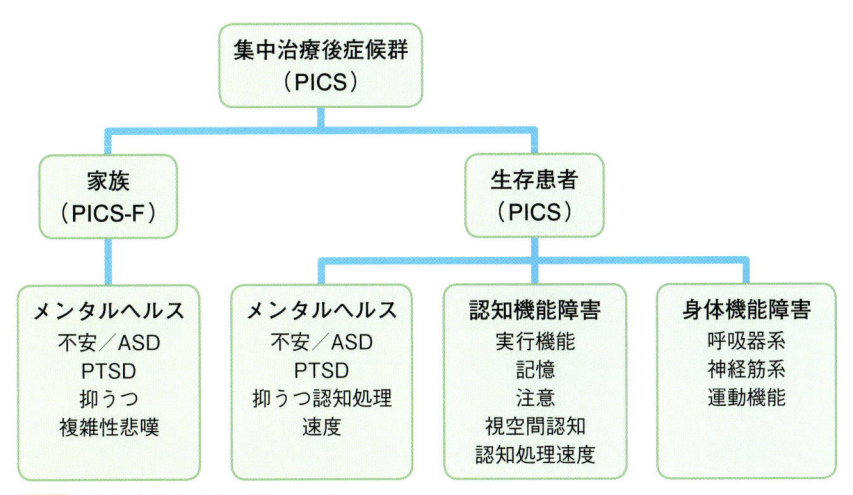

図1 集中治療後症候群(PICS)

ASD(acute stress disorder，急性ストレス障害)

Needham DM, et al：Improving long-term outcomes after discharge from intensive care unit：Report from a stakeholders' conference. Crit Care Med 40(2)：502-509, 2012より引用

表1 人工呼吸療法を受ける患者の苦痛

カテゴリー	サブカテゴリー
身体的苦痛	呼吸ができない（13） 分泌物による窒息している感覚（5） 激しい出血（2） コミュニケーションがとれない（31） 眠れない（11） 動けない（4） 疼痛（27） 口渇（10） 病気でめまいがする感覚（7） 胸焼け（2） 脚が落ち着かない（1）
情緒的苦痛	ショックと混乱（15） 恐怖／死への思考（10） 恐怖とパニック（20） 不安（13） 怒りとフラストレーション（6） 孤独感（11） 悲しみ（5） 不確かな感覚（30） 無力感（14）
認知的苦痛	悪夢（34） 不快な幻覚（16） 被害妄想（10） 変な感覚（12） 混乱（9）

ICUで人工呼吸療法を受けた患者178名の不快な記憶の内容分析
（ ）内は類似するコードの数を示す

Samuelson KA：Unpleasant and pleasant memories of intensive care in adult mechanically ventilated patients--findings from 250 interviews. Intensive Crit Care Nurs 27（2）：76-84, 2011 より改変のうえ引用

人工呼吸療法を受けた患者の体験を表1にまとめた[8]．身体的苦痛では，コミュニケーションがとれないことや気管チューブに関連した疼痛を多くの患者が体験している．また，人工呼吸療法を受ける患者を含む重症患者の多くが睡眠障害を体験していた．ICU入室中の睡眠パターンは，浅い眠りの割合が増え深い眠りの割合が減ること，短い睡眠持続時間をくり返す断眠が特徴である[9]．眠っているようにみえる患者であっても，浅い眠りを短い周期でくり返している状態であるため，睡眠の質は良好とはいえない．

2. 心理的特徴

人工呼吸療法を受ける重症患者は，高い割合で不安や抑うつ症状を有している[10)11]．最近の報告では，人工呼吸療法を受けている患者は，一般病棟に入院中の患者にくらべ最初の3か月間で精神障害を診断されるリスクは3.42倍に高まり，年齢や性別などをマッチングさせた一般市民にくらべると21.77倍高まることが明らかにされている[12]．

また，人工呼吸療法中の鎮静や身体抑制，妄想記憶は，ICU退室後の外傷後ストレス障害（post-traumatic stress disorder：PTSD）のリスクとなる[13]．人工呼吸療法後にPTSDを発症する割合は10％前後と報告されている[14)15]．

これらの不安や抑うつ，PTSDはICU入室中のみならず，ICU退室後も持続しQOLを低下させる．

3. 認知的特徴

　認知機能とは，記憶，思考，理解，計算，学習，判断などを行う能力をいい，これらが何らかの原因により障害された状態を認知機能障害という．

　人工呼吸療法を必要とする重症患者は，ICU退室時に高い割合で認知機能障害を認めることが知られている．認知機能障害のメカニズムは十分に解明されていないが，人工呼吸療法を受ける重症患者に生じる低血圧や低酸素症，血糖異常，代謝異常，またはこれらを介して惹起するせん妄の発症が長期的な認知機能障害に影響していると考えられている[16]．

　また，人工呼吸療法を受けた患者のうち，ICU入室中のことを覚えている患者のなかで約40〜80％が体験するといわれる妄想記憶（悪夢や幻覚，事実とは異なる曖昧な記憶など）は，患者にとって思い出すことも辛く苦しい体験であり，これらが不安や抑うつ，PTSDと関連しているとされている[17]．

　認知機能障害は，数年にわたり持続し，ADLやQOLを低下させ，患者の社会復帰を妨げる要因である[18]．

引用文献

1) Needham DM, et al：Improving long-term outcomes after discharge from intensive care unit：Report from a stakeholders' conference. Crit Care Med 40(2)：502-509, 2012
2) Herridge MS et al：One-year outcomes in survivors of the acute respiratory distress syndrome. N Engl J Med 348(8)：683-693, 2003
3) Chelluri L et al：Long-term mortality and quality of life after prolonged mechanical ventilation. Crit Care Med 32(1)：61-69, 2004
4) Haas JS et al：Factors influencing physical functional status in intensive care unit survivors two years after discharge. BMC Anesthesiol 13：11-19, 2013
5) Brummel NE et al：Delirium in the ICU and subsequent long-term disability among survivors of mechanical ventilation. Crit Care Med 42(2)：369-377, 2014
6) Micek ST et al：Delirium as detected by the CAM-ICU predicts restraint use among mechanically ventilated medical patients. Crit Care Med 33(6)：1260-1265, 2005
7) McPherson JA et al：Delirium in the cardiovascular ICU：exploring modifiable risk factors. Crit Care Med 41(2)：405-413, 2013
8) Samuelson KA：Unpleasant and pleasant memories of intensive care in adult mechanically ventilated patients--findings from 250 interviews. Intensive Crit Care Nurs 27(2)：76-84, 2011
9) Oto J et al：Sleep quality of mechanically ventilated patients sedated with dexmedetomidine. Intensive Care Med 38(12)：1982-1989, 2012
10) Rose L et al：Psychological wellbeing, health related quality of life and memories of intensive care and a specialized weaning centre reported by survivors of prolonged mechanical ventilation. Intensive Crit Care Nurs 30(3)：145-151, 2014
11) McKinley S et al：Sleep and other factors associated with mental health and psychological distress after intensive care for critical illness. Intensive Care Med 38(4)：627-633, 2012
12) Wunsch H et al：Psychological diagnoses and psychoactive medication use among nonsurgical critically ill patients receiving mechanical ventilation. JAMA 311(11)：1133-1142, 2014
13) Jones C et al：Precipitants of post-traumatic stress disorder following intensive care：a hypothesis generating study of diversity in care. Intensive Care Med 33(6)：978-985, 2007
14) Samuelson KA et al：Stressful memories and psychological distress in adult mechanically ventilated intensive care patients-a 2-month follow-up study. Acta Anaesthesiol Scand 51(6)：671-678, 2007
15) Girard TD et al：Risk factors for post-traumatic stress disorder symptoms following critical illness requiring mechanical ventilation：a prospective cohort study. Crit Care 11(1)：R28-R35, 2007
16) Hopkins RO et al：Long-term neurocognitive function after critical illness. Chest 130(3)：869-878, 2006
17) Jones C et al：Memory, delusions, and the development of acute posttraumatic stress disorder-related symptoms after intensive care. Crit Care Med 29(3)：573-580, 2001
18) Hopkins RO et al：Two-year cognitive, emotional, and quality-of-life outcomes in acute respiratory distress syndrome. Am J Respir Crit Care Med 171(4)：340-347, 2005

I 概論

2章 人工呼吸器からの早期離脱の必要性

1 人工呼吸療法が生体に及ぼす影響

　人工呼吸器からの早期離脱が患者の生活の質（quality of life：QOL），日常生活動作（activities of daily living：ADL）を改善することが明らかになっており，人工呼吸器装着から離脱に関する計画が原疾患の治療とともに重要であるといわれている．そのため，人工呼吸器からの離脱は，遅すぎず早すぎない適切なタイミングで行うことが重要であり，いかに患者が人工呼吸による合併症を起こさず，早期に人工呼吸器から離脱できるかが，医療者の重要な役割となる．

　人工呼吸器装着から離脱において，人工呼吸療法が生体へ及ぼす影響について知ることは，人工呼吸器装着患者のアセスメントや，適切な人工呼吸管理を行ううえで有用である．人工呼吸（陽圧呼吸）は，自然呼吸とまったく異なる換気方法であるため，主要な臓器へさまざまな影響を及ぼし，呼吸・循環のサポートだけでなく，各臓器に対して悪影響をもたらすことがある．

　本稿では，自然呼吸から人工呼吸，人工呼吸から自然呼吸への切り替え時に，人工呼吸療法が生体へどのような影響を及ぼすのかについて解説する．

1. 呼吸器系への影響

　自然呼吸では，横隔膜は下方へ引っ張られ可動域も大きく，血流が多い背側の横隔膜もよく動くため，多くの空気が流入し，効率のよいガス交換が行われる．しかし，人工呼吸では陽圧換気となるため，横隔膜はほとんど動かず，空気は血流の少ない腹側に多く流入し，ガス交換の効率が悪くなる（図1）．そのため，背側の肺は陽圧や腹腔内臓器の圧迫でつぶされやすく，仰臥位であればさらに圧迫が増強される（図2）．

　また，肺胞は均等に膨らんでいるのではないため，空気は正常な肺胞には入りやすく，虚脱した肺胞には入りにくい．そのため，陽圧をかければかけるほど，正常な肺胞を過膨張させて肺胞を傷つけてしまう結果となる．また，人工呼吸では肺血流が少なく肺のコンプライアンスも大きいため，膨らみやすい前胸部の肺胞に血流が増える．その一方で，肺血流の多い背部の肺胞の膨らみが悪くなり，あまり換気がなされなくなる．その結果，ガス交換の効率が悪くなり，換気・血流比の不均衡を起こす．さらに，人工呼吸器の長期使用は横隔膜の筋萎縮をまねき，呼吸筋力の低下を起こす[1)-3)]．

　人工呼吸から自然呼吸に変わる場合，肺への静脈還流の増加によって，肺のコンプライアンスの低下，呼吸仕事量の増大，シャント率の増加が起こる．また，心疾患がある場合，胸腔内圧の上昇で左室後負荷だけでなく前負荷も増大する．左室圧の上昇だけでなく，心機能障害がある場合は，肺水腫を引き起こす可能性がある[4)]．

2. 循環への影響（腎機能への影響も含む）

　自然呼吸では，吸気時に胸腔内圧が陰圧になるために，胸腔内外の血管の圧較差によって上下大静

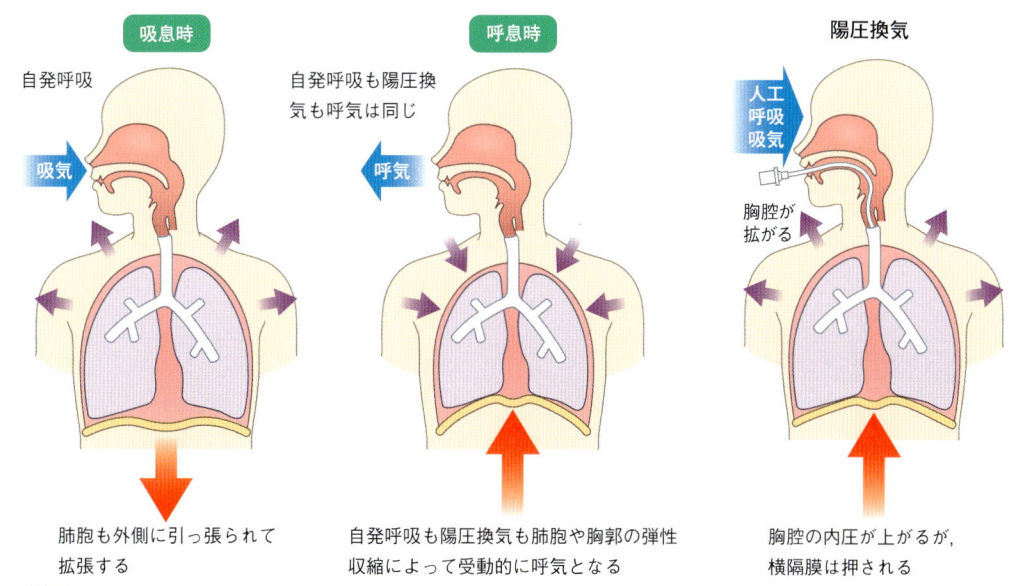

図1 自然呼吸と陽圧換気の違い

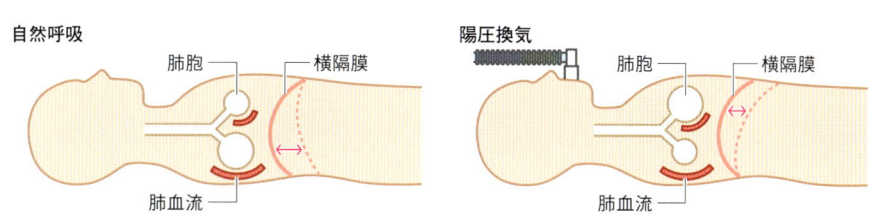

吸息時 / 呼息時 / 陽圧換気

- 自発呼吸：吸気／自発呼吸も陽圧換気も呼気は同じ：呼気／人工呼吸吸気：胸腔が拡がる
- 肺胞も外側に引っ張られて拡張する
- 自発呼吸も陽圧換気も肺胞や胸郭の弾性収縮によって受動的に呼気となる
- 胸腔の内圧が上がるが，横隔膜は押される

図2 自然呼吸と陽圧換気の横隔膜の動き

自然呼吸／陽圧換気
肺胞／横隔膜／肺血流

重力，心臓の重さ，腹腔内臓器による圧迫と腹圧によって換気にしくくなるので，腹側に空気が多く流入する．

脈より心臓へ血液が流入してくる．しかし，人工呼吸では胸腔内は陽圧となり，上下大静脈より心臓へ血液が還ってくることが難しくなるために，心拍出量が減少し，血圧は下降傾向となる．また，心拍出量の減少によって，生体内の各臓器への血流分布にも変化をきたし，主要臓器に影響を及ぼす[2]．

同様に，人工呼吸から自然呼吸に移行する場合も，循環動態の変化を起こすことがある．胸腔内圧が陽圧から陰圧へ切り替わるため，血液が戻りやすくなることで肺内へ戻る静脈還流は増加する．心拍出量の増加を認め，左室の後負荷が増えることで，心筋の酸素消費量が増加する．さらに，人工呼吸器離脱過程では，呼吸負荷によって呼吸筋による酸素需要が増えるため，心負荷がかかりやすい．とくに心臓疾患のある患者では，心筋酸素消費量の増加を起こすため，心筋虚血に注意する必要がある[4,5]．

人工呼吸管理中は，心拍出量の減少に伴い腎血流量が減少する．心房での容量減少に反応する受容体の刺激により下垂体から抗利尿ホルモンの分泌が増加し，尿量の減少をきたす．交感神経の緊張は，レニン・アンギオテンシン系が働いて腎尿細管でのナトリウムの再吸収が促進され，体液が貯留しやすくなる[2]．

また，人工呼吸の陽圧による腹腔内圧の上昇や血流障害により，胃粘膜の血流や腸管血流の障害から胃潰瘍やイレウスをきたしやすい[1]．

3. 腹腔内への影響

　人工呼吸の陽圧換気による胸腔内圧の上昇，心臓への静脈還流量の減少から，肝静脈血も心臓へ戻りにくいため流出障害が起こり，肝うっ血を起こしやすくなる．

　交換神経の緊張，腹腔内血管の収縮や陽圧による横隔膜の圧排が腹腔内圧を上昇させる．このことで，肝臓の圧迫から肝動脈や門脈に影響を及ぼし，血流量減少だけでなく，肝内胆管の狭窄や胆汁の流出障害により，血中ビリルビンの上昇から肝障害をきたすことがある[2]．

4. 中枢神経系への影響

　循環系で述べたように，人工呼吸では胸腔内圧の陽圧により，上大静脈も圧迫される．上大静脈圧の上昇が内頸静脈圧を上昇させ，頭蓋内圧の上昇をきたす．そして，脳灌流圧を下げて脳循環にも変化をきたすことになる[1,2]．

5. 筋骨格系への影響

　長期的な臥床は，骨へのストレスが減少していると生体はとらえ，カルシウムやリンが排泄され，骨密度の減少をまねく[6]．とくに，人工呼吸器を装着していると，体動が制限されるために筋力の低下をきたしやすくなり，人工呼吸器を1週間使用することで，呼吸筋・四肢筋ともに減弱する[4]．

　また，重症患者で筋力低下（ICU-acquired weakness：ICU-AW）を合併している患者は，人工呼吸期間や在院日数が長くなる[7]．加えて，ICU滞在中の患者が長期間臥床することで，筋蛋白質合成の減少，異化亢進の進展，尿素窒素排泄の増加が進み，その結果，筋力低下を起こす．

　その他，安静仰臥が及ぼす影響として，脂肪を除いた内臓・結合組織・骨・筋肉などの萎縮や減少，運動能力の低下，関節の拘縮，褥瘡がある[7]．1日の安静によって生じた機能低下を回復するには1週間かかり，1週間の安静での機能低下では1か月程度回復にかかるといわれている[8]．

6. 精神への影響

　人工呼吸管理中には，過大なストレス下にある患者の苦痛を除去し，合併症の減少，人工呼吸期間やICU滞在期間の短縮，予後の改善を目指すために，適切な鎮痛・鎮静やせん妄予防を行うことが必要であり，そのことが人工呼吸器離脱を促進させる[9]．

　とくに離脱時期は，過剰な鎮静・鎮痛により低換気が起こり離脱困難になるケースや，過少な鎮痛・鎮静で不穏が起こり安全な環境が保てない状況をつくってしまうケースもある．そのために，スケールを用いて痛みの有無・鎮静レベル・せん妄の有無を評価し，適切に薬剤管理を行いながら，人工呼吸器からの離脱を進めていくことが重要である．

　また，人工呼吸管理中に問題となるのは，過剰鎮静〈不動化による褥瘡，深部静脈血栓，関節の拘縮，筋力低下，意識障害の見落とし，呼吸抑制や荷重側肺障害，循環動態への影響，人工呼吸器関連肺炎（ventilator-associated pneumonia：VAP）など〉や過少鎮静〈不穏，不安，計画外抜管，人工呼吸器との非同調，酸素消費量・基礎代謝量の増加など〉である[5,10]．

　Roseらのレビュー[11]では，患者・家族の人工呼吸器離脱中の体験として，恐怖（自分で呼吸ができ

ないなど），コントロール感覚の不足，眠れない，疲労，苦痛，死が近い，無力感，疎外感，孤独などが述べられた．また，不安は，ICU滞在中の患者の30〜75％にみられ，呼吸困難，コミュニケーションの困難さ，断眠がその原因であると考えられている[12]．さらに，抑うつは，人工呼吸管理中の患者の42％で認められ，抑うつがあると人工呼吸期間が長くなることがわかっている[13]．

7. 栄養障害および電解質異常

1）消費エネルギーの増加

人工呼吸器を使用する重症患者では，過大侵襲を受けるために，神経内分泌系，免疫系の賦活化が起こり，生体恒常性のために消費エネルギーは増加する[14]．

2）高血糖

侵襲下では，内分泌系のストレス反応により，アドレナリン，ノルアドレナリン，糖質コルチコイド，成長ホルモン，グルカゴンなどのホルモン分泌が亢進し，インスリンの生理活性に対して拮抗し，血糖を上昇させる[15]．

アドレナリン，ノルアドレナリンなどのカテコラミンは，脂肪，蛋白，グリコーゲンを分解し，糖新生を促進し，高血糖になる．また，膵臓β細胞にストレスが加わると，インスリン分泌不全が生じる．さらに，高血糖状態の遷延は，全身状態の悪化をまねく可能性が高くなる[17]．

3）蛋白質，アミノ酸

侵襲下では，蛋白の異化が亢進し，とくに筋組織の蛋白崩壊が生じ，種々のアミノ酸が遊離する．遊離されたアミノ酸の一部は，糖新生の基質となる．尿素中の窒素代謝物が増加し，負の窒素バランスとなる．蛋白崩壊は，骨格筋の減少が目立つが，あらゆる臓器や組織の蛋白も減少し，内臓蛋白の崩壊が減少すると，免疫能の低下や組織修復の遅延が起こり，感染を起こしやすくなる．

重症患者では，蛋白の異化亢進が呼吸筋力の低下を起こし，人工呼吸器からの離脱を困難にさせる[4]．肥満では，胸壁や腹腔内への脂肪の沈着により，腹腔内圧が上昇し横隔膜が押し上げられてしまうため，吸気が入りにくく肺が膨らみにくい状態となる．

4）脂肪酸

侵襲下では，交換神経緊張によるカテコラミンやグルカゴンの作用により，脂肪組織中のホルモン感受性リポ蛋白分解酵素（lipoprotein lipase：LPL）活性が高まり，脂肪が分解される．

5）血中の乳酸の増加

侵襲下では，ミトコンドリア内の酵素が欠乏し，クエン酸回路（tricarboxylic acid cycle：TCA）の働きが悪くなり，解糖系で産生されるピルビン酸が乳酸に転換し，乳酸が蓄積する．

6）電解質

飢餓状態にある患者で栄養投与を再開すると，低リン血症をきたす．リンが低下すると，全身の酵素代謝を障害し，呼吸筋機能を低下させ，人工呼吸器からの離脱を妨げる[14]．

マグネシウムは，骨や細胞に分布し，エネルギーの産生，遺伝情報を担う核酸（DNA，RNA）や蛋

白質の合成にかかわる．カルシウムは，99％が骨と歯に存在し，残りの1％が血液中や筋肉などに存在する．骨の生成，神経の情報伝達や血液の凝固，酵素の活性化などにもかかわる．マグネシウムとカルシウムは，細胞の内外にあり，筋肉の収縮に関連している．とくに低マグネシウム血症，低カルシウム血症は呼吸筋力を低下させる[4]．

8. 疼痛

　人工呼吸管理中の患者のストレスは，身体的ストレス（気管チューブの違和感，吸引による刺激，人工呼吸器との非同調による呼吸困難感，胃チューブや尿道カテーテルなどの刺激，ケアや処置の苦痛），精神的ストレス（とくに言語的コミュニケーション，不安，身動きがとれない苦痛など）が多い．これらの苦痛が，呼吸器系，循環器系，代謝系，筋緊張の亢進，胃腸管の蠕動抑制，精神的な悪循環を引き起こす[16]．

　たとえば，人工呼吸管理中でもドレーンやチューブ類の挿入による痛みや疼痛により，呼吸が浅くなる，息こらえを行うなどで呼吸に影響を及ぼす．また，疼痛による咳嗽力の低下は，無気肺を起こしやすい．さらに，疼痛によって不安や恐怖，不眠がつづくことで，不穏やせん妄をまねく．

9. 人工呼吸器離脱が困難となる要因

　人工呼吸器からの離脱が困難となる最も多い要因は，呼吸に関することであり[4]，呼吸負荷の増大（コンプライアンスの低下，気道抵抗の上昇）や呼吸筋力の低下（筋骨格系の問題，鎮静によるもの）によって起こる．これ以外にも人工呼吸器離脱が失敗する原因は，体液過剰，心機能障害，せん妄，不安，代謝障害がある[5]．

　また，大浦らの研究[17]では，心臓術後で人工呼吸器離脱が遷延する要因として，術前の心機能，心不全の重症度が挙げられるとし，手術後の水分バランス管理を困難にし，心不全状態を遷延化させて人工呼吸器離脱を難渋させると述べている．

　人工呼吸器離脱を妨げる要因を**表1**に示す．

引用文献
1) 側末泰博：人工呼吸とは．重症・集中ケア　12(6)：3-7，2014
2) 布宮伸：陽圧換気による生理学的変化．救急医学　30(7)：840-844，2006
3) 竹内宗之ほか：呼吸仕事と呼吸筋疲労．Intensivist 4(4)：779-787，2012
4) 田中竜馬：疫学，原因，治療．Intensivist 4(4)：653-663，2012
5) 布宮伸：ウィーニング．基本がわかると先が見える　はじめての人工呼吸管理（岡元和文編著），p166-170，中外医学社，2012
6) 小松由佳：臥床が筋骨格系に及ぼす影響．もっとも新しい重症患者の早期離床の考えかた（卯野木健編），p51-57，学研メディカル秀潤社，2013
7) Truong AD et al：Bench-to-bedside review：mobilizing patients in the intensive care unit-from pathophysiology to clinical trials. Crit Care 13(4)：216，2009
8) 内田悦弘：廃用症候群の発生と病態から疾患管理まで．総合ケア　14(8)：19-21，2004
9) 鶴田良介：人工呼吸下の鎮痛・鎮静．基本がわかると先が見える　はじめての人工呼吸管理．（岡元和文編著），p159-165，中外医学社，2012
10) 日本呼吸療法医学会　人工呼吸中の鎮静ガイドライン作成委員会：人工呼吸中の鎮静のためのガイドライン．人工呼吸　24(2)：146-167，2007
11) Rose L et al：Weaning from mechanical ventilation：a scoping review of qualitative studies. Am J Crit Care 23(5)：e54-e70，2014
12) Boles JM et al：Weaning from mechanical ventilation. Eur Respir J 29(5)：1033-1056，2007
13) Jubran A et al：Depressive disorders during weaning from prolonged mechanical ventilation, Intensive Care Med 36(5)：828-835，2010

表1 人工呼吸器離脱困難に陥る要因

換気需要の上昇	● 低酸素血症（無気肺，病的肥満，腹部膨満，肺疾患，敗血症など） ● 死腔の増加（過膨張，肺梗塞，脱水など） ● 過剰に二酸化炭素が供給される（熱発，感染，過剰な栄養など） ● 代謝性アシドーシス ● 精神・神経系要因（せん妄，不安，痛みなど）
気道抵抗の上昇	● 気管支収縮（COPD，喘息など） ● 気道浮腫（下気道炎など） ● 分泌物（気管支炎，肺炎など） ● デバイスの問題（固くなった分泌物や破片などで気管チューブが狭くなっている場合など）
コンプライアンスの低下	● 過膨張（COPD，喘息，分時換気量の増加など） ● 肺水腫 ● 無気肺 ● 胸膜疾患（胸水，気胸など） ● 胸壁の疾患 ● 腹部膨満（病的肥満，イレウス，腹水など）
筋骨格系の問題	● 電解質異常（低リン血症，低カルシウム血症，低マグネシウム血症，低カリウム血症など） ● 薬物（ステロイド，筋弛緩薬など） ● 低栄養 ● 甲状腺機能低下症 ● 全身性の炎症（敗血症など） ● 神経障害（ギランバレー症候群，重症多発性神経障害など） ● 筋障害（重症筋障害など）
換気ドライブの減少	● 過鎮静 ● 代謝性アルカローシス（胃吸引，体液量減少，利尿薬使用など） ● 中枢神経系障害（脳卒中，脳炎など） ● 睡眠時無呼吸症候群 ● 肥満による低換気障害

COPD（chronic obstructive pulmonary diseases，慢性閉塞性呼吸器疾患）
田中竜馬：疫学，原因，治療．Intensivist 4（4）：653-663，2012，布宮伸：ウィーニング．基本がわかると先が見える　はじめての人工呼吸管理（岡元和文編著），p166-170，中外医学社，2012をもとに作成

14）日本呼吸療法医学会　栄養管理ガイドライン作成委員会：急性呼吸不全による人工呼吸患者の栄養管理ガイドライン2011年版．人工呼吸　29（1）：75-120，2012
15）岩坂日出男：厳格な血糖管理 tight glycemic controlの理論：高血糖が有害事象を発現するメカニズムとインスリン療法のメカニズム．Intensivist 3（3）：445-459，2011
16）今泉均ほか：ICUでの痛みと疼痛管理．すぐに役立つ　痛みの管理マニュアル（並木昭義ほか編）．真興交易医書出版部，p134-151，2004
17）大浦啓輔ほか：心臓術後の人工呼吸器離脱遷延因子．胸部外科　67（7）：528-532，2014

参考文献
1）鈴木宏昌：急性期の代謝変動．レジデント　4（3）：6-14，2011

I 概論

2章 人工呼吸器からの早期離脱の必要性

2 人工呼吸療法の合併症

　人工呼吸療法は，気管チューブを留置することや陽圧で医療ガスを送り込むこと，高濃度酸素を一定時間供給することなどによりさまざまな合併症を生じる．

1. 気管チューブ留置に伴う合併症

　気管チューブ留置に伴う合併症には，片肺挿管，気管チューブの閉塞，喉頭浮腫，副鼻腔炎などがある（表1）．

1）片肺挿管

　成人の場合，右主気管支（20～25°）は左主気管支（男性50°，女性40°）にくらべ角度が少ないため，気管チューブが右側の肺に入りやすい．胸部X線上は気管チューブの先端が適性な位置〈気管支分岐上2～4cm（成人）〉にあることを確認する．

　片肺挿管は，挿管時だけでなく，口腔ケアやテープの巻き替え時のチューブの押し込みによっても起こる．

2）気管チューブの閉塞

　気管チューブの閉塞は，チューブの折れ曲がりや患者がチューブを噛む，気管内壁粘稠痰の付着などが原因で起こる．

　患者に歯がある場合は，バイトブロックを使用してチューブが噛まれないように対処する．粘稠痰の場合は，適切な加湿と吸引により気道分泌物管理を行う．米国呼吸療法学会（American Association for Respiratory Care：AARC）では「温度33±2℃，絶対湿度30mg/L以上」の加湿レベルを推奨している[1]．

　適切な加湿は，①喀痰が柔らかくなっていること，②吸気回路の患者側末端付近での温度モニタが32～37℃で適温であること，③吸気回路末端付近で内面に結露していること，④気管チューブ内壁に結露・水滴があること，⑤吸引カテーテルが気管チューブにスムーズに入ること，などを指標に評価していく[2]．

3）副鼻腔炎

　胃管チューブ・イレウスチューブを挿入している場合に，副鼻腔炎を併発する場合がある．黄色鼻汁や顔面の腫脹，頬部付近の刺激に対する苦痛様表情，発熱，白血球数やC反応性蛋白（C-reactive protein：CRP）の上昇などがあれば，副鼻腔炎を疑う．

　経管栄養目的以外の経鼻胃管チューブは，できるだけ早期に抜去する．

表1 気管チューブ留置に伴う合併症の原因と症状

合併症	原因	症状
片肺挿管	● 挿管時だけでなく、口腔ケアやテープの巻き替え時の押し込みで起こる	● 片肺の呼吸音が減弱している
チューブ閉塞	● 気管チューブの折れ曲がりや患者にチューブを噛まれることで起こる ● 気管チューブ内壁に粘稠痰が付着することで起こる	● SpO₂低下や気道内圧上昇がみられる ● 気管吸引時にチューブが入りにくい ● チューブ狭窄に伴って呼気延長がみられる
副鼻腔炎	● 胃管チューブ・イレウスチューブ挿入により合併する	● 頭の重い感じや頭痛、頬の痛み、歯の痛み、目の奥の痛みなどの症状を訴える ● 黄色い鼻汁や匂いのある鼻汁、顔面の腫脹、頬部付近の刺激に対する苦痛表情、発熱、白血球数やCRPの上昇がみられる
喉頭浮腫	● 過剰な太さの気管チューブが挿入されている ● 過剰輸液に伴い発生することがある	● 抜管後に、吸気時の喘鳴(stridor)、嗄声、呼吸困難感、SpO₂低下、努力呼吸、陥没呼吸がみられる

SpO₂(percutaneous oxygen saturation, 経皮的動脈血酸素飽和度), CRP(C-reactive protein, C反応性蛋白)

4) 喉頭浮腫

喉頭浮腫は、抜管後の気道狭窄や気道閉塞を起こす場合があり、重要な合併症の1つである。

上気道閉塞の有無を確認するものとしては、抜管前のカフリークテスト(抜管前にカフのエアを抜いて空気が漏れることを確認する)がある。短時間に悪化していくことを予測して、迅速な気道確保と酸素化の維持を行うことが重要である。

2. 人工呼吸管理に伴う合併症

1) 人工呼吸器関連事象(VAE)

2013年に米国疾病管理予防センター(Center for Disease Control and Prevention:CDC)/全米医療安全ネットワーク(National Healthcare Safety Network:NHSN)のサーベイランスの定義が改定され、人工呼吸器関連肺炎(ventilator-associated pneumonia:VAP)を人工呼吸管理に関連するイベント(ventilator-associated event:VAE)としてとらえる新しい概念と判定のアルゴリズムを発表した[3]。

VAEの対象は、①18歳以上の患者、②気管挿管され、人工呼吸器を3日以上使用している患者、③急性期病院およびリハビリテーション病院の患者である[4]。

VAEには、人工呼吸器関連状態(ventilation-associated complication:VAC)、感染関連性人工呼吸器関連合併症(infection-related ventilation-associated complication:IVAC)、人工呼吸器関連肺炎可能性例(possible ventilator-associated pneumonia:possible VAP)、人工呼吸器関連肺炎推定例(probable ventilator-associated pneumonia:probable VAP)が定義されている(表2)。

a. 人工呼吸器関連肺傷害(VALI)

人工呼吸療法中は非生理的な陽圧呼吸環境となっている。非生理的な陽圧換気では条件が種々異なる肺胞は不均一に膨らむため、人工呼吸器関連肺傷害(ventilator-associated lung injuries:VALI)が引き起こされる場合がある。

表2 人工呼吸器関連事象（VAE）の判定

人工呼吸器関連状態（VAC）	人工呼吸管理が安定した「基準時期」のあと，①PEEPを3cmH₂O以上増加，②FiO₂の設定を≧20％以上増加し，2日以上続く事象をVACと判定する
感染関連性人工呼吸器関連合併症（IVAC）	感染所見を認める場合，体温＞38℃，＜36℃，白血球数≧12,000 or ≦4,000mm³かつ新規抗菌薬投与≧4日であれば，IVACと判定する
人工呼吸器関連肺炎可能性例（possible VAP）	1）膿性呼吸器分泌物の培養が陽性 2）膿性分泌物（ゲックラー分類5）が1回以上みられる 3）検査キットや組織診断にて陽性

FiO₂（inspired oxygen fraction，吸入酸素濃度）
Centers for Disease Control and Prevention：Surveillance for Ventilator-associated Events　http://www.cdc.gov/nhsn/acute-care-hospital/vae/ より2015年5月20日検索，齋藤伸行：VAPとVAE．わかって動ける！人工呼吸管理ポケットブック（志馬伸郎編），p164-171，羊土社，2014をもとに作成

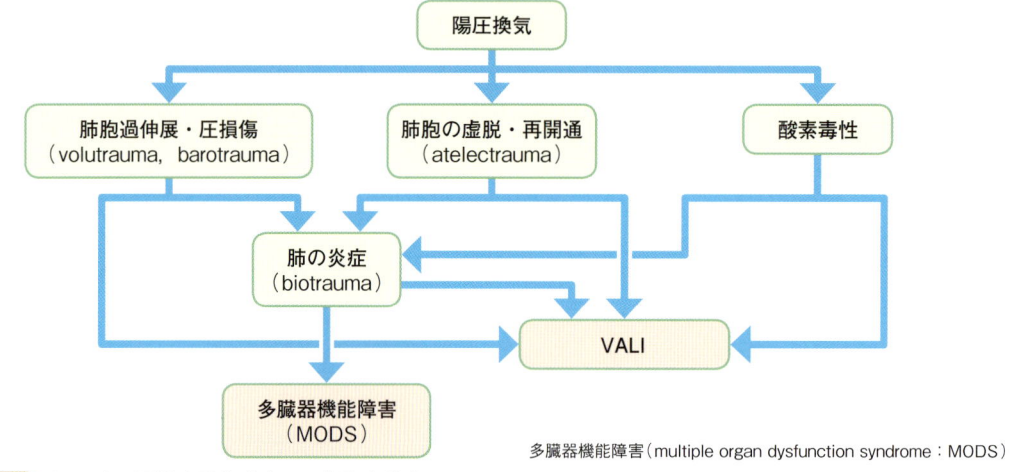

図1 人工呼吸器関連肺傷害（VALI）発生機序

多臓器機能障害（multiple organ dysfunction syndrome：MODS）

橋本壮志：ARDS．わかって動ける！人工呼吸管理ポケットブック（志馬伸郎編），p144-150，羊土社，2014より引用

肺傷害は，気道内圧ではなく肺胞の過膨張が原因で起こる．呼吸不全患者は，荷重域（仰臥位なら背側）の肺胞が虚脱しており，正常な肺胞が減少している．残存した正常な肺胞に通常の一回換気量で換気しようとすると，過剰な換気のため肺胞が膨らみすぎ，物理的損傷が発生する（図1）．

①VALIの発生機序

VALIは，①残存する正常肺胞の過膨張（容量損傷），②陽圧換気による障害肺部分の「肺胞の虚脱－再開放」のくり返し（無気肺損傷），③「過膨張した肺胞」と「虚脱・再開放をくり返す肺胞」のあいだの"ずり応力"による損傷（物理的損傷）が生じることで発生する（図2）．

②VALIの人工呼吸管理

肺傷害の進行を防ぐため，肺保護戦略を行う．肺保護戦略には，①低容量換気（一回換気量の目安：6～8mL/kg）と呼気終末プラトー圧の制限（30cmH₂Oを超えない），②すべての肺胞を開放した状態での換気（open lung戦略）の2つの柱がある．

b．圧外傷

VALIによって肺胞内ガスが肺実質外へ漏出すると，気胸・皮下気腫・縦隔気腫などの圧外傷を生じる（表3）．肺の線維化が進行している患者は圧外傷が起こりやすいため，注意が必要である．VALIのなかでも，とくに気胸に注意する．

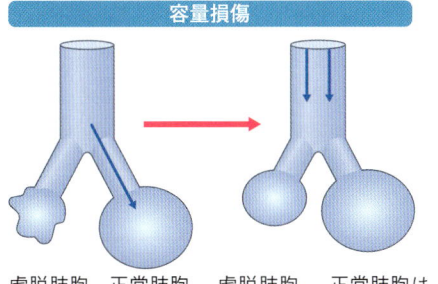

図2 肺胞の損傷

容量損傷	肺胞の虚脱―再開放のくり返し
虚脱肺胞 正常肺胞 → 虚脱肺胞は開く 正常肺胞は過膨張となる	過剰な圧や量での換気の繰り返し 虚脱肺胞 正常肺胞 ⇄ 虚脱肺胞は拡張と虚脱をくり返す 正常肺胞は再膨張をくり返す

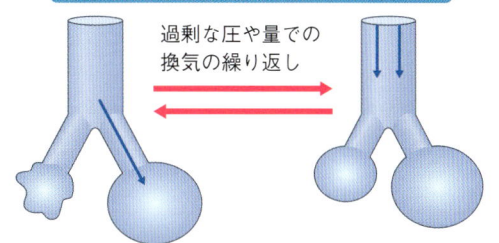

表3 圧外傷の原因と症状

原因	症状
肺胞内ガスが肺実質外へ漏出することで起こる	●緊張性気胸を起こすと、急激な血圧低下・脈拍上昇・中心静脈圧の上昇・頸静脈の怒張がみられる ●気胸を起こすとSpO₂の低下，一回換気量の低下，気道内圧上昇がみられる

表4 酸素中毒の原因と症状

原因	症状
●高濃度酸素投与により活性酸素が生成され，肺胞や間質の障害，肺表面の活性物質の代謝障害，肺毛細血管の障害を起こす	●咳・胸内苦悶，肺の硬化（コンプライアンスの低下），無気肺 ●気道刺激，胸骨下の苦悶感，鼻腔充血，咽頭痛，筋の攣縮，耳鳴，めまい，全身痙攣，昏睡

　緊張性気胸は，心臓が圧排されることによる拡張障害をきたすため，心タンポナーゼに似た症状を呈し，ショック状態に陥る．緊張性縦隔気腫を起こすと胸郭運動が抑制され，胸郭コンプライアンスが低下するため，拘束性換気障害が発生し，動脈血酸素分圧（arterial oxygen tension：PaO_2）低下と動脈血二酸化炭素分圧（arterial carbon dioxide tension：$PaCO_2$）上昇，チアノーゼがみられる．気胸を起こすと肺は虚脱し，有効な換気が行えなくなる．陽圧換気施行中には，とくに緊張性気胸に注意が必要である．

2）酸素中毒

　酸素投与は，低酸素血症の改善や呼吸仕事量の軽減をもたらすが，不必要な高濃度酸素の長期にわたる吸入は肺に障害を与える（表4）．人工呼吸療法は，肺に障害を与える有害な対症療法であるという認識をもつことが重要である．

　高濃度酸素吸入による肺障害は，吸入酸素濃度（inspired oxygen fraction：FIO_2）と吸入時間で決まる[6]．酸素化が改善されたら，$FIO_2 \geq 0.5〜0.6$の期間が長期化しないように，FIO_2を適正に管理することが重要である[7]．

3）荷重側肺障害

　仰臥位における人工呼吸管理中の換気は前胸部に分布しやすく，腹部臓器の圧迫により背側の横隔膜の可動性は制限されるため，換気が少なくなる．この状態がつづくと，荷重側肺障害が起こる[8]（表5）．
　荷重側肺障害は，①肺胞が虚脱する，②肺局所の換気が抑制される，③肺局所の血流が増加することにより間質浮腫が起こる，④気道クリアランスが低下する，などによって発生する[9]．治療は，炎

表5 荷重側肺障害の原因と症状

原因	症状
●肺の重みによる肺胞虚脱：肺の重みにより，下側肺付近では胸腔内圧の陰圧度が低下して肺の含気量が減少し，肺胞が虚脱する ●肺局所の換気抑制：仰臥位では横隔膜が頭位に偏位し，横隔膜付近の背側肺の換気が抑制されることによって肺胞虚脱が起こる ●肺局所の血流増加による間質浮腫：仰臥位で臥床する患者の肺内の腹側と背側の静水圧の差によって，背側肺の肺間質の水腫の分布が強くなる ●気道クリアランスの低下：背側肺の分泌物の沈下・貯留によって，細気管支閉塞や肺胞浸潤を引き起こす	●聴診では，荷重側肺障害の部位の肺胞呼吸音が減弱する ●打診では，前胸部から背側に向かうにつれて，清音から濁音が聴取されるようになる

表6 消化器合併症の原因と症状

合併症	原因	症状
胃食道逆流	●胃蠕動運動の低下により，胃液体物が停滞する ●太い経鼻胃管チューブに沿って伝播逆流する	●気管チューブカフ上部から胃内容物が吸引される ●胃内容物停滞量が増加し，胃部膨満がみられる
消化管出血	●ストレスや循環動態の悪化によって，胃・十二指腸の粘膜病変が生じる ●消化管出血では腸内細菌によって血漿蛋白が分解され，これが再び吸収されることでBUNが上昇する ●胃管チューブによって物理的刺激によるびらんが生じる	●胃管チューブからの排液に血液が混入する ●尿素窒素比（BUN/Cre比）の上昇や貧血の進行がみられる
下痢・腸炎	●栄養剤に関連する下痢 ●栄養剤自体に細菌感染がある ●抗菌薬使用による偽膜性腸炎 ●薬剤性の腸炎	●下痢に伴う電解質異常や脱水がみられる ●下痢に伴う腹部不快感や肛門周囲のびらんなどが生じる
腸管虚血	●カテコラミン使用による虚血 ●腹圧上昇による虚血 ●心房細動による血栓閉塞　　など	●腸管虚血に伴う腹痛や代謝性アシドーシスの進行や遷延，乳酸値の上昇がみられる

BUN（blood urea nitrogen，血液尿素窒素），Cre（creatinine，クレアチニン）

症を起こしている原疾患のすみやかな治療，下側肺の含気を増加させる呼気終末陽圧（positive end-expiratory pressure：PEEP）の適用，透過性が亢進している患者の体液管理を行う．予防対策として，前傾側臥位を取り入れた定期的な体位変換や腹臥位療法によって酸素化能の改善を図る．

4）消化器合併症

　人工呼吸管理中の患者は鎮痛・鎮静が行われているため，消化管合併症の発見が遅れる場合があり，注意が必要である．

　おもな消化管合併症には，胃食道逆流，消化管出血，下痢・腸炎，腸管虚血などが挙げられる[10]（表6）．経腸栄養は大切であるが，消化管合併症が認められた場合は減量や中止を検討する．

5）加温加湿に伴う合併症

　人工呼吸管理で使用される医療ガスは，低温で乾燥している．人工気道を介した呼吸を行うときは，気道粘膜の損傷を防ぎ，分泌物によるチューブの閉塞を防止するために加温加湿を行う．

表7 加温加湿に伴う合併症の原因と症状

	合併症	原因	症状
人工鼻	気道抵抗上昇	●人工鼻の目詰まりや汚染により，人工鼻の膜閉塞が起こる	●気道内圧の変化，上昇が起こる
		●人工鼻フィルター装着により，呼吸仕事量が増加する	●死腔増加に伴う低換気がある ●$PaCO_2$が増加する
	回路事故	●人工鼻の重みによる固定の緩みがある	●気管チューブが自然抜去する
加温加湿器	過剰加熱	●適切な加湿設定でない	●気道の粘膜損傷が生じる
	回路汚染による感染	●ウォータートラップの設置位置が適切でない ●回路を外すときの汚染凝集物エアゾルによる交差感染がある ●回路内の凝集物が気管に流入する	●喀痰の性状変化や気道分泌物の増加がみられる ●発熱や炎症所見の上昇がみられる

患者の喀痰の性状や気管チューブ内の分泌物の性状を観察し，加湿不足になっていないかに留意する(表7)．人工鼻や加温加湿器の特徴を知り，患者の状況に適した加温加湿方法を選択することが重要である．人工鼻は，喀痰の粘稠度が高く分泌量が多い患者，気道出血がある患者，死腔率の高い患者への使用は適さない[11]．

3. 人工呼吸療法の合併症と早期離脱の必要性

人工呼吸療法は，酸素化や換気の改善，呼吸仕事量の軽減などのために必要な管理である．

しかし，人工呼吸管理は陽圧で医療ガスを送り込むなど非生理的な呼吸であり，加えて気管チューブ留置に伴う侵襲やさまざまな合併症が不随する．人工呼吸管理が長期化することはさらなる合併症の頻度を高め，患者にとっても苦痛な体験となる．これらの合併症を予防し，できるかぎり早期から人工呼吸器離脱に向けたケアを行い，患者本来の機能を引き出すことが重要である．

引用文献

1) AARC clinical practice guideline. Humidification during mechanical ventilation. American Association for respiratory Care. Respir Care 37(8)：887-890, 1992
2) 井上辰幸：気道加湿の方法と実際．人工呼吸管理実践ガイド(道又元裕ほか編), p209-210, 照林社, 2009
3) Centers for Disease Control and Prevention：Surveillance for Ventilator-associated Events http://www.cdc.gov/nhsn/acute-care-hospital/vae/ より2015年5月20日検索
4) 齋藤伸行：VAPとVAE．わかって動ける！人工呼吸管理ポケットブック(志馬伸郎編), p164-171, 羊土社, 2014
5) 橋本壮志：ARDS．わかって動ける！人工呼吸管理ポケットブック(志馬伸郎編), p144-150, 羊土社, 2014
6) 瀧健治：酸素中毒．呼吸管理に活かす呼吸生理, 改訂版, p103-105, 羊土社, 2011
7) 岩下義明：酸素濃度の設定と目標．わかって動ける！人工呼吸管理ポケットブック(志馬伸朗編), p67-69, 羊土社, 2014
8) 尾崎孝平：成人における換気モードの臨床的問題点．Clinical Engineering 5(3)：175-181, 1994
9) 山内順子：下側肺障害．呼吸器ケア2012夏季増刊：166-173, 2012
10) 佐藤格夫ほか：消化管合併症．呼吸器ケア2012夏季増刊：186-193, 2012
11) 後藤安宣：加温・加湿．わかって動ける！人工呼吸管理ポケットブック(志馬伸郎編), p91-93, 羊土社, 2014
12) 高橋耕平：ARDS・ALI．ICU実践ハンドブック―病態ごとの治療・管理の進め方―(清水敬樹編), p500-503, 羊土社, 2009

参考文献

1) 佐藤暢夫ほか：吸入酸素濃度と肺障害，感染症：高い吸入酸素濃度の有用性と問題点．Anesthesia 21 Century 14(2)：2776-2783, 2012
2) Alsaghir AH et al：Effect of prone positioning in patients with acute respiratory distress syndrome：a meta-analysis. Crit Care Med 36(2)：603-609, 2008
3) 森兼啓太訳：急性期医療環境における，CDC/NHSNの医療関連感染に対するサーベイランス定義と，感染の特異的種類に対する判定基準 http://www.medica.co.jp/up/cms/news/1618_1_20130710113329.pdfより2015年3月5日検索

I 概論

3章 人工呼吸器離脱・ウィーニングの種類と考え方

1 人工呼吸器離脱・ウィーニングの定義

1. 人工呼吸器離脱とは

　人工呼吸器離脱とは，人工呼吸が必要となった病態が改善し離脱の可能性があると判断してから実際に抜管が成功するまでの過程を指す．専門家は呼吸器離脱をどのように定義しているだろうか．

　2007年にEuropean Respiratory Society(ERS)，American Thoracic Society(ATS)，European Society of Intensive Care Medicine(ESICM)，Society of Critical Care Medicine(SCCM)，Societe de Reanimation de Langue Francaise(SRLF)の5学会が合同で発表した人工呼吸の専門家による提言では[1]，人工呼吸開始から終了までの過程を，1)急性呼吸不全の治療期，2)原疾患が改善する(離脱可能性を考え始める)時期，3)離脱可能性を評価する時期，4)自発呼吸トライアル(Spontaneous Breathing Trial：SBT)の実施，5)抜管，6)(必要に応じて)再挿管，の6つの段階に分けた(図1)．そのうえで，彼らは人工呼吸器離脱をこの第4段階にあたる「初回のSBTから始まる過程」と定義した．

　SBTとは，条件(開始安全基準)を満たした患者を5cmH$_2$Oの持続気道陽圧(continuous positive airway pressure：CPAP)あるいはT-ピースで30分から2時間ほど観察し，人工呼吸器が不要かどうかを判定する試験をかねた呼吸器離脱の1つの方法であり，種々のデータにより他の離脱法にくらべ早期に離脱可能であることが示されている(次稿 I．概論「1-2．人工呼吸器離脱・ウィーニングの種類」参照)[2,3]．現在の主要な関連ガイドラインでもこの方法による呼吸器離脱が推奨され，標準的離脱法とみなされている[4]．第3段階でSBTの開始安全基準を満たした(SBT施行可能である)と判定され，第4段階でSBTを行いSBTの成功基準を満たせば，第5段階の抜管を考慮することになる(III．各論②「1-2．自発覚醒トライアル(SAT)」「1-3．自発呼吸トライアル(SBT)」「1-4．抜管前評価と抜管後の観察」参照)．すなわちSBTは開始安全基準，実施方法，成功基準の3つの部分から成り立つ

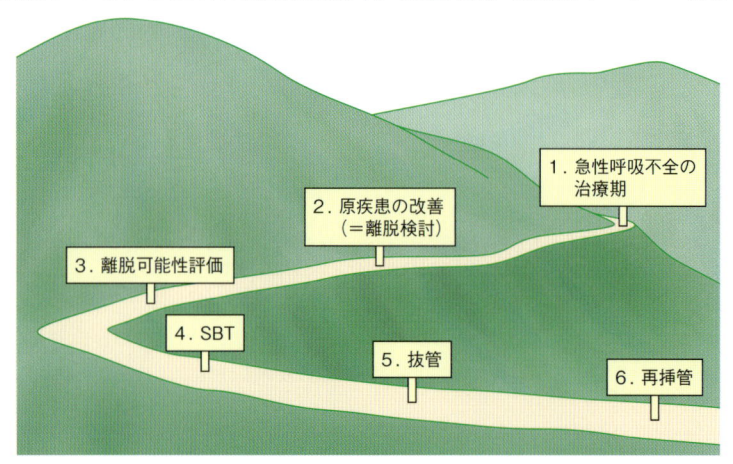

図1 人工呼吸の6つの段階

表1 人工呼吸器離脱期間とICU死亡率の関係

人工呼吸器離脱期間（日）	1	2	3	4	5	6	7	≧8
ICU死亡率（%，調整済み）	6.7	6.7	7.0	6.7	6.6	7.2	12.1	13.3
患者数	1,502	557	239	130	71	61	39	115

Peñuelas O et al：Characteristics and outcomes of ventilated patients according to time to liberation from mechanical ventilation. Am J Respir Crit Care Med 184(4)：430-437, 2011をもとに作成

ているといえる．

　なぜ，人工呼吸器離脱は初回のSBTから始まる過程と定義したのであろうか．おそらく第2段階を離脱開始と考えようとしても，原疾患が改善したとする統一された判断基準が存在せず，医療従事者の印象に頼らざるを得ないし，第3段階でSBTが開始可能かどうかの評価を行うタイミングも医療従事者の判断に依存するところが大きい．したがって，第4段階を人工呼吸器離脱の開始とする考え方は，少なくとも臨床研究のような患者間を比較する場面で有用であろう．しかし，実際はSBTを行う前の第2段階や第3段階も早期離脱の成否に深く関与する．たとえば，第2段階で原疾患の改善を早期にとらえて積極的に利尿を図ったり[5]，第3段階で適切な認知機能が保たれるべく鎮静・鎮痛・せん妄管理を最適化することが成功率の高いSBTにつながる[6]．人工呼吸器離脱期間（＝初回のSBTから離脱成功までの日数）が長い患者では，その予後も悪い（**表1**）[7]．現場に立つ医療従事者の心構えとしては，第2段階，すなわち"可能性を考え始めた時点で離脱は始まる"と考えておくほうが実用的であろう．

2. 離脱成功と離脱失敗

　前述のようにSBTに成功すれば抜管を考慮することになる．しかし，たとえば人工呼吸が必要なくても重度の意識障害のために抜管が不可能なTピース患者のように，SBTに成功しても抜管が可能であるとはかぎらず，抜管可能かどうかを評価する基準を用いる必要がある（Ⅲ．各論②「1-4．抜管前評価と抜管後の観察」参照）．

　抜管後48時間以内に非侵襲的陽圧換気（noninvasive positive pressure ventilation：NPPV）や再挿管を必要としなければ，離脱成功（weaning success）とみなされる[1]．一方，離脱失敗（weaning failure）は，ⅰ）SBTに不成功の場合，ⅱ）抜管後にNPPVや再挿管を必要とする場合，ⅲ）48時間以内の死亡，と定義される[1]．

3. 離脱過程の分類

　前述の専門家による提言によれば，人工呼吸器離脱はその難易により単純離脱（Simple weaning），離脱困難（Difficult weaning），離脱遷延（Prolonged weaning）の3つに分類される（**表2**）[1]．

　単純離脱は，1回目のSBTで人工呼吸器から離脱し抜管可能であったことを意味し，全体の50％以上の患者がこの単純離脱に属する[2,3,7]（**図2**）．離脱困難は，1回目のSBTで人工呼吸器から離脱できずに3回以内のSBTで，あるいは1回目のSBTから7日以内に離脱できた場合を指す．離脱遷延は，3回以上SBTを失敗するか，あるいは1回目のSBTから7日を経過しても離脱できない場合である．

　人工呼吸器離脱期間が7日以上になると死亡率が上昇するので（**表1**），それ以内の離脱成功を目標とするとよいだろう．

表2 人工呼吸器離脱の難易度による分類

グループ	定義
単純離脱 simple	初回のSBTで抜管に成功した患者
離脱困難 difficult	SBTをのべ3回以内もしくは最初のSBTから1週間以内に離脱できた患者
離脱遷延 prolonged	SBTをのべ3回以上もしくは最初のSBTから1週間以上経過しても離脱できない患者

Boles JM et al：Weaning from mechanical ventilation. Eur Respir J 29(5)：1033-1056, 2007をもとに作成

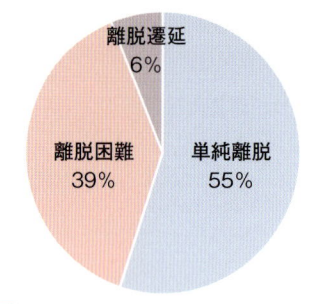

図2 人工呼吸器離脱難易度の患者割合

- 単純離脱 55%
- 離脱困難 39%
- 離脱遷延 6%

Peñuelas O et al：Characteristics and outcomes of ventilated patients according to time to liberation from mechanical ventilation. Am J Respir Crit Care Med 184(4)：430-437, 2011をもとに作成

表3 離脱困難・遷延のリスク因子

- 人工呼吸の理由がCOPD以外の慢性呼吸器疾患
- 人工呼吸の理由が肺炎
- 初回SBTまでの人工呼吸器日数が長い
- SBT前のPEEP設定が高い
- 患者が重症である（高い重症度スコア）

上列のものほど強いリスク因子と考えられる．COPD（chronic obstructive pulmonary diseases，慢性閉塞性呼吸器疾患）
Peñuelas O et al：Characteristics and outcomes of ventilated patients according to time to liberation from mechanical ventilation. Am J Respir Crit Care Med 184(4)：430-437, 2011をもとに作成

4. 全身管理の重要性

　早期の離脱成功のためには，離脱失敗リスクの高い患者群を知ることと（**表3**），比較的頻度の高い離脱失敗の誘因を知り（**表4**），その除去を心がけることが重要である．また，ICUの患者に通常行うべき呼吸管理以外の全身管理，すなわち1)鎮痛・鎮静・せん妄管理，2)循環管理，3)腎・電解質管理，水分管理，4)栄養管理，消化管出血予防，5)血糖コントロール，6)感染対策，7)深部静脈血栓予防，8)早期理学療法などを最適化し，ICU内での合併症を防ぐことは早期離脱の前提である．

　SBTに失敗した場合には，その原因を同定して除去することができれば次回のSBTの成功確率が上がるので，原因として最も頻度が高い肺水分量過剰の是正を中心に戦略的に離脱を図るようを心がけたい．

引用文献

1) Boles JM et al：Weaning from mechanical ventilation. Eur Respir J 29(5)：1033-1056, 2007
2) Esteban A et al：A comparison of four methods of weaning patients from mechanical ventilation. Spanish Lung Failure Collaborative Group. N Engl J Med 332(6)：345-350, 1995
3) Ely EW et al：Effect on the duration of mechanical ventilation of identifying patients capable of breathing spontaneously. N Engl J Med 335(25)：1864-1869, 1996
4) Dellinger RP et al：Surviving sepsis campaign：international guidelines for management of severe sepsis and septic shock：2012. Crit Care Med 41(2)：580-637, 2013
5) Wiedemann HP et al：Comparison of two fluid-management strategies in acute lung injury. N Engl J Med 354(24)：2564-2575, 2006
6) Girard TD et al：Efficacy and safety of a paired sedation and ventilator weaning protocol for mechanically ventilated patients in intensive care（Awakening and Breathing Controlled trial）：a randomised controlled trial. Lancet 371(9607)：126-134, 2008
7) Peñuelas O et al：Characteristics and outcomes of ventilated patients according to time to liberation from mechanical ventilation. Am J Respir Crit Care Med 184(4)：430-437, 2011

表4 人工呼吸器離脱を阻害する誘因

1. 呼吸負荷
   - 呼吸仕事量の増加：不適切な人工呼吸器設定
   - コンプライアンスの低下：人工呼吸器関連肺炎，心原性 or 非心原性の浮腫，肺の線維化，肺出血，びまん性肺浸潤
   - 気道，気管支れん縮
   - 抵抗の増大
     - SBT中：気管チューブ
     - 抜管後：声門浮腫，気道分泌物の増加，痰の貯留
2. 心臓負荷
   - 既存の心機能障害
   - 心機能障害につながる心仕事量の増加：動的過膨張，代謝要求の増加，敗血症
3. 神経筋
   - 呼吸中枢ドライブの低下：代謝性アルカローシス，鎮静・鎮痛薬の過多
   - 呼吸器系の神経筋障害：人工呼吸器誘発性横隔膜機能不全など
   - 末梢機能障害：神経筋疾患，ICU-AW
4. 神経心理学
   - せん妄，不安，うつ病
5. 代謝
   - 代謝障害，コルチコステロイド，高血糖
6. 栄養
   - 肥満，栄養失調
7. 貧血

ICU-AW：重症疾患関連神経・筋症（ICU-acquired weakness）

Boles JM et al：Weaning from mechanical ventilation. Eur Respir J 29(5)：1033-1056, 2007 より改変のうえ引用

I 概論

3章 人工呼吸器離脱・ウィーニングの種類と考え方

2 人工呼吸器離脱・ウィーニングの種類

　現在人工呼吸器離脱の標準と考えられる自発呼吸トライアル（Spontaneous Breathing Trial：SBT）とは，離脱可能であると判断された（＝開始安全基準を満たした）患者に対して人工呼吸器によるサポートを中断し耐えられるかどうかを試験し，できるだけ早い離脱時期を探る方法である．

　ここでは，SBTがどのような経緯で標準的な離脱法として認知されるようになったのか，歴史に沿って代表的な離脱法を比較しながら解説する．

1. SBT以外に方法がなかった

　1950年代に，それまで主流であった陰圧呼吸器に代わり，現在の呼吸器につながる陽圧式人工呼吸の原型ができあがった．当時の人工呼吸器は容量調節換気（volume-controlled ventilation：VCV）のみで，自発呼吸に同調せず，吸気：呼気比はつねに1：2に固定されていた[1]．

　そのため，呼吸器離脱時には鎮静を中止し，自発呼吸が出現すると人工呼吸を中断してその必要性を判断する，いわゆるSBTの原型が採用されていたと考えられる．あるいはその亜型として，人工呼吸を1日に何度か外し自発呼吸の期間を次第に長くしていく，いわゆるon-off法で離脱を行うのが主流であった[2]．

2. IMVの普及

　1970年代になると，いわゆる第2世代の人工呼吸器が登場し，患者の自発呼吸を許容したり，吸気努力をトリガーすることが可能になった．

　この技術を背景にDownsらは，規則的な強制換気のあいだに自発呼吸が可能な間欠的強制換気（intermittent mandatory ventilation：IMV）や，強制換気を自発呼吸に同調させて行う同期式間欠的強制換気（synchronized intermittent mandatory ventilation：SIMV）という新しいモードの有用性を報告した[3]．そこには，従来の方法では離脱困難であった50名の患者に強制換気（IMV）回数を減らし離脱が可能であったことが記載されている．強制換気回数を減らして離脱を図る離脱法（SIMV法）は，多くの人が直感的に受け入れやすいウィーニング（weaning＝離乳）という概念，すなわち徐々にサポートを減らし負荷を増やしていく考え方に合致し，広く普及した．

　注意しなければならないのは，この時代でもすでに大多数の患者にとって人工呼吸器離脱は困難な過程ではなかったということである．すなわち約80％の患者は初回のSBTで離脱可能で[2]，Downsらの研究でも，"従来の方法では離脱困難であった"患者を対象としていることに注意しなければならない．

3. PSVの普及

1980年代に入ると，いわゆる第3世代のマイクロプロセッサー制御の人工呼吸器が急速に普及した[1]．多くの人工呼吸器に従圧式換気が採用されるようになり，圧調節換気（pressure controlled ventilation：PCV），圧支持換気（pressure support ventilation：PSV）が一般的となった．人工呼吸器離脱において，SIMV法よりPSVで徐々に圧を下げていく方法（PSV法）により，過大な呼吸仕事量を防ぐことができることが示唆され[4]，呼吸器離脱においてSIMVと並び広く使用されるモードとなった．

しかし，SBT，SIMV，PSVのあいだで，どの方法が最も有効であるかを検討した質の高い研究はなかった．

4. SBTの有用性

1990年代になり，これらの優劣を比較する複数の無作為化比較試験（randomized controlled trial：RCT）が行われた．そのなかで，1995年スペインのEstebanらによる多施設RCTが最も有名なものである[5]．

この研究では，14施設の混合ICUに滞在した患者で，補助・調節換気（assist/control ventilation：A/CV）で平均7.5日の人工呼吸管理後に，SBT開始基準を満たした患者546名にTピースで2時間のSBTを行い，SBT失敗と判断された130名を無作為に以下の4つの離脱法に割り付けた．

- **SIMV法（n＝29）**：換気回数（平均10回/min）を1日2回以上2〜4回/minずつ下げる．
- **PSV法（n＝37）**：サポート圧（平均18cmH$_2$O）を1日2回以上2〜4cmH$_2$Oずつ下げる．
- **SBT2回法（n＝33）**：SBTを1日2回以上行う．
- **SBT1回法（n＝31）**：SBTを1日1回行う．

結果として，人工呼吸器離脱期間（＝初回のSBTから離脱成功までの日数）の中央値（四分位範囲）は，SIMV法5日（3-11日），PSV法4日（2-12日），SBT2回法3日（2-6日），SBT1回法3日（1-6日）であった．関連因子調整後の離脱成功率は，SIMV法にくらべてSBT 1回法が高く（成功率比[RR] 2.83, 95％信頼区間[CI]1.36-5.89, $p<0.006$），PSV法とくらべてもSBT 1回法が高かった（RR 2.05, 95％ CI 1.04-4.04, $p<0.04$）が，SBT 1回法とSBT法2回法の成功率に差はなかった（RR 1.24, 95％ CI 0.64-2.41, $p=0.54$）（図1）．ちなみにこの研究の初回SBT成功率は76.2％（416／546

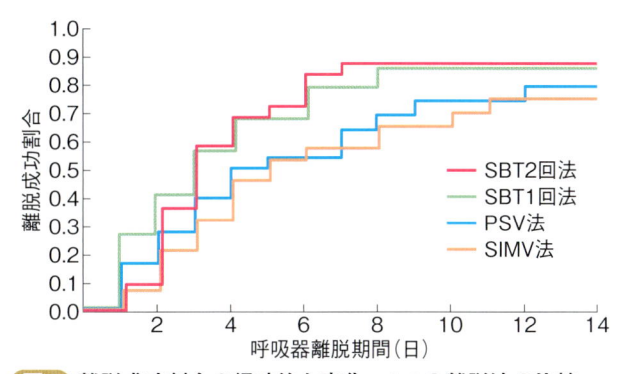

図1 離脱成功割合の経時的な変化：4つの離脱法の比較

Esteban A et al：A comparison of four methods of weaning patients from mechanical ventilation. Spanish Lung Failure Collaborative Group. N Engl J Med 332（6）：345-350, 1995より改変のうえ引用

名)であり，前述のように"大多数の患者にとって人工呼吸器離脱は困難な過程ではない"ことが確認された．

比較的質が高いその他のRCTもほぼ同様の結果を示し[6)7)]，現在の標準的見解である．
- 離脱開始基準を満たす患者に1日1回SBTを行い，離脱可能かどうか検討すべきである．
- SIMVやPSVは人工呼吸器離脱法の第一選択にはならない．

というアプローチが確立した．

5. 離脱においてSIMVやPSVが不利な点

生理学的に考えても，SIMVがほかの方法にくらべて明らかに有利であるとする証拠はない．1994年Imsandらは横隔膜および胸鎖乳突筋の筋電図を測定し，SIMVにおける強制換気サイクルと自発呼吸サイクルで自発筋活動が同等であり，強制換気による呼吸仕事量の軽減が小さいことを示した[8)]．これは，脳幹からの吸気筋活動指令が人工呼吸器による補助の大小に合わせて1回ごとに変化するわけではないことを示唆している．

実際に1990年代に筆者も使用していた離脱法として，原疾患が改善したと判断した時点でA/CVからSIMV(＋PSV)に変更し，十分な一回換気量(たとえば6mL/kg)が達成できるようPS圧を設定し，まずSIMV回数を減少させPSVに移行し，その後にPS圧を下げ離脱を完了するという方法がある．この方法ではウィーニング・パラメータが「強制換気回数」と「PS圧」の2つ存在し，それだけで離脱過程を遅くすることが想像できる．実際，SIMVとSIMV＋PSの比較において，人工呼吸器離脱の成功率に違いはなく，離脱においてPSを付加することの明らかな利点は認められなかった[9)]．

6. 人工呼吸器離脱のプロトコル化

プロトコル化することによる利点を示す研究は多い．1997年にKollefらは，4つの混合ICUにおける人工呼吸器患者357名を無作為に看護師・呼吸療法士主導のプロトコル群(n＝179)と医師主導群(n＝178)に割り付けて比較した[10)]．人工呼吸器期間はプロトコル群のほうが短く(中央値35時間 vs. 44時間)，入院費用がプロトコル群で低かったが，抜管成功率と死亡率に差はなかった．

2000年にMarelichらは385名の人工呼吸器患者を対象としたRCTを行い，呼吸療法士がSBTを含む単一のプロトコルを用いることにより人工呼吸器期間が短縮され(中央値124時間 vs. 68時間，p＝0.0001)，人工呼吸器関連肺炎が減少する傾向を示し(12名 vs. 5名，p＝0.061)，抜管成功率と死亡率に差がないことを報告した[11)]．

確かに集中治療専門医が毎日離脱可能性を評価すれば，非医師が行うプロトコルベースの人工呼吸器離脱と同等であるとする研究もある[12)]．しかし近年のシステマティックレビューのなかでも[13)]，プロトコルに基づいた離脱法の存在により人工呼吸器期間，呼吸器離脱期間，ICU滞在時間が短くなることが示されており，離脱プロトコルの導入・使用を妨げる理由はない．

7. 離脱困難，離脱遷延患者に対する人工呼吸器離脱法

上述のように呼吸器離脱法の第一選択はSBTであるが，約45％を占める離脱困難や離脱遷延患者(Ⅰ．概論「3-2．人工呼吸器離脱・ウィーニングの定義」図2参照)では，むしろSIMV，PSV，on-off法

などを適宜使い分け，徐々に負荷を増やしていく方法が一般的といえる．実際，15日間以上人工呼吸管理が必要であった慢性閉塞性呼吸器疾患（chronic obstructive pulmonary diseases：COPD）患者がSBT失敗後にSBTまたはPSVで離脱を行うと，呼吸器離脱期間はPSVのほうが短かった（103±144時間 vs. 170±127時間，$p<0.0001$）[14]．2011年の国際的調査結果をみても，PSVが離脱困難・離脱遷延者に対する離脱法として最も頻用されていた（離脱困難・遷延患者それぞれの67％，72％）[15]．

また，離脱困難・離脱遷延患者に対し，人工呼吸器離脱に特化した各種の換気法や付加機能，たとえば比例補助換気（proportional assist ventilation：PAV），適応補助換気（adaptive support ventilation：ASV），神経調節換気補助（neurally adjusted ventilatory assist：NAVA），自動チューブ補償（automatic tube compensation：ATC），SmartCare®などが利用可能である．

これらはの多くは生理学的な利点や臨床的有用性が小規模研究で示されているが，機種特異的であるのが難点である．実際，NAVAやPAVはほかの換気モードにくらべ人工呼吸器との同調性にすぐれ，睡眠の促進などの副次的な効果を示すデータが見受けられ[16,17]，今後，離脱困難・離脱遷延患者に対する臨床的な有用性を示すデータが蓄積されることを期待する．

一方，初回のSBT失敗後に，抜管して早期から非侵襲的陽圧換気（noninvasive positive pressure ventilation：NPPV）を用いてウィーニングする方法の有用性がCOPD患者を中心に報告されており[18]，NPPVの経験が豊富な施設であれば積極的に試みてよい方法である．

引用文献

1) Kacmarek RM：The mechanical ventilator：past, present, and future. Respir Care 56(8)：1170-1180, 2011
2) Goldstone J et al：Assisted ventilation. 4. Weaning from mechanical ventilation. Thorax 46(1)：56-62, 1991
3) Downs JB et al：Intermittent mandatory ventilation：a new approach to weaning patients from mechanical ventilators. Chest 64(3)：331-335, 1973
4) MacIntyre NR：Respiratory function during pressure support ventilation. Chest 89(5)：677-683, 1986
5) Esteban A et al：A comparison of four methods of weaning patients from mechanical ventilation. Spanish Lung Failure Collaborative Group. N Engl J Med 332(6)：345-350, 1995
6) Brochard L et al：Comparison of three methods of gradual withdrawal from ventilatory support during weaning from mechanical ventilation. Am J Respir Crit Care Med 150(4)：896-903, 1994
7) Ely EW et al：Effect on the duration of mechanical ventilation of identifying patients capable of breathing spontaneously. N Engl J Med 335(25)：1864-1869, 1996
8) Imsand C et al：Regulation of inspiratory neuromuscular output during synchronized intermittent mechanical ventilation. Anesthesiology 80(1)：13-22, 1994
9) Jounieaux V et al：Synchronized intermittent mandatory ventilation with and without pressure support ventilation in weaning patients with COPD from mechanical ventilation. Chest 105(4)：1204-1210, 1994
10) Kollef MH et al：A randomized, controlled trial of protocol-directed versus physician-directed weaning from mechanical ventilation. Crit Care Med 25(4)：567-574, 1997
11) Marelich GP et al：Protocol weaning of mechanical ventilation in medical and surgical patients by respiratory care practitioners and nurses：effect on weaning time and incidence of ventilator-associated pneumonia. Chest 118(2)：459-467, 2000
12) Krishnan JA et al：A prospective, controlled trial of a protocol-based strategy to discontinue mechanical ventilation. Am J Respir Crit Care Med 169(6)：673-678, 2004
13) Blackwood B et al：Protocolized versus non-protocolized weaning for reducing the duration of mechanical ventilation in critically ill adult patients. Cochrane Database Syst Rev：11：CD006904, 2014
14) Vitacca M et al：Comparison of two methods for weaning patients with chronic obstructive pulmonary disease requiring mechanical ventilation for more than 15 days. Am J Respir Crit Care Med 164(2)：225-230, 2001
15) Peñuelas O et al：Characteristics and outcomes of ventilated patients according to time to liberation from mechanical ventilation. Am J Respir Crit Care Med 184(4)：430-437, 2011
16) Bosma K et al：Patient-ventilator interaction and sleep in mechanically ventilated patients：pressure support versus proportional assist ventilation. Crit Care Med 35(4)：1048-1054, 2007
17) Delisle S et al：Sleep quality in mechanically ventilated patients：comparison between NAVA and PSV modes. Ann Intensive Care 1(1)：42, 2011
18) Burns KE et al：Noninvasive positive-pressure ventilation as a weaning strategy for intubated adults with respiratory failure. Cochrane Database Syst Rev 12：CD004127, 2013

I 概論

3章 人工呼吸器離脱・ウィーニングの種類と考え方

3 看護師に求められる役割

　人工呼吸器離脱に携わる医療従事者は，多職種チームとして標準的な介入が行えることが必要である．しかし，それは単に多職種が集まってプロトコルを実践するといったものではない．このため，『人工呼吸器離脱に関する3学会合同プロトコル』では，目的の1つに「医療チームが協働し人工呼吸器からの早期離脱を推進するための手法を示した手順書としてチーム内の共通言語となる」ことを示している．つまり，共通言語としてプロトコルを用いて，チームでの情報共有を行い，人工呼吸器からの早期離脱にかかわる治療・ケアを進めるためである．そのためにチーム医療の要素と認知フレームの違いについて理解し，それらを通して看護師の役割について整理していく．

1. チーム医療の要素

　細田は，チーム医療における研究からチーム医療を各当事者がどう認識しどう実践しようか，その志向性に注目し類型化を行っている．その4つの要素は，専門性志向，患者志向，職種構成志向，協働志向である．また，これらの要素は混在し存在しているとしている[1]．

　専門性志向は，専門的知識をもっているだけではなく，他職種と連携したときに看護の視点で患者の抱える問題に気づくことに関心がある．患者志向は，身体的な回復だけでなく全人的に患者をとらえ，生活の質（quality of life：QOL）に対する不利益を予防し，援助していくことに関心がある．職種構成志向は，多職種が治療やケアに参加し，その効果を期待して職種構成に関心が払われている．協働志向は，おのおのの職種が単に分業するのではなく，職種，職位に関係なく対等であることに関心をもっている．

　医療現場では，この4つの要素が対立したり，一方を充足しようとして他方が不十分になったりすることがある（図1）．この関係は各施設，チームにより異なったものである．志向性，つまりどう認

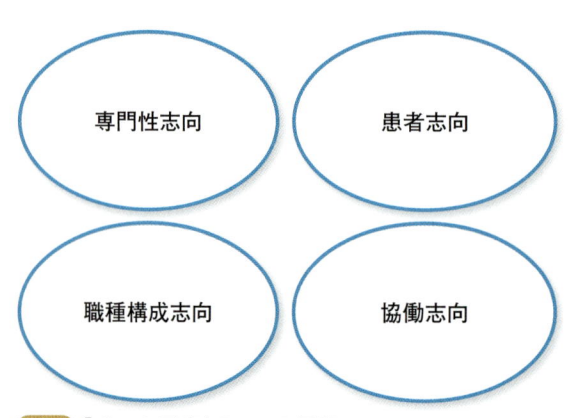

図1 「チーム医療」の4つの要素

専門性志向　　患者志向

職種構成志向　　協働志向

細田満和子：「チーム医療」とは何か．p32-60，日本看護協会出版会，2012より改変のうえ引用

識し実践しようとしているか，チームの目的が何であるかの認識が異なれば，職種間での連携の仕方は違ったものとなる．

2. 認知フレームの違い

人工呼吸器離脱に対して多くの職種が集まれば，それぞれの職種で人工呼吸器の管理やその離脱に関する認知フレームの違いが存在する．そもそも各職種はその役割が異なっているがゆえ，おのおのの主張も異なったものとなりがちである．対立してしまえば，ほとんどの人が相手に勝つという暗黙の目標をもち，そういうフレームの中では，対立は理解して解決すべき問題ではなく，勝つための競争だと考えられてしまうといわれている[3]．

その認知フレームを共通のものとするために，プロトコルが必要となる．つまり，呼吸サポートチームメンバーが専門的な技術に長けた補助スタッフとならずに，権限を与えられたパートナーシップとして同じ認知フレームで役割遂行していくためである．もしも認知フレームが異なったままでいれば，チームの目的は，患者の早期回復といった向上心に溢れるものではなく，プロトコルを実施していくといった消極的なものになってしまう．

3. 医療チームの始動

多職種が，共通言語を用いて目標の共有化，相互理解を基盤にした役割分担，円滑なコミュニケーションを図ることで，チーム医療を推進することができる．

人工呼吸器離脱に関しては，先行研究でも多職種の訓練された専門チームでプロトコルに従い継続的に離脱過程を進め，人工呼吸期間が短縮したという結果が得られている[2]．それゆえ，本プロトコルの内容を熟知し，実施するだけでなく，チーム医療として各職種が連携することを強調してきた．

その連携のためには，各施設で構成メンバーを検討し，各職種の役割を明確にしつつ，対等で相互理解できる関係が重要である．つまり，合理的に専門職種がその専門性を追求し得意分野に専念するためだけがチームを構成する目的ではない．おのおのが得意分野を活かし，異なる医療職種が連携して治療やケアにあたることで，多様性をもつ患者のニーズに応えることが可能となる．そうすることで患者の問題が細分化されることを防ぎ，患者の全体像と問題点を可視化できる．可視化でき共有が可能となれば，多職種がおのおのの役割を補完し合え，効果的な治療やケアの提供が図れるはずである．

臨床で遭遇するように，多職種が集まるだけでは効果的な医療を実践していくことは難しい．場合によっては混乱をまねき，チームとして機能することができないこともある．それらを予防するためには，情報を共有し，目標の共有化を図り，相互理解を基盤にした役割分担を行っていく．また，全員が対等な立場で自由に意見をいえ，円滑なコミュニケーションが図れる環境を整える必要がある．

4. 看護師の役割

チーム医療の要素，職種による認知フレームの違いをとおして考えたとき，人工呼吸器離脱に関する看護師の役割は，単にプロトコルの内容を暗記し，実施していくことではないことはすでに言及した．

プロトコルに基づいた専門的な知識を有し，患者のQOLを追求し，他職種の役割を理解し，協働のための連携を図っていく役割がある．共通言語を用いることで認知フレームのズレを減少させ，目標を共有化し，異なる認知フレームを合意形成しつつ，治療やケアを補完・調整することで，チーム医療の効果を発揮させるのである．

　「人工呼吸器離脱に関する3学会合同プロトコル」のp.10には，看護師に向けた「人工呼吸器離脱に関する教育のあり方」が提示されている．

（1）安全管理および苦痛を緩和する能力
　　①安全（鎮痛鎮静を含む）および感染管理
　　②苦痛緩和
（2）自発呼吸を確立するための流れに乗せる能力
　　①全身状態のアセスメント
　　②呼吸器系に関する生理学検査データの解釈
（3）呼吸サポートの増減を判断する能力
　　①呼吸器系および循環器系のモニタリング
　　②人工呼吸器の管理
（4）離脱のテンポをコントロールする能力
　　①呼吸維持のための介助やケア

　これは多職種で協働していくうえで，同じ知識で患者をみて，必要なアセスメントを行っていくために必要とされる能力である．呼吸サポートチームにおける看護師は，専門的な知識に基づき，人工呼吸器装着患者のQOL向上のために，これらの能力を発揮していかなければならない．

引用文献
1）細田満和子：「チーム医療」とは何か．p32-60, 日本看護協会出版会，2012
2）Girard TD et al：Efficacy and safety of a paired sedation and ventilator weaning protocol for mechanically ventilated patients in intensive care（Awakening and Breathing Controlled trial）：a randomised controlled trial. Lancet 371（9607）：126-134, 2008
3）Amy C. Edmondson：チームが機能するとはどういうことか（野津智子訳），p112-149, 英治出版，2014

II 各論 ①

1章 人工呼吸器の基礎
2章 全身状態のアセスメント
3章 安全管理
4章 呼吸維持のためのケア・介助
5章 急変対応

II 各論①

1章 人工呼吸器の基礎

1 人工呼吸器の構造

1. 人工呼吸器とは

　人工呼吸器とは，呼吸気道に適量のガスを供給することによって，肺胞換気を支援・管理するために用いる自動循環機能を備えた装置である．

　吸気ガスは，マウスピース，マスク，気管チューブを経て患者の気道に供給される．

　多数の異なる用途（麻酔，集中治療，新生児，搬送，高周波，特定疾患に関連する特殊用途など）において，呼吸支持を行うことができる．

　人工呼吸器は呼吸回路とともに用いる．

2. 構造と動作原理（図1）

1）人工呼吸器本体

　独立したユーザインターフェイスとペイシェントユニットからなる．

　本体は，4つの機構が搭載されている．各システムの根底は，供給ガスの濃度，圧，量を制御コントロールし，予め設定された換気方法の維持と，患者もしくは機器本体の動作の異常状態に応じたアラームなどにより，いかなる場合にもペイシェントセイフティが維持される．

①設定に応じて，患者に送気するガス制御システム

　モード，吸入酸素濃度，一回換気量，呼吸数，呼気終末陽圧（positive end-expiratory pressure：PEEP）などの設定

②警報システム

　酸素濃度上下限，気道内圧の上限，一回換気量または分時換気量上下限，呼吸回数上下限，PEEP圧の上下限など

③モニタリングシステム

　酸素濃度実測値，気道内圧実測値，換気量実測値などをアナログやデジタルで表示．換気力学的にグラフィック表示する機種もある

④安全システム（安全弁開放機構）

　異常に高い気道内圧，電源や医療ガスの供給断などの際に安全弁を開放する．複数のCPUを有し，ユーザインターフェイスとペイシェントユニットの一方が単一故障した場合でも，動作が滞ることのない設計を有する

2）駆動源接続部

　人工呼吸器は，電気と医療ガス（酸素・圧縮空気）を駆動源としている．いかなる場合にも電気と医療ガスの供給が途絶えない方法を選択する．

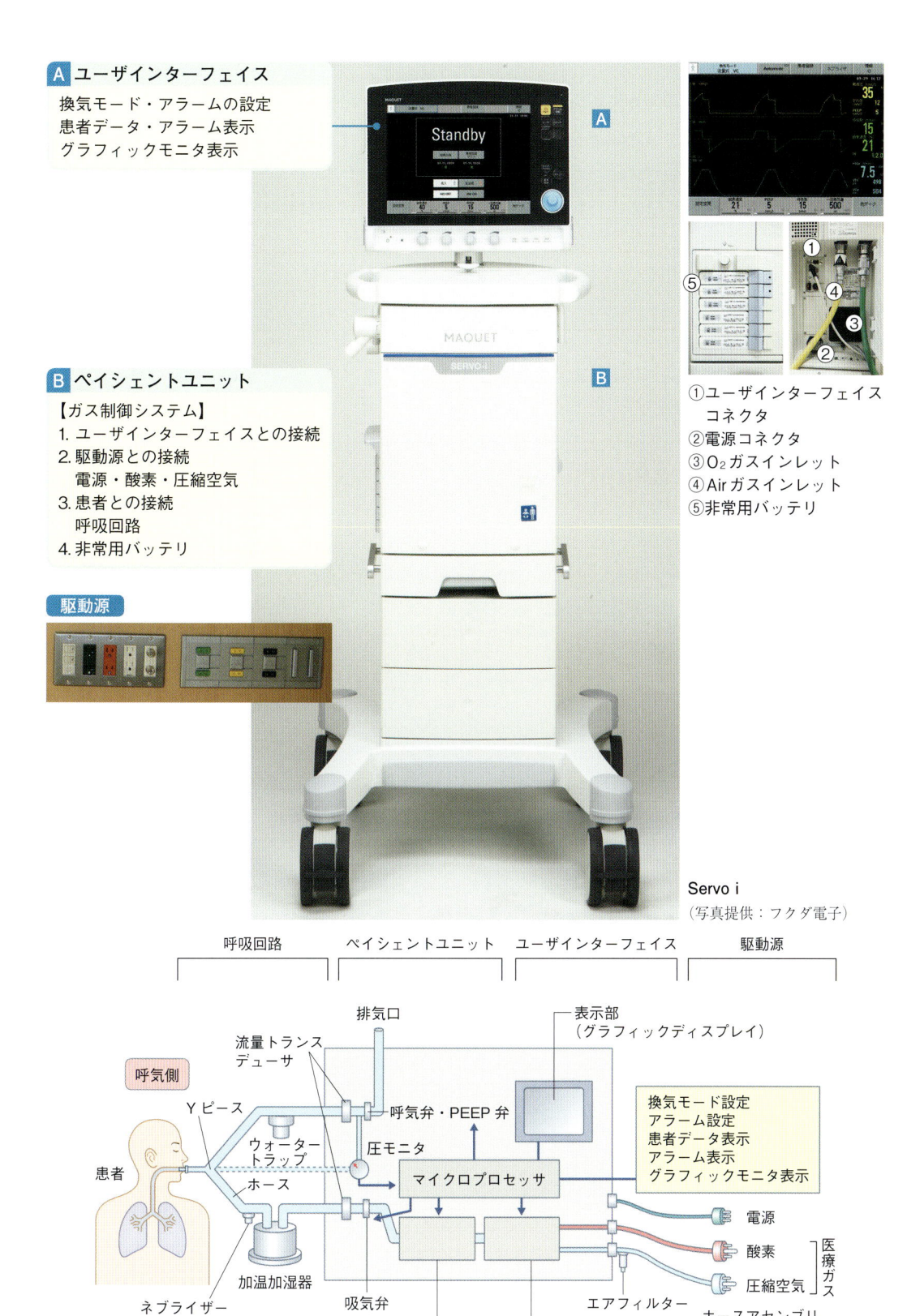

A ユーザインターフェイス
換気モード・アラームの設定
患者データ・アラーム表示
グラフィックモニタ表示

B ペイシェントユニット
【ガス制御システム】
1. ユーザインターフェイスとの接続
2. 駆動源との接続
   電源・酸素・圧縮空気
3. 患者との接続
   呼吸回路
4. 非常用バッテリ

駆動源

① ユーザインターフェイスコネクタ
② 電源コネクタ
③ O_2 ガスインレット
④ Air ガスインレット
⑤ 非常用バッテリ

Servo i
(写真提供：フクダ電子)

呼吸回路 / ペイシェントユニット / ユーザインターフェイス / 駆動源

排気口
流量トランスデューサ
表示部（グラフィックディスプレイ）
Yピース
呼気弁・PEEP弁
ウォータートラップ
圧モニタ
患者
ホース
マイクロプロセッサ

換気モード設定
アラーム設定
患者データ表示
アラーム表示
グラフィックモニタ表示

加温加湿器
ネブライザー
吸気側
吸気弁
圧・流量制御ユニット
酸素濃度調節部
エアフィルター
電源
酸素
圧縮空気
医療ガス
ホースアセンブリ
呼気側

図1 人工呼吸器の構造

電源は，非常用電源(赤色もしくは緑色の電源コンセント)または内蔵バッテリから供給される．停電時には設定が初期設定に復する機種もあるので注意が必要である．

酸素は，ホースアセンブリの識別色が緑色で，酸素用のアダプタプラグを接続する．圧縮空気は，ホースアセンブリの識別色が黄色で，圧縮空気用のアダプタプラグを接続する．

医療ガス(酸素・圧縮空気)の一方が供給断した場合でも，人工呼吸器は作動を継続する機構を有している．

3）呼吸回路(図2)
a．呼吸回路の種類
人工呼吸器の機種や施設の選択により使用する呼吸回路は異なり，3つの形状に大別される．
①デュアルタイプ(Yタイプ)
　吸気側，呼気側の各ホースが人工呼吸器本体と接続される形状のもの
②ワンウェイタイプ(呼気弁付き)
　吸気側ホースが人工呼吸器本体と接続する形状のもの(ホース端末に呼気弁があるもの)
③Fカイロ
　吸気・呼気が1本のホース内に収まる形状のもの(手術室の利用頻度が高い)

b．呼吸回路の構成
①ホース
　人工呼吸器と患者の呼吸ルートへつなぐもの．ホースまたは蛇管という
②Yピース
　吸気・呼気各ホースの接続口と，気管チューブのスリップジョイントの接続口をもつY字形状のコネクタ
③加温加湿器(詳細は後述)
　人工呼吸器本体から患者に送気するガスを加温加湿する装置

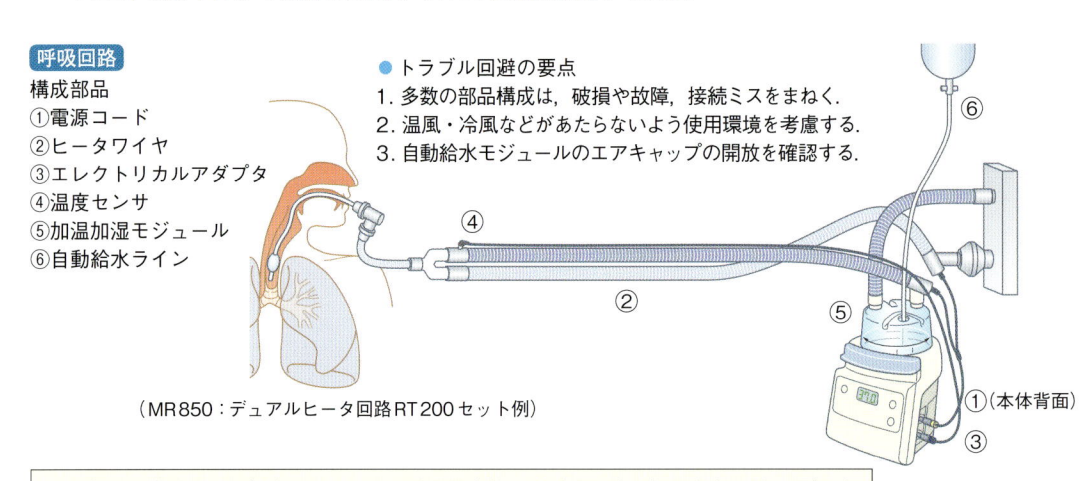

呼吸回路
構成部品
①電源コード
②ヒータワイヤ
③エレクトリカルアダプタ
④温度センサ
⑤加温加湿モジュール
⑥自動給水ライン

● トラブル回避の要点
1. 多数の部品構成は，破損や故障，接続ミスをまねく．
2. 温風・冷風などがあたらないよう使用環境を考慮する．
3. 自動給水モジュールのエアキャップの開放を確認する．

(MR850：デュアルヒータ回路RT200セット例)

- 吸気時に自動的に呼気弁を閉じ，人工呼吸器本体から呼吸回路を経て患者の肺へ吸気ガスを送気し，患者の肺に陽圧がかかって吸気する．
- 呼気時は，1呼吸終了ごとに呼気弁が自動的に開き，呼気排気口を経て大気開放する．
- 呼気は，胸郭と肺の弾性収縮力により呼出されており，人工呼吸器による呼出操作が行われるのではない．

図2 呼吸回路の構成

④人工鼻

　Yピースと気管チューブの間に装着し，患者の呼気ガス中の水分と熱を蓄積し，吸気ガスを加温加湿するもの．自発呼吸の強い患者では加湿不足をまねく恐れもある．また，排痰の影響や湿度過剰が気道抵抗を増加させて換気不良となる恐れもあるので，使用上の注意を要する．

※禁忌例：加温加湿器と人工鼻との併用は禁忌である．また，体温32℃以下の患者，ネブライザー処置による使用も禁忌である．

⑤ウォータートラップ

　呼吸回路内に貯留した水を溜める容器．ウォータートラップ使用時は，適時貯留水を破棄する．破棄後の再接続は，丁寧・慎重に行い，回路全体の中で最も低位置になるように心がける．

⑥バクテリアフィルター

　人工呼吸器本体の各吸気口，呼気口に接続し，送気ガス内の除塵，異物除去，さらに細菌やバクテリアの捕捉などを目的に使用する．フィルターの交換時期は製品の取扱説明書によるが，気道抵抗の変化に十分注意し，異常を感じたときはただちに交換する．

4）加温加湿器

　医療ガス（酸素・圧縮空気）は，低温で乾燥したガス（相対湿度0％）である．加温加湿器は，この医療ガスを患者に適した温湿度に調整する装置である．現在推奨されている健常人の温湿度は，温度37℃，相対湿度100％，絶対湿度44mg/Lである．MR850（Fisher & Paykel社）は全自動加温加湿器で湿度補正機能を備えている．

　施設により呼吸回路の構成は異なるが，加温加湿器の構成部品は，ヒータワイヤ，エレクトリカルアダプタ，温度センサ，モジュール，給水ラインなど多数である．そのため，接続間違えや使用上の破損，故障などに注意して使用する．また，室温調整の冷暖房吹き出し下では制御が不能となるため，そのような場所を避けて設置する．回路内の異常な結露，モジュールの空焚きに注意して観察し，長時間のスタンバイからの復帰では気道熱傷に十分注意する．

　より効果的な加温加湿，結露が人工呼吸器へ及ぼす影響の軽減，感染防止の観点から，吸気側・呼気側の両方にヒータワイヤが内蔵されているデュアルヒート方式の呼吸回路の使用が推奨されている．

5）人工鼻（heat and moisture exchanger：HME）

　患者の呼気に含まれる熱と水分を一次的に捕捉・貯留し，次の吸気時に捕捉・貯留した熱と水分を戻すことで医療ガスの加温加湿を行っている．

　患者の呼気の温湿度以上に加温加湿されることはないため，保温・保湿効果以上の機能は期待できない．また，長期間使用した場合，保有する水分含量の増加による気道抵抗の増大や，患者の分泌物や排痰付着による気道抵抗の増大が起こることは周知のとおりである．

　禁忌としては，ネブライザーを併用すると薬液が付着するため，ネブライザー使用の際は必ず取り外すことを忘れてはならない[1]．これらの気道抵抗の増大や死腔の増加による内因性PEEPを含め人工呼吸器仕事量と患者の呼吸仕事量の増加は，離脱に悪影響を及ぼしているとの報告がある[2]．受動的な保温保湿は，相対湿度100％とはいえ絶対湿度は30mg/L前後であり適切な加温加湿である44mg/Lに達しないため，人工鼻は長期の人工呼吸管理には適さない．米国呼吸療法学会（American Association for Respiratory Care：AARC）ガイドラインでは96時間以内，米国国立衛生研究所

(National Institutes of Health：NIH)では24時間以内の使用が推奨されている[1]．人工呼吸器離脱前の自発呼吸がしっかりと保証される状態では，加湿不足となり，分時換気量10L/分以上の自発呼吸では禁忌になることがある．

引用文献
1) 宮尾秀樹：加温加湿か人工鼻か？　人工呼吸療法における30の謎(安本和正ほか編)，p104-110，克誠堂出版，2008
2) Le Bourdellès G et al：Comparison of the effects of heat and moisture exchanger and heated humidifiers on ventilation and gas exchange during weaning trials from mechanical ventilation. Chest 110(5)：1294-1298，1996

Ⅱ 各論①
1章 人工呼吸器の基礎

2 換気モード（換気様式）

1. 換気モードとは

　人工呼吸の主流である気道内陽圧換気は，気道に陽圧を加えることで吸気を行い，その陽圧を解除することで呼気を行う．

　呼気は，吸気で膨らんだ肺胸郭が蓄えたエネルギーによって受動的に行われるので，その呼出の方法に人工呼吸器はほとんど関与しない．それに対して，吸気に関するタイミングや吸気ガスを送る方法にはさまざまな様式がある．これを換気モードという．

2. 各種の換気モード

1）1回の吸気に関する分類
a．タイミングによる分類
吸気の開始および終了を，患者と人工呼吸器のどちらが決定するかによって分類する．
①**強制換気**（mandatory breathing）
　吸気の開始と終了および吸気ガスの送り方のすべてが人工呼吸器の設定どおりに行われるものをいう．患者に自発呼吸がなくても確実に換気が行われる．
②**補助換気**（assist breathing）
　患者の吸気開始を感知して人工呼吸器が吸気の補助を開始し，その後の吸気ガスの送り方と吸気終了は人工呼吸器の設定のとおりに行われるものをいう．患者に自発呼吸がなければ換気は行われない．
③**自発換気**（spontaneous breathing）
　吸気の開始と終了，そして吸気流量が患者の要求のとおりに行われるものをいう．換気の主体は患者なので，当然自発呼吸が必要である．

b．吸気の送り方による分類
強制換気および補助換気では吸気ガスの送り方を人工呼吸器が決定する．その決定方法は以下のように分類される．
①**量規定**（volume control：VC）
　一回換気量を定めて吸気を行うものをいう．多くは一定の流量でガスを送る（図1）が，吸気開始時に流量を多くしてその後漸減する波形（図2）を選択できる機種もある．また，吸気開始時に目標の流量まで立ち上がる速度を設定できる機能（図3）をもつ機種も多い．吸気の送気終了後はすぐに呼気に移行せず，設定された一定の時間は吸気位を保持する（吸気ポーズ，図3）ことが通常行われる．
　定められた流量のガスが送り込まれるため，気道内圧は患者の肺胸郭の状態に応じて変化する．そのため，気道内圧の変化を経時的に記録することが重要となる．

図1 量規定換気の気道内圧・流量・換気量曲線
（吸気流量が一定の例）

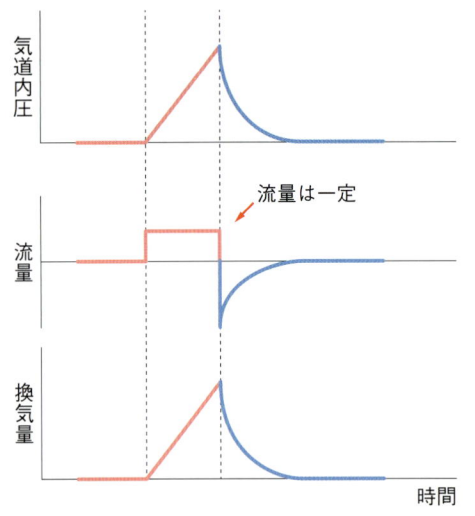

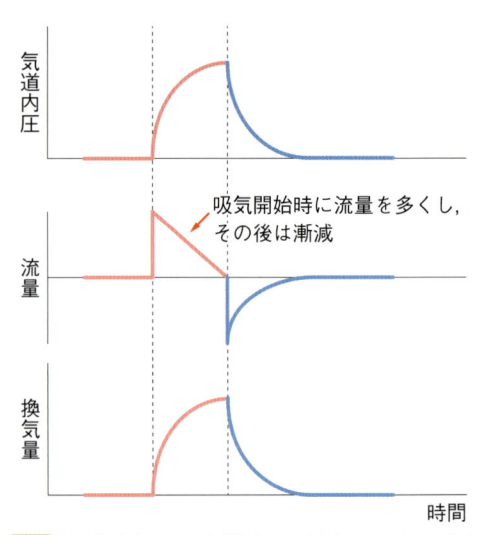

図2 量規定換気の気道内圧・流量・換気量曲線
（吸気流量が漸減波の例）

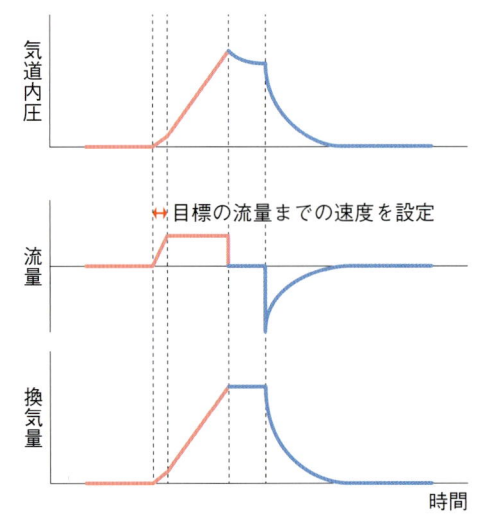

図3 量規定換気の気道内圧・流量・換気量曲線
（立ち上がりの制御と吸気ポーズを付加した例）

②圧規定（pressure control：PC）

　定められた陽圧を一定時間加えることで吸気を行うものをいう（**図4**）．患者の肺胸郭の状態によって一回換気量が変化するので，一回換気量の変化を経時的に記録することが重要である．

　吸気時間が短すぎると，すべての肺胞が十分拡張する前に吸気時間が終了してしまう（**図5**）．そのため，吸気時間を調節して吸気終了時に流量が0になっているようにする（**図4**）ことが推奨される．量規定と同様，吸気開始時に目標の圧まで立ち上がる速度を設定できる機種もある．

③デュアルコントロール（dual control）

　デュアルコントロールの「デュアル」とは「量」と「圧」のことで，量規定と圧規定の長所をあわせもつ比較的新しい換気モードである．毎回の換気波形は圧規定と同じだが，得られた一回換気量が設

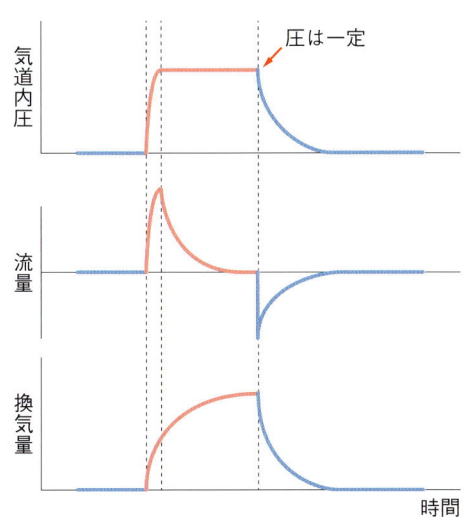

図4 圧規定換気の気道内圧・流量・換気量曲線（立ち上がりの制御を付加した例）

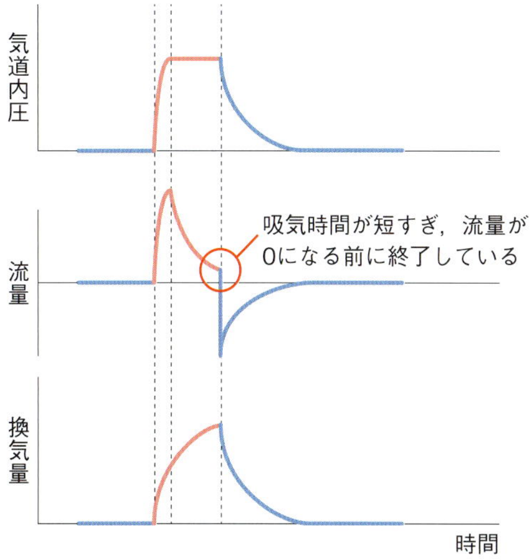

図5 圧規定換気の気道内圧・流量・換気量曲線（吸気時間が短い場合）

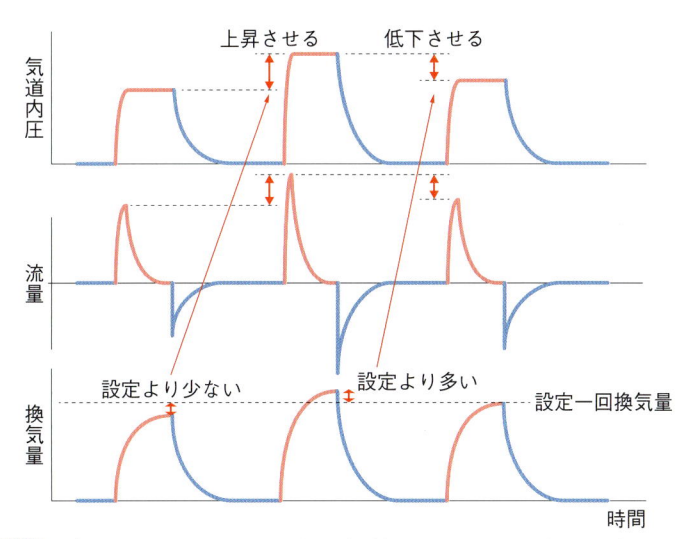

図6 デュアルコントロール換気の気道内圧・流量・換気量曲線

定値より少なければ次の吸気圧を上昇させ，多ければ低下させる制御が行われる（図6）．しばらく観察すると，一回換気量は設定値に近づく．

　病状の変化や体位変換に対しても，吸気圧が変動して一回換気量が一定に保たれる．大きく分類すれば量規定の一種なので，病状は吸気圧に反映される．このモードは，それぞれの人工呼吸器でさまざまな名称で呼ばれている（pressure regulated volume control［PRVC］，AutoFlow，volume target pressure control［VTPC］，volume control＋［VC＋］，variable pressure control，adaptive support ventilation［ASV］など）．

　図6では1呼吸目は実際の一回換気量が設定値より少ないため，2呼吸目の吸気圧が上昇している．2呼吸目の一回換気量は設定値より多かったため，3呼吸目の吸気圧は低下している．これをくり返すことで，目標の一回換気量での換気を達成する．1呼吸の波形だけみればPCVだが，

PCVと異なるのは毎回の吸気圧が変動する可能性があるということである．

2）くり返される吸気に関する分類
a．調節換気（controlled ventilation：CV）
　毎回の換気が強制換気（mandatory breathing）で行われるものをいう．換気の周期と吸気時間が一定になるので，非常に規則正しい換気リズムとなる．自発呼吸がまったくなくても，一定の換気が確実に継続される．
　強制換気波形が量規定のものを量規定換気（volume controlled ventilation：VCV），圧規定のものを圧規定換気（pressure controlled ventilation：PCV），デュアルコントロールのものをデュアルコントロール換気（dual controlled ventilation：DCV）という．

b．補助換気（assist ventilation：AV）
　毎回の換気が補助換気（assist breathing）で行われるものをいう．吸気時間は一定だが，吸気開始は患者の呼吸中枢に依存するので，ゆらぎをもった換気リズムになる．
　補助換気波形が量規定のものを量規定補助換気（assist-VCV），圧規定のものを圧規定補助換気（assist-PCV）という．

c．間欠的強制換気（intermittent mandatory ventilation：IMV）
　設定された回数の強制換気または補助換気と自発換気が混在したものをいう．同期式間欠的強制換気（synchronized IMV：SIMV）は強制／補助換気が患者と同調しやすいように改良されたものだが，最近ではすべての機種がSIMV型の動作をするので両者をとくに区別する必要はない．

d．自発換気（spontaneous ventilation）
　毎回の換気が自発換気（spontaneous breathing）で行われるものをいう．吸気開始と吸気時間はすべて患者の呼吸中枢で決められるので，換気リズムは変動する．

3）その他の換気モード
a．プレッシャーサポート換気（pressure support ventilation：PSV）
　自発換気の際に，吸気時に設定した一定の圧で吸気を補助することをプレッシャーサポート（pressure support：PS）といい，PSの補助を受けた自発換気モードをプレッシャーサポート換気（pressure support ventilation：PSV）という．
　気道内圧波形はPCVやassist-PCVと同じような波形になるが，吸気開始のリズムと吸気時間は患者の呼吸中枢が決めるので，どちらも一定ではなくゆらぎをもったリズムになる．
　人工呼吸管理を受けている患者の多くは，呼吸中枢は正常で換気のリズムは適切につくれるが，肺や胸郭または呼吸筋の問題で十分な換気が行えないだけである．PSVはこのような患者に最適な換気モードであることが多い．

b．持続性気道陽圧（continuous positive airway pressure：CPAP）
　自然気道の自発呼吸は大気圧下の換気だが，肺胞の拡張を維持して酸素化などを改善させるために一定の陽圧下で自発換気を行わせることがある．この一定の陽圧を持続性気道陽圧（continuous positive airway pressure：CPAP）という．換気モードは自発換気だが，一定の陽圧を加えていることを強調するために，CPAPを換気モード名として使うことがある．

c．BIPAP（biphasic positive airway pressure）
　CPAPの陽圧を高くすると，循環抑制などの副作用が目立つことがある．これを軽減するために，

高い圧のCPAP（高圧相）と低い圧のCPAP（低圧相）を交互にくり返すモードとして開発されたのがBIPAPである．基本がCPAPなので，高圧相と低圧相のいずれでも自発換気が可能である．低圧相では，自発換気にPSの補助をつけることもできる．

BIPAPでは，低圧相から高圧相に移行するときに肺容量が増加し，高圧相から低圧相に移行するときに肺容量が減少する．これは圧規定で強制換気しているのと同じことを意味するので，最近ではBIPAPをPCVの一種として扱うこともある．

d．APRV（airway pressure release ventilation）

BIPAPと同様に，高いCPAPの副作用を軽減するために考案された換気モードだが，低圧相の時間が非常に短いことがBIPAPとの違いである．低圧相の時間が短いことで健常に近い肺胞でのみ換気が行われ，傷害されて時定数が大きくなった肺胞からの呼出は制限されるので，傷害肺胞の拡張状態を維持することができる．

4）換気に関連するその他の用語

a．呼気終末陽圧（positive end-expiratory pressure：PEEP）

人工呼吸時の呼気は，吸気時に加えていた気道内陽圧を解除することで受動的に行われる．このとき気道内圧を大気圧まで下げず，設定した陽圧を保つように制御する換気方法がある．この設定した陽圧のことを呼気終末陽圧（positive end-expiratory pressure：PEEP）という．PEEPはほかのすべての換気モードと併用できる．

人工呼吸の換気モードのほとんどは吸気に関するもので，呼気に関するものはこのPEEPだけである．

3. 臨床で注意すべきこと

人工呼吸器には動作を規定するための換気モード設定があるが，設定モードと実際患者に行われている換気モードは異なることがある．

たとえば，一定間隔で強制換気をくり返す調節換気モードに設定されている場合，患者に自発呼吸がなければ設定どおり調節換気になるが，自発呼吸があれば補助換気になる．間欠的強制換気モードに設定されていた場合も，自発呼吸があれば間欠的強制換気だが，自発呼吸がなければ調節換気となる．

また，換気モード設定以外の設定値が換気モード名を変えてしまうこともある．たとえば換気モードがCPAPに設定されていても，プレッシャーサポートのダイヤルを回してPSを設定すればPSVとなる．IMVに設定されていても，IMV回数を0にすればCPAPとなる．

臨床では，「設定」と「実際の換気モード」の両者ともに重要である．医師からの設定指示あるいは医療従事者間で設定に関する報告や連絡を行う場合には，設定された換気モード名が重要となる．しかし，患者の病状や状態の評価では「自発呼吸が出ていて補助換気になっている」というように，実際に行われている換気モードが重要となる．換気モードを論じる場合は，設定モードなのか実際に患者が受けている換気モードなのかを明確にしなくてはならない．

Ⅱ 各論①
1章 人工呼吸器の基礎
3 換気設定

1. 酸素濃度

　動脈血酸素分圧（arterial oxygen tension：PaO_2）に最も影響する設定の1つが吸入酸素濃度（inspired oxygen fraction：FIO_2）である．一般にFIO_2を上昇させるとPaO_2も上昇するが，その上昇の程度は病態によって異なる．拡散障害・換気血流比不均衡・肺胞低換気の場合はPaO_2は大きく変化するが，肺内シャントではほとんど変化しない．

　高度の低酸素血症を避けるため，FIO_2を下げる場合は1回あたりの変化量を少なくし，パルスオキシメータで測定した経皮的動脈血酸素飽和度（percutaneous oxygen saturation：SpO_2）を確認しながら，細かく何回かに分けて調節する．逆に，低酸素血症状態を改善させる場合は，FIO_2は一度大きく上昇させ，SpO_2を確認しながら徐々に低下させて適切な値に設定する．

　高いFIO_2で換気を継続すると，酸素の高い化学反応性によって肺胞上皮細胞が傷害されるので，できるかぎり低いFIO_2とすることが推奨される．PaO_2は60 mmHgを下回らなければ十分とされる．若干の安全域を見込んでも，80 mmHg程度が管理目標となる．SpO_2でいえば95〜96％程度である．少なくとも，SpO_2が98〜99％以上ある場合は，積極的にFIO_2を下げることを考慮する．

2. 換気モード

　換気モードに関する唯一で絶対の基準は，「自発呼吸がないときは，調節換気にする」ということである．

　調節換気のなかには，前稿のとおり量規定換気（volume controlled ventilation：VCV），圧規定換気（pressure controlled ventilation：PCV），デュアルコントロール換気（dual controlled ventilation：DCV）がある．VCVは一回換気量を定めているために動脈血二酸化酸素分圧（arterial carbon dioxide tension：$PaCO_2$）の安定性にすぐれ，PCVは陽圧を定めているために肺保護的に作用するといわれているが，人工呼吸期間や生命予後に差があることを示した大規模研究はない．また，DCVはVCVとPCVの長所を持ち合わせたモードとして注目されているが，その優位性を証明した報告もない．

　患者に自発呼吸がある場合に選択できる換気モードは無数にあるが，特別に優位性が証明されたものはない．ただし，疾患の回復期にウィーニングする場合は，間欠的強制換気（intermittent mandatory ventilation：IMV）は人工呼吸期間を遷延させる[1]ため推奨されない傾向にある．

3. 一回換気量

　過大な一回換気量は，肺胞の過膨張から肺間質や肺胞上皮細胞の機械的損傷を生じるため避けるこ

とが推奨されている．このことの根拠となっているのは，861名の急性呼吸窮迫症候群（acute respiratory distress syndrome：ARDS）における研究で，12 mL/kgの一回換気量よりも6 mL/kgのほうが退院時死亡率を39.8％から31.0％に低下させたという報告[2]だけだが，過大な換気量を避けることは広く認められている．

ここでは6 mL/kgという値が重要なのではなく，肺障害のある患者では健常肺胞が減少して換気可能な肺胞が少なくなっているため，健常時と同じ換気量で換気すると残されたわずかな健常肺胞にすべての換気量が送られることになる．そのために肺胞が過膨張し，新たな肺損傷を引き起こすからだと理解されている．

4. 換気回数

肺胞換気式は次のように表される．
$PaCO_2 = 0.863 \times \dot{V}CO_2 / \dot{V}_A$

（$\dot{V}CO_2$：二酸化炭素産生量，$\dot{V}_A$：分時肺胞換気量）

また，$\dot{V}_A = (V_T - V_D) \times f = MV - V_D \times f$

（V_T：一回換気量，V_D：死腔量，f：換気回数，MV：分時換気量）

したがって，$PaCO_2$はV_Tとfに依存することになる．

ところで，V_Tは前項のように患者の体格や肺の状態によって決められるため，$PaCO_2$の調節は換気回数で行うことになる．ただし，自発呼吸を主とした換気モードの場合は，換気のリズムや換気回数は患者が決めるため，外部から調節することはできない．

5. 吸気時間・吸呼気比

1）圧規定換気（PCV）の場合

PCVは，一定の陽圧を吸気時間のあいだ加える．肺胞によっては早期に十分拡張するが，時定数が大きい（気道抵抗が高い場合など）肺胞では拡張終了に時間を要する．図1のように，吸気終了時の

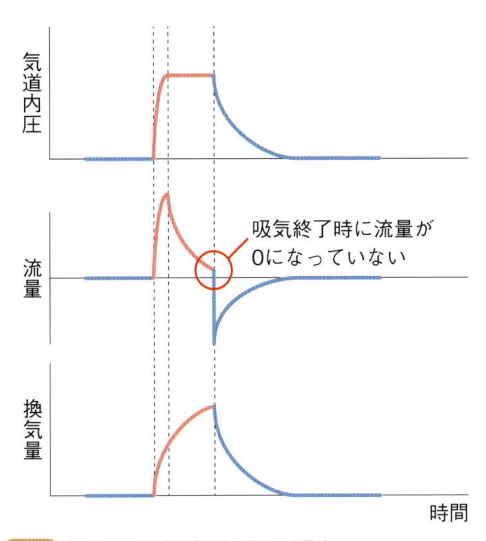

図1 PCVで吸気時間が短い場合

流量が0になっていない場合は拡張不完全な肺胞が残っていることを示しており，吸気時間が短すぎることが示唆される．

換気周期とは吸気開始から次の吸気開始までの時間を指し，「60秒÷換気回数」で計算される．換気回数は適切な$PaCO_2$を得るために定められているので，換気周期もある一定の値となる．換気周期は「吸気時間＋呼気時間」なので，吸気時間を長くすれば呼気時間が短くなる．呼気時間が短くなると，時定数の大きい肺胞からの呼出が終了する前に次の吸気が送られてしまい，換気効率が低下するとともに呼気時も肺胞内が異常な陽圧に保たれてしまう．これを内因性PEEP（intrinsic PEEP）またはオートPEEP（auto-PEEP）という．したがって，換気回数・吸気時間・呼気時間のあいだには密接な関係があり，全体をみながらバランスの良い配分にしなければならない．

2）量規定換気（VCV）の場合

VCVでも換気周期は「吸気時間＋呼気時間」となるが，吸気時間は吸気ガスが流れている吸息時間と吸気ポーズ時間の和になる．吸息時間は「一回換気量÷吸気流量」で求められるが，あまり短くすると吸気流量が大きくなり，肺胞の拡張に大きなばらつきが生じる．吸気ポーズ時間は肺胞拡張のばらつきを解消するために必要なので，あまり短くすることはできない．呼気時間を短くしすぎると，PCVと同様に内因性PEEPを生じるので，換気回数・吸息時間または吸気流量・吸気ポーズ時間・呼気時間の全体をバランスよく配分しなくてはならない．

3）プレッシャーサポート換気（PSV）の場合

自発呼吸であるプレッシャーサポート換気（pressure support ventilation：PSV）では，リズムは患者が決めるので，人工呼吸器の設定には左右されない．

6. 呼気終末陽圧（PEEP）

呼気終末陽圧（positive end-expiratory pressure：PEEP）は，呼気時も気道内を陽圧に保つことで，肺胞の拡張を促進して肺の酸素化能を改善する．同時に胸腔内が陽圧になるため，末梢組織から還流する血液量を減少させ，うっ血性心不全を改善させる効果もある．一方，循環血液量が不足している状態では，静脈還流量減少によって心拍出量がさらに減少し，循環不全を助長する可能性がある．

肺胞の虚脱は酸素化を悪化させるだけでなく，再拡張時に間質を破壊して肺傷害を誘発する可能性がある．このためにも，呼気時に肺胞が虚脱しない十分なPEEPを用いることが推奨されている．

適切なPEEPの設定は難しいが，換気や肺胞の開存を目的とした場合は，PCVやPSVで換気中の一回換気量やSpO_2を目安にする方法（図2）がある．

PEEPは心拍出量や体内の水分布にも影響を与えるため，実際の設定にあたっては換気や酸素化だけでなく循環系も含めて総合的に判断する必要がある．

7. プレッシャーサポート（PS）圧

プレッシャーサポート（pressure support：PS）は，自発呼吸の吸気を補助するものとして広く使用されている．換気不全患者でPS圧を変化させると，一回換気量は図3のように変化することが多い．PS圧がAからBのあいだではPS圧を変化させても一回換気量は大きく変化しないが，これはPS圧

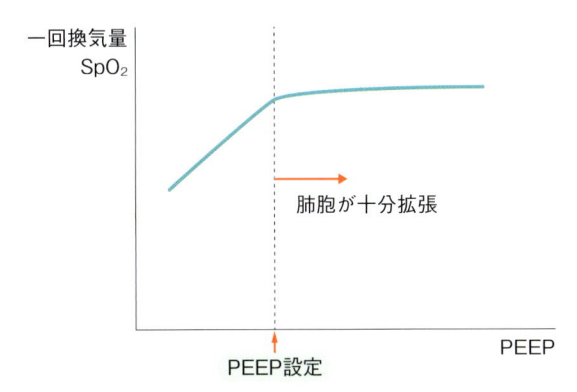

図2 肺胞の開存目的にPEEPを設定する場合の目安

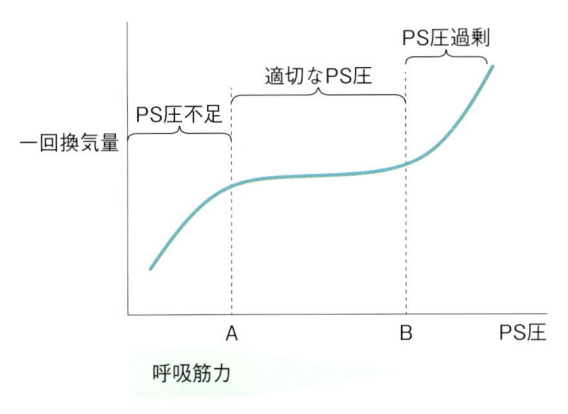

一回換気量やSpO₂が低下しはじめる直前のPEEPに設定する．

図3 PS圧の変化と吸気努力の関係

換気不全患者でPS圧を上げていくと，初めは一回換気量が徐々に増加し，その後ほとんど増加しなくなる．さらにPS圧を上げると，再度一回換気量が増加する．PS圧はAからBのあいだが適正で，疲労しない範囲で呼吸筋を十分活動させたいときはAの圧に設定し，呼吸筋を十分に休めたいときはBの圧に設定する．

の変化に応じて自己の呼吸筋仕事量が変化しているためと考えられる．この範囲がPS圧の適正設定で，疲労しない範囲で呼吸筋を十分働かせたいときはAの圧に，呼吸筋を十分に休めたいときはBの圧に設定する．健常肺ではBの圧はおよそ10〜15cmH₂Oだが，Aの圧は患者の換気不全の重症度によって異なる．A以下の圧では一回換気量が減少するが，患者の呼吸筋力が不足するためと考えられる．Bの圧以上では一回換気量が増加するが，これは過剰な圧が加わって必要以上の肺拡張を生じていると考えられる．

また，気管挿管下の換気では気管チューブや呼吸回路の抵抗が存在し，PS0にすると自然気道の自発呼吸より換気負荷を与えてしまう．適切な補助の値は気管チューブの太さや自発換気パターンによって異なるが，PS圧でおよそ3〜5cmH₂Oとされる．したがって，ウィーニング時もPS圧を0まで下げる必要はなく，3〜5cmH₂Oをゴールにすることが多い．

8. PS終了基準（ターミネーション基準，サイクルオフ）

PSでは，吸気の開始と終了のリズムは患者の自発呼吸に依存している．吸気の開始は，ほかの換気モードと同様に回路内圧の低下（圧トリガー）や患者への流量（フロートリガー）を感知することで行われる．それに対して吸気終了の認識はやや難しい．PSVでは吸気開始直後に最大の吸気流量（ピークフロー）が流れてその後徐々に減少するが，PSVではこの流量減少で吸気終了を判断している．呼

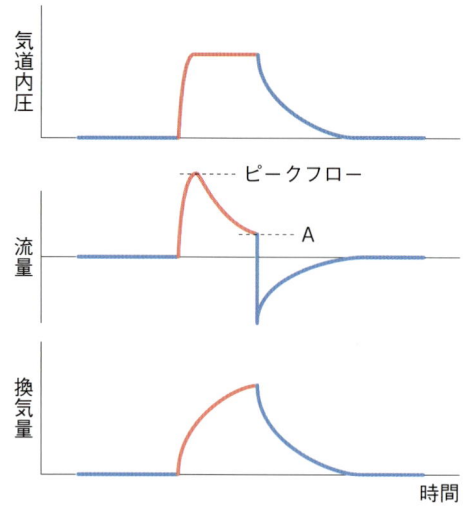

図4 PSVの吸気終了基準

吸気開始直後に最大吸気流量(ピークフロー)が流れてその後徐々に減少するが，PSVではこの流量減少で吸気終了を判断している．呼気に転換する流量(A)は，ピークフローに対する割合で設定できる．この割合を吸気終了基準という．

気に転換する流量(**図4**の**A**)は，ピークフローに対する割合で設定できる．この割合を吸気終了基準といい，％で表す．

　終了基準が大きいほど，吸気流量が多いうちに吸気が終了するので，吸気時間は短くなる．一般的には，終了基準の値は10％程度に設定すると患者の換気リズムと同期できることが多い．閉塞性換気障害では終了基準を大きく，拘束性換気障害では小さくすると不同調が減るとされるが，患者の個人差は大きい．

引用文献
1) Esteban A et al：A comparison of four methods of weaning patients from mechanical ventilation. Spanish Lung Failure Collaborative Group. N Engl J Med 332(6)：345-350, 1995
2) Ventilation with lower tidal volumes as compared with traditional tidal volumes for acute lung injury and the acute respiratory distress syndrome. The Acute Respiratory Distress Syndrome Network. N Engl J Med 342(18)：1301-1308, 2000

Ⅱ 各論①
2章 全身状態のアセスメント

1 気道と肺の解剖学と呼吸生理学

　呼吸は外界から酸素を取り込んで二酸化炭素を排出する外呼吸と，細胞（ミトコンドリア）が酸素を利用してエネルギーを産生し二酸化炭素を排出する内呼吸がある．
　本稿では，人工呼吸管理に必要な呼吸器の構造を踏まえ，呼吸生理を中心に述べる．

1. 換気

1）呼吸調節系の基本的要素

　呼吸調節系は，情報を収集し中枢に向かってフィードバックする受容器，集められた情報を統合し末梢にインパルスを送る中枢の調節器，換気を行う効果器に分けられる（図1）．

a．受容器

　中枢化学受容器は延髄に存在し，血中の二酸化炭素分圧が上昇すると血液脳関門（blood brain barrier：BBB）を通過して脳脊髄液に達し，pHの変化を起こす．この変化を中枢化学受容器が感知して，呼吸中枢を刺激し換気を促進する．

　末梢化学受容器は，総頸動脈分岐部にある頸動脈小体と大動脈弓にある大動脈小体に存在し，動脈血酸素分圧（arterial oxygen tension：PaO_2）の低下や動脈血二酸化炭素分圧（arterial carbon dioxide tension：$PaCO_2$）の上昇，pHの低下に反応するが，とくにPaO_2の低下にすみやかに反応し，換気を刺激する[2]．

　肺伸展受容器は，気道平滑筋に存在するが，肺が拡張したことを感知し，迷走神経を介して求心性に延髄に刺激を送る．一回換気量が800〜1,000 mLを超えると呼気時間を延長して呼吸数を減少させる．この反射は，ヘリング—ブロイエル吸息反射といわれている．ほかに気道壁や肺胞壁にも受容器は存在する．大脳皮質には，随意的呼吸運動の中枢がある．

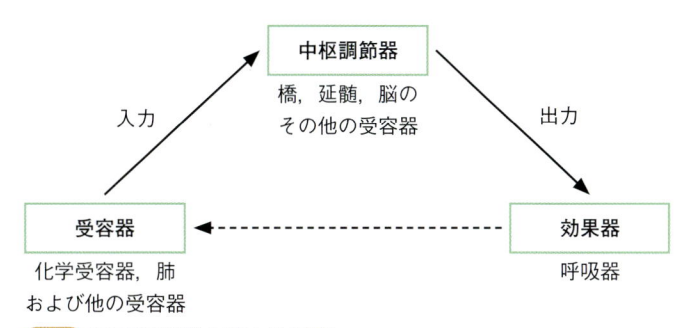

図1 呼吸調節系の基本的要素

John B. West：ウエスト 呼吸生理学入門：正常肺編（桑平一郎訳），p83-152, メディカル・サイエンス・インターナショナル，2009より引用

b．中枢調節器

呼吸中枢は脳幹部の延髄と橋に存在し，吸気と呼気のリズム形成を司っている．呼吸調整は随意的にも可能であるが，基本的に自律的に行われ，呼吸中枢からの指令は，一部は第3～5頸椎から出る横隔神経を介して横隔膜を収縮させ，一部は胸椎から出る肋間神経を介して外肋間筋を収縮させる．

さらに中枢，末梢にある化学受容器，肺やほかの受容器，大脳皮質からの刺激を受ける．

c．効果器

吸気筋には，横隔膜，傍胸骨肋間筋，外肋間筋，吸気補助筋群がある．吸気の際，最も重要となる筋肉は横隔膜で，頸髄から発する横隔神経支配を受ける．横隔膜は，胸腔と腹腔を境界するドーム状の骨格筋で，吸気の際は収縮し腹側へ移動し，腹腔臓器は下方かつ前方に移動し，肋骨周辺は挙上され，外向きに拡大し胸郭横径も拡大する．外肋間筋は吸気時に肋骨を挙上し胸郭を広げる．吸気補助筋には，斜角筋，胸鎖乳突筋があるが，安静呼吸時にはほとんど動きはなく，努力呼吸時のみ収縮する．

呼気筋には，腹直筋，内外腹斜筋，腹横筋などの腹筋群があり，これらの筋肉の収縮により腹腔内圧が上昇し，横隔膜が挙上する．内肋間筋は肋骨を下方，内方へ引き下げて胸郭を狭める（図2，3）．

＊

安静時の胸腔内圧はつねに陰圧で，肺はある程度膨らんだ状態にある．安静呼気位の際に肺内に残

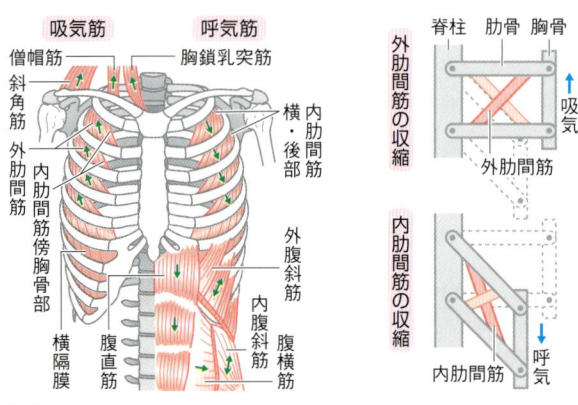

図2 呼吸筋と呼吸運動

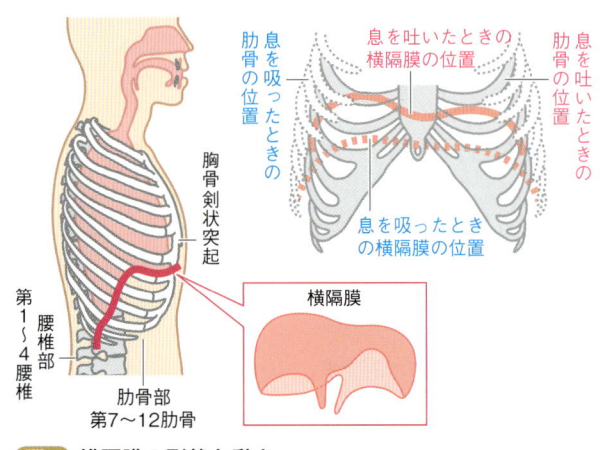

図3 横隔膜の形状と動き

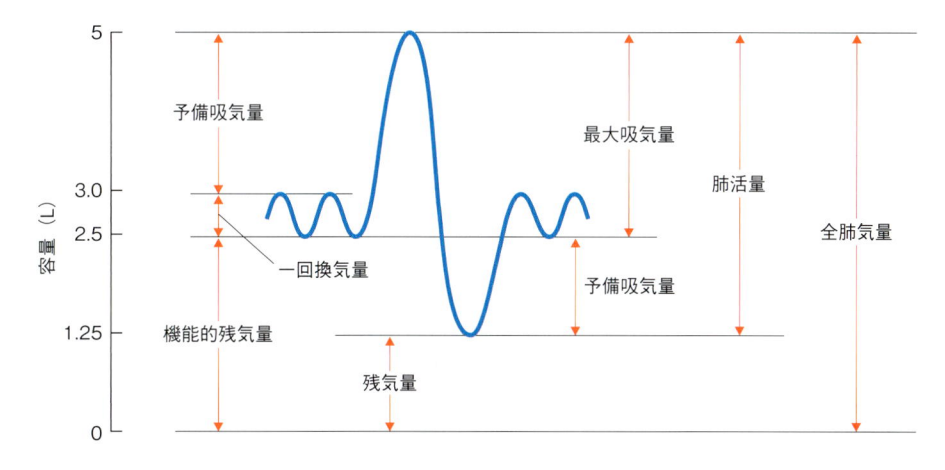

図4 肺気量分画

存している空気の量を機能的残気量（functional residual capacity：FRC）といい，残気量＋予備呼気量で示される．FRCは肺の基本となる大きさで，FRCを基準に吸気筋の収縮により吸気が生じ肺は拡張し，肺の弾性で受動的に呼気に転じ，肺は収縮しFRCへ戻る（図4）．胸水や気胸などが原因でFRCが低下すると，末梢気道の閉塞や肺胞虚脱となる．

2）換気のメカニクス
a．コンプライアンス

肺は呼吸筋の作用で胸腔内圧の陰圧化に伴い，受動的に伸展して吸気が生じるが，呼気時には肺自体の縮小しようとする弾力性により体積が減少する[3]．

コンプライアンスは，単位圧力あたりの肺気量変化で，肺の膨らみやすさ（伸展性）を示す．肺コンプライアンスには，静的コンプライアンスと動的コンプライアンスがあり，静的コンプライアンスは気流が存在しない状態での肺の膨らみやすさを示したものであり，動的コンプライアンスは気流が存在する状態における値で，末梢気道病変や気道抵抗の評価に用いる．

肺線維症，肺水腫，急性呼吸窮迫症候群（acute respiratory distress syndrome：ARDS）で肺の線維増殖が進み，肺が硬くなると，コンプライアンスは低下する．肺気腫では，肺胞隔壁の破壊で肺の構造が破壊され肺は軟らかくなるため，コンプライアンスは上昇する．

b．気道抵抗

肺気量は，気道抵抗に大きく影響する．肺気量が増加すると気道は伸展されるため，気道内圧は低下する．気道抵抗は，気道が分岐し細くなるほど増加するが，末梢の気道抵抗は，気管の断面積に対して，肺胞道の総面積は増加するため，むしろ小さくなる．

喘息や慢性閉塞性呼吸器疾患（chronic obstructive pulmonary diseases：COPD）で気道が狭くなると，気道抵抗は加速度的に増し，換気障害が生じる．

2. 酸素化

1）肺胞でのガス交換

気道を通り肺胞へ到達する吸入気酸素分圧（inspiratory oxygen pressure：P_IO_2）は，空気中酸素

図5 肺胞でのガス交換

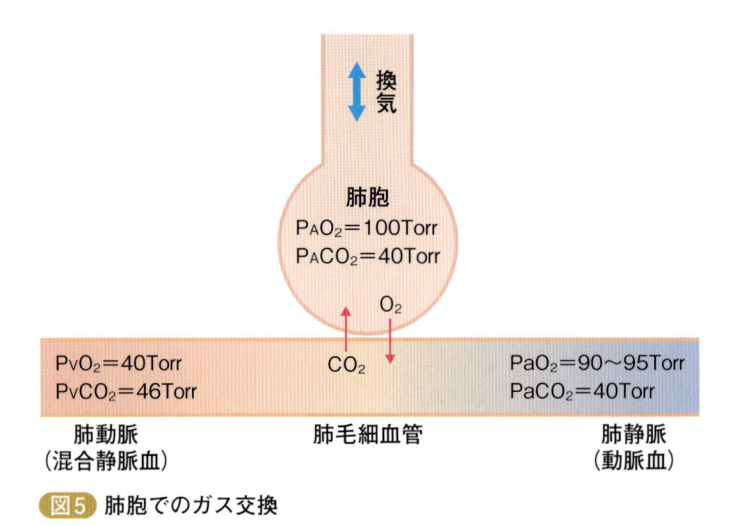

濃度21％，大気圧760mmHg，飽和水蒸気圧47mmHg（37℃）とすると，

$P_IO_2 = (760 - 47) \times 0.21 \fallingdotseq 150\,mmHg$

となる．

吸入気が肺胞へ到達すると酸素は血中へ拡散し，二酸化炭素は血中から肺胞へ圧勾配によって拡散する．肺胞気酸素分圧（partial pressure of alveolar oxygen：P_AO_2）は，

$P_AO_2 = P_IO_2 - P_ACO_2 \div R$

で示すことができる．R（呼吸商）は，組織代謝の二酸化炭素の生産量と酸素消費量の比であり，基準値は0.8である．

肺胞気二酸化炭素分圧（partial pressure of alveolar carbon dioxide：P_ACO_2）は，$PaCO_2$にほぼ等しく，$PaCO_2$を40mmHgとすると，

$P_AO_2 = 150\,mmHg - 40\,mmHg \div 0.8 \fallingdotseq 100\,mmHg$

となる（図5）．つまり$PaCO_2$が上昇するとP_AO_2は低下し，低酸素血症となる．

2）血液中の酸素の運搬

血液中に取り込まれた酸素の大部分はヘモグロビン（Hb）に結合し，一部は血漿中に溶存する．ヘモグロビン1gに結合可能な酸素は1.34mLであり，血漿に溶け込む酸素の量は酸素分圧に比例（Henryの法則）し，酸素分圧1mmHgあたり0.003mLの酸素が血液100mLに溶解している．

血液中に含まれる酸素の量（動脈血酸素含量，arterial oxygen content：CaO_2）は，Hbと結合している酸素と溶存酸素の合計であるから，

$CaO_2 = (1.34 \times Hb \times SaO_2) + PaO_2 \times 0.003$（溶存酸素係数）

（SaO_2：動脈血酸素飽和度）

で示される．

血液中に取り込まれた酸素が組織まで運搬されるには，十分なヘモグロビンが必要であるが，血液中に含まれる酸素の量が正常であっても心拍出量が減少すると末梢血流は少なくなり，組織への酸素供給は低下するため，十分な心拍出量も必要となる．すなわち，体内への酸素供給には，肺，血液，心臓が関与している．

3）換気血流比

血液を酸素化するためには十分に換気が行われている肺胞に血液が十分流れて，初めて十分な酸素化が行われる．すなわち，肺胞とその周囲の毛細血管の換気と血流が適切な割合で分布していることが必要となる．

換気血流比（ventilation perfusion：$\dot{V}_A/\dot{Q}$）は，肺胞ガス交換効率の評価の指標であり，肺胞換気量と肺血流比で表わされ，正常では，

$$\dot{V}_A/\dot{Q} = 0.8$$

である．

肺の高さによる換気と血流の関係では，立位では，換気量，血流量ともに肺尖部より肺底部に多いが，肺尖部から肺底部に向かう換気量と血流量の変化は，換気量にくらべ，血流量の増加の程度が強い．したがって，立位では，肺尖部ほど$\dot{V}_A/\dot{Q}$が多く，肺底部ほど$\dot{V}_A/\dot{Q}$は低くなる．

■ 換気・血流関係の異常で生じる低酸素血症の原因

①肺胞低換気

肺胞換気量が少ない状態で，呼吸数の減弱や換気量の低下などにより起こる．肺胞低換気では，体内の二酸化炭素は排出できずに$PaCO_2$が上昇する．$PaCO_2$の上昇は，P_ACO_2の上昇をまねき，ついにはPaO_2の低下をまねき，低酸素血症となる．

②拡散障害

肺胞間質の炎症による滲出液の貯留や線維化により肺胞壁の肥厚が起こり，肺胞中の酸素の拡散が障害され，低酸素血症となる．

③シャント

静脈血の一部が，換気されている肺領域を通過することなく動脈系に達する．無気肺や肺気腫などの閉塞性肺疾患などで気道が閉塞した場合，換気は行われず，単に血流が流れるのみで低酸素血症となる．

④換気血流比不均衡

換気の少ない肺胞に正常な血流がある場合，血流の少ない肺胞に正常な換気がある場合，肺全体として換気も血流も正常である場合でも，換気血流比が適切に分布していないと低酸素血症となる．体位による相違，および疾患肺ではさらに換気血流比不均衡分布は大きくなる[3]．

引用文献
1) John B. West：ウエスト 呼吸生理学入門：正常肺編（桑平一郎訳），p83-152, メディカル・サイエンス・インターナショナル，2009
2) 三嶋理晃：呼吸療法に必要な解剖・生理の基礎知識—肺の機能．新呼吸療法テキスト（3学会（日本胸部外科学会，日本呼吸器学会，日本麻酔科学会）合同呼吸療法認定士認定委員会編），p16-19, p23-24, p157-158, アトムス，2012
3) 東田俊彦：iMedicine 第2巻・呼吸器．p21-34, リブロ・サイエンス，2008

参考文献
1) 高橋茂樹：呼吸器総論—呼吸生理．STEP内科④腎・呼吸器，第3版（吉澤靖之ほか 監修），p166-182, 海馬書房，2012
2) 村川裕二監修：新・病態生理できった内科学2・呼吸器疾患，第3版．p12-19, 医学教育出版社，2013

Ⅱ 各論①
2章 全身状態のアセスメント

2 胸部理学所見

1. 胸部理学所見とは

　人工呼吸器からの離脱の過程では，呼吸不全に至った原因疾患が改善してきていることや，酸素化の正常化，血行動態の安定，自発呼吸の出現など，ガス交換能・血行動態・呼吸様式が安定していることが重要となる．

　系統的な観察と状態変化を予測した情報収集を行うためには，機器のモニタリングの変化の前に現れる些細な患者の変化に気づく感性も重要となる．たとえば，患者の経皮的動脈血酸素飽和度（arterial oxygen saturation：SpO_2）が低下する前に，痰が増えて咳嗽が多くなったり，頻脈になったり，呼吸が辛いという表情をしたり，不穏な動きがみられるなど，「何か変だ」というサインがみられることが多い．

　人工呼吸管理中の胸部理学所見は，人工呼吸器との同調性の良否，呼吸数や換気量，異常呼吸の有無（起坐呼吸，鼻翼呼吸，口すぼめ呼吸，陥没呼吸，肩呼吸，下顎呼吸など），補助呼吸筋（胸鎖乳突筋など）の使用の有無などの患者の呼吸パターンの把握とともに，視診，聴診（正常音，副雑音，左右差など），触診，打診から観察所見を得て，呼吸状態や酸素化能，肝機能，基礎疾患は改善しているか変化はないか，悪化してきているかを評価し，ケアに活かすことである．

2. 肺炎

1）病態

　肺炎は，人工呼吸器装着中の患者で最も多く併発する合併症の1つであり，その病態の特徴は，微生物感染，唾液や食物残渣・逆流した胃液などの誤嚥により，肺実質に炎症が起こった状態である．

　肺炎の発症の場による分類では，市中肺炎と院内肺炎に分類される．市中肺炎は社会生活を送っている人に発症する肺炎のことであり，起炎菌として肺炎球菌，インフルエンザ（*Influenza*）菌，マイコプラズマ（*Mycoplasma*）菌などがある．

　形態学的分類では，肺実質の肺胞の炎症である肺胞性肺炎と肺胞中隔などの肺間質の炎症である間質性肺炎に分類される．

　原因微生物による分類では，細菌性肺炎と非定型肺炎に分類され，臨床症状や検査所見が異なる（表1）．

2）所見

　全身倦怠感，頭痛や腰痛，筋肉の痛み，軽度の咳嗽など，病歴の聴取が重要となるが，発熱，咳嗽・喀痰（白色がかった黄色痰や黄色痰）・胸痛・呼吸困難などの症状を伴う．

　肺炎の理学所見は，打診で濁音，触診で音声振盪の増強，聴診で副雑音がみられることが特徴である．肺に炎症が加わり，肺胞に滲出液や膿，痰などが貯留すると，気道内に分泌物を押し出すため，

表1 細菌性肺炎と非定型肺炎の違い

	細菌性肺炎	非定型肺炎
症状	発熱，膿性痰，咳嗽，悪寒	乾性咳嗽
一般所見	白血球数（好中球）の増加，CRPの上昇，赤沈値亢進	白血球数変化なし，AST上昇，ALT上昇
胸部X線像所見	●一般的に，肺胞性肺炎，大葉性肺炎パターンを呈することが多い ●比較的均等な陰影である ●気管支肺炎では気管支の走行に一致して境界不明瞭な陰影が認められる	●多彩な陰影を認めるが，淡いすりガラス様の陰影が特徴的である
主な原因菌	肺炎球菌，インフルエンザ菌，モラクセラ・カタラーリス，黄色ブドウ球菌，緑膿菌，クレブシエラ	マイコプラズマ属，クラミジア属，レジオネラ属
基本治療薬	広域ペニシリン系，β-ラクタマーゼ阻害薬配合ペニシリン，カルバペネム系，バンコマイシン	マクロライド系，ニューキノロン系，テトラサイクリン系

CRP（C-reactive protein，C反応性蛋白），AST（aspartate aminotransferase，アスパラギン酸アミノトランスフェラーゼ），ALT（alanine aminotransferase，アラニンアミノトランスフェラーゼ）

表2 肺胞性パターンと間質性パターン

	肺胞性パターン	間質性パターン
病変の局在	細葉，二次小葉	気管支・血管・リンパ管周囲，胞隔，小葉間隔壁
病変	肺胞性病変 ●気腔が液体や組織で置換された状態である	間質性病変 ●間質に浮腫や線維化などの病変がある状態である
陰影の辺縁	不鮮明（区域と区域とのあいだには明確な境界はない，陰影はランダムに周囲に拡大している）	鮮明なことが多い
代表的な疾患	肺炎，肺水腫，ARDS，肺胞蛋白症など	非細菌性肺炎，サルコイドーシス，間質性肺炎など

ARDS（acute respiratory distress syndrome，急性呼吸窮迫症候群）

　断続性ラ音の水泡音（coarse crackles）や捻髪音（fine crackles）が聴取されることが多い．断続性のラ音は，気管支膜壁に張った液体膜が気流で破れて生じる音である．吸気の初期に発生することが多いが，呼気・吸気ともに聴かれる．高度な肺炎領域では滲出液や分泌物のため濁音となる．

　検査所見では，C反応性蛋白（C-reactive protein：CRP）上昇，好中球上昇がみられる．このため，体温測定など炎症徴候を継続的に確認する必要がある．胸部X線検査では，肺炎の種類によって異なるが，一般的に炎症部位の肺胞性の陰影像が特徴的で，重症化するほど無気肺などとの鑑別が困難となる．病変が主に肺胞内に存在するか，間質に存在するかによって，X線写真像の所見を肺胞性陰影と間質性陰影に大別する考え方がある（表2）．

3. 無気肺

1）病態

　無気肺は，痰や血液などさまざまな原因で細気管支など気道が閉塞し，肺の含気が低下して容積が減少（虚脱）した状態である．発生機序により，閉塞性無気肺と非閉塞性無気肺に大別される．閉塞性無気肺の原因は，肺門型肺がん，粘稠な分泌物，異物などである．非閉塞性無気肺の原因は，慢性炎症や胸水の圧排による無気肺などである．

　人工呼吸の陽圧換気は，肺内に強制的に陽圧で送気されるため，重力の影響も加わり，胸部前側（上側）の肺に空気が入りやすく背側の肺は膨らみにくい特徴がある．そのため，背側に無気肺を生じやすい．

　無気肺は，人工呼吸管理中の合併症のなかでも発生頻度が高く，肺葉性に生じやすい．とくに重症患者は仰臥位，鎮静薬使用，呼吸筋力低下などにより末梢気道は閉塞しやすく，無気肺の発生頻度は高い．無気肺部分はシャントとなり，低酸素血症の原因となる．無気肺を放置すると肺炎につながりやすい．低酸素，頻呼吸などを伴う．

2）所見

　無気肺では，聴診では呼吸音の減弱や左右差，打診では濁音，視診では無気肺の領域が大きいほど患側の胸郭可動域の減少を認める．

　検査では，胸部X線検査で確定診断を行う．無気肺の胸部CT画像所見を図1に示す．無気肺は高吸収域（白い部分）として描出される．

4. 胸水

1）病態

　胸水は，臓側・壁側胸膜に覆われた空間である胸腔に存在する．がん性胸膜炎や結核性胸膜炎，心不全，腎疾患，低栄養などで出現する．

2）所見

　胸水貯留時の理学所見は，聴診では胸水貯留側の呼吸音の減弱，打診では濁音聴取，音声振盪の減弱などである．人工呼吸器からの離脱時など患者が臥床しているときは，背側に胸水が存在するため，背側の呼吸音の減弱が著しい．胸水貯留量が多い場合は，肺の膨張が妨げられて換気量が減少し，頻呼吸，低酸素，呼吸困難などを訴える．

　胸水貯留の量は，胸部X線写真検査や胸部CT検査，胸部超音波検査などで把握できる．胸水の貯留が多いときは，胸腔穿刺で排出する．

　胸部X線写真（立位）では，胸水は胸壁や縦隔から緩いカーブを描いて貯留する．胸水が存在する側の肺は透過性が低下するため，胸部X線写真は白く描出される（図2）．

　胸水の色調は，通常は淡黄色である．胸部外傷や胸部手術後などは血性〜淡血性であり，膿胸などでは膿性である．悪性リンパ腫や術後は混濁した乳白色の乳び胸水がみられる．

　胸水は滲出性と漏出性に分けられ，表3のように鑑別する[1]．滲出性胸水は，肺炎・結核・悪性腫瘍による血管透過性亢進などで出現する．また，漏出性胸水は，うっ血性心不全による血管内の水分

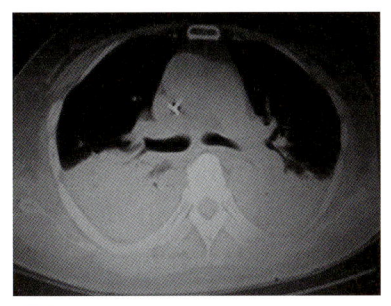

図1 背側無気肺の胸部CT画像

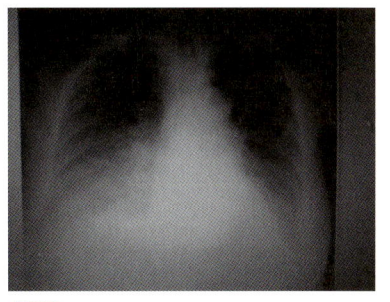

図2 胸水の胸部X線写真

表3 滲出性胸水と漏出性胸水の鑑別

- 血管内の水分が増えて水圧が高くなる
  うっ血性心不全など
- 血管内のアルブミンなどが少なくなって，水を引き込む力が弱くなる
  ネフローゼ症候群，肝硬変など

- 血管の透過性が上がる
  肺炎，肺結核症，肺塞栓症，肺がんなど
- 胸管の破損
  心臓血管系手術，悪性腫瘍の浸潤など

	漏出性胸水：薄い	滲出性胸水：濃い
蛋白	少ない（胸水蛋白／血清蛋白≦0.5）	多い（胸水蛋白／血清蛋白＞0.5）
LDH	低い（胸水LDH／血性LDH≦0.6）	高い（胸水LDH／血性LDH＞0.6）
細胞数	少ない	多い
比重	軽い（≦1.015）	重い（＞1.018）
Rivalta反応*	（－）	（＋）

＊Rivalta反応は，液体中の蛋白量を定性反応でみる簡易検査
LDH（lactic acid dehydrogenase，乳酸脱水素酵素）

村川裕二監修：胸水．新・病態生理できった内科学2・呼吸器疾患，第3版，p316，医学教育出版社，2013より引用

過多，肝硬変・ネフローゼ症候群などの血管内のアルブミン低下により水分を血管内に引き込めないことが原因で起こる．

5. 気胸

1）病態

　気胸は，空気が存在しない胸腔に，空気が貯留した状態をいう（図3）．肺胞壁の脆弱な部分が破れる自然気胸など胸腔に空気が貯留し肺が空気で押し潰される内気胸と，外傷によって壁側胸膜に穴が開く外傷性気胸など胸腔の外側に穴が開いて大気とつながることで肺が収縮してしまう外気胸がある．その他，医療処置などに伴う医原性気胸などがある．

　人工呼吸管理中は陽圧換気となることが多いため，肺胞壁の脆弱な部分が破れる気胸が起こりやすい．

　緊急処置を要する緊張性気胸は，破れた臓側胸膜が弁状になって吸気時に一方向に胸膜腔に流入する場合，胸腔内の陽圧が進み，肺が著しく虚脱する病態である．縦隔が押されて健側に偏位するために健常肺が圧迫され，静脈還流および心拍出量は減少する．

図3 気胸

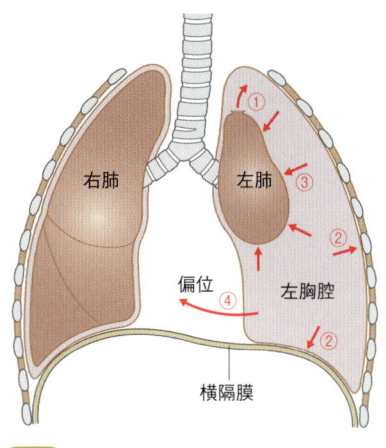

① 臓側胸膜の破綻
② 胸腔内圧の上昇．胸郭，横隔膜に向かって圧がかかる
③ 胸腔が陽圧になったため，肺はその弾性により萎縮する
④ 縦隔が健側に偏位する

神谷紀輝：気胸（自然気胸），呼吸器疾患ビジュアルブック（落合慈之監修），p.352，学研メディカル秀潤社，2011より改変のうえ引用

2）所見

　気胸は，自覚症状としての胸痛，呼吸困難，咳嗽などが特徴的である．視診では呼吸運動の制限がみられ，聴診では気胸側の呼吸音が減弱し，打診では鼓音が特徴的である．とくに，打診は空気が溜まりやすい場所で実施する必要があるので，坐位では鎖骨上窩，臥位では肺野を打診する．

　緊張性気胸の症状は，強い呼吸困難と胸痛，頻脈やチアノーゼ，ショック症状，視診で頸静脈の怒張などである．発症経過と症状，理学所見から判断し，諸検査を待たずに緊急に脱気が必要となる．

6. 間質性肺炎

1）病態

　肺の間質は肺胞上皮，結合組織，毛細血管，肺胞中隔などで構成され，この間質を障害する疾患を間質性肺疾患という．原因が判明しているものは，塵肺，過敏性肺臓炎，放射線肺炎，薬剤性肺障害，膠原病などがある．原因が不明なものは，特発性間質性肺炎という（表4）．

　間質性肺炎は，発症初期には発熱や倦怠感，咳嗽など感冒様の症状が多く，急激に労作時息切れを自覚する．慢性的に咳嗽がみられるが痰を伴わないことが多い（乾性咳嗽）．肺胞の線維化や肥厚による肺コンプライアンスの低下により，換気量が減少し拘束性肺障害をきたすこと，および拡散障害により酸素化が障害される．息を吸いにくく，息切れ，呼吸困難感が強いという特徴がある．

2）所見

　聴診では，呼気終末に両側背側に高調性の細かい断続音（fine crackles）を認める．

　胸部X線写真検査では，聴診所見と一致する両肺野のすりガラス状の陰影，網状陰影や線状影，浸潤影がみられる．高分解能CTは，病変の程度や分布の評価にもすぐれている．血液検査では，CRP上昇，乳酸脱水素酵素（lactic acid dehydrogenase：LDH）上昇，肺胞上皮細胞から分泌されるKL-6が有意に上昇し，感度，特異度，診断精度ともに高い[3]．

　呼吸機能検査で，拘束性肺障害（%肺活量低下）がある．拡散能の低下で低酸素血症をきたす．肺生検により確定診断を行うこともある．特発性間質性肺炎では，肺障害により肺胞は強い線維化によって虚脱し，周囲の細気管支が拡張して，蜂窩肺という特徴的な変化を示す．

表4 特発性間質性肺炎の分類

	臨床分類	組織型分類
慢性型	特発性肺線維症（idiopathic pulmonary fibrosis：IPF） ＊特発性線維化胞隔炎（cryptogenic fibrosing alveolitis：CFA）ともよぶ	通常型間質性肺炎 （usual interstitial pneumonia：UIP）
	剥離性間質性肺炎 （desquamative interstitial pneumonia：DIP）	剥離性間質性肺炎 DIP
	間質性肺疾患を伴う呼吸細気管支炎 （respiratory bronchiolitis causing interstitial lung disease：RB-ILD）	呼吸細気管支炎 RB
	リンパ球性間質性肺炎 （lymphocytic interstitial pneumonia：LIP）	リンパ球性間質性肺炎 LIP
	非特異性間質性肺炎 （nonspecific interstitial pneumonia：NSIP）	非特異性間質性肺炎 NSIP
亜急性型	特発性器質化肺炎 （cryptogenic organizing pneumonia：COP）	器質化肺炎 （organizing pneumonia：OP）
急性型	急性間質性肺炎 （acute interstitial pneumonia：AIP）	びまん性肺胞領域障害 （diffuse alveolar damage：DAD） ＊ショック肺（shock lung）ともよぶ

村川裕二監修：内因性の間質性肺疾患．新・病態生理できった内科学2・呼吸器疾患，第3版，p242，医学教育出版社，2013より引用

7. 急性呼吸窮迫症候群（ARDS）

1）病態

　急性呼吸窮迫症候群（acute respiratory distress syndrome：ARDS）は，各種の原因で生じた「びまん性かつ非特異的な肺の急性炎症」であると考えられている．炎症反応自体が過剰かつ障害性であり，コントロール困難な悪性の肺の炎症といえる．

　多くの細胞（好中球など）やメディエータが関与し，毛細血管内皮や肺胞上皮が損傷され，毛細血管透過性が亢進し，非心原性肺水腫を呈する．蛋白質を多く含む水分が肺胞にあふれている状態であり，低酸素状態となる．

　ARDSの臨床診断は，表5に示すBerlin会議の診断基準により[5]，動脈血酸素分圧（arterial oxygen tension：PaO_2）/吸入酸素濃度（inspired oxygen fraction：FiO_2）比（P/F比）≦100かつ呼気終末陽圧（positive end-expiratory pressure：PEEP）≧5cmH$_2$O，は重篤なARDSとされ，予後と高い相関がある．

　ARDSの直接的な原因として，誤嚥，肺炎（ウイルス，マイコプラズマ，肺炎球菌など），溺水，有毒ガス吸入，肺挫傷などがある．また，間接的な原因として，敗血症，重症膵炎，重症熱傷，播種性血管内凝固症候群（disseminated intravascular coagulation：DIC），重症外傷，過剰輸血，薬物中毒，自己免疫疾患，後天性免疫不全症候群（acquired immunodeficiency syndrome：AIDS），体外循環後などがある．

表5 ARDSの診断基準（2011年Berlin会議の診断基準）

	Mild	Moderate	Severe
発症経過	1週間以内（既知の臨床的侵襲または呼吸器症状の出現）		
酸素化能（P/F）とPEEP	200＜P/F≦300 かつ PEEP or CPAP≧5cmH₂O （NPPV可）	100＜P/F≦200 かつ PEEP≧5cmH₂O	P/F≦100 かつ PEEP≧5cmH₂O
画像所見	胸水や無気肺，結節だけでは完全に説明できない両肺野の陰影増強		
肺水腫の原因	心不全や体液過剰だけでは説明できない（ARDSの要因がない場合は心エコーなどの客観的評価による静水圧性肺水腫の除外が必要となる）		

CPAP（continuous positive airway pressure，持続性気道陽圧），NPPV（noninvasive positive pressure ventilation，非侵襲的陽圧換気）
Ferguson ND et al：The Berlin definition of ARDS：an expanded rationale, justification, and supplementary material. Intensive Care Med 38(10)：1573-1582, 2012 より引用

2）所見

　ARDSは，呼吸困難，急性の呼吸不全，頻呼吸，チアノーゼ，ピンク色で泡沫状の水様痰，胸部聴診では水泡音，断続的な低いゴロゴロとした粗くて大きい低調性ラ音（coarse crackles）が聴取される．これらは健常人では聴取されない．

　ARDS患者の人工呼吸管理においては，患者は炎症によって広範囲に肺胞虚脱が進んでおり，健常な換気を行える肺胞が少ないため，健常肺胞に過剰な空気が送られ圧がかかり気胸などの圧損傷をきたしやすい．そのため，PEEPをかけるとともに，平均気道内圧が上昇しすぎないように換気量を設定されることが多い．

　気胸が生じやすいため，胸部聴診は重要である．人工呼吸管理開始後や設定変更後の頻呼吸や頻脈，血圧の上昇，補助呼吸筋の使用などは人工呼吸器の設定が患者に合っていないサインでもある．医師に報告し，設定を検討する．ARDS患者では，呼吸困難と呼吸努力が強いため，鎮静下に人工呼吸療法を行うことも多い．過度な鎮静と安静は荷重側肺障害や換気血流比不均衡などを起こしやすく，咳嗽が抑制されるため，無気肺も合併しやすい．

　胸部X線写真では，両側の浸潤型影やすりガラス様陰影，透過性の低下がみられる．前述の間質性肺炎との鑑別は難しい．サイトカインなどの炎症性メディエータによる非特異的炎症に起因した非心原性の肺水腫であるため，心陰影の拡大はみられない．気胸の発生有無も観察する．非心原性の肺水腫であるかの確認のため，心エコー検査なども行われる．

引用文献
1）村川裕二監修：胸水．新・病態生理できった内科学2・呼吸器疾患，第3版，p316，医学教育出版社，2013
2）神谷紀輝：気胸（自然気胸）．呼吸器疾患ビジュアルブック（落合慈之監修），p.352，学研メディカル秀潤社，2011
3）村川裕二監修：新・病態生理できった内科学2・呼吸器疾患，第3版，p232，医学教育出版社，2013
4）村川裕二監修：内因性の間質性肺疾患．新・病態生理できった内科学2・呼吸器疾患，第3版，p242，医学教育出版社，2013
5）Ferguson ND et al：The Berlin definition of ARDS：an expanded rationale, justification, and supplementary material. Intensive Care Med 38(10)：1573-1582, 2012

II 各論①
2章 全身状態のアセスメント

3 血液ガス分析

　生体は呼吸という機能を使い組織や細胞に酸素を取り入れ，酸化還元反応を行うことでエネルギーを獲得している．またこの酸化還元反応により生じるものが二酸化炭素である．

　口・鼻あるいは気管チューブを介して吸入した酸素は，気道を経て肺胞に達し，肺胞から肺胞壁，毛細血管壁を通じて，拡散という現象によって毛細血管に入る．同様に二酸化炭素は，拡散により酸素とは逆に毛細血管から肺胞へと移動する．この酸素，二酸化炭素の一連の受け渡しを，一般的にガス交換と呼んでいる．

　血液ガスは，このガス交換が正常に行われているのか，あるいは異常なのかという指標として用いられる．動脈血液中の酸素分圧と二酸化炭素分圧の変化をみることで，酸素化，あるいは換気が適正であるのか判断することができる．

　また人工呼吸器からの離脱にあたっては，以下のように酸塩基平衡を考えていくことが重要である．それはわれわれ生体にとって，生命活動の源が酵素反応で成り立っているからである．血液pHは，この酵素反応が滞りなく働くように，緩衝作用や代償作用を用いて狭い範囲で調整されている．

　そしてこれらの調整を主に担っているのが，肺と腎臓なのである．人工呼吸管理下の場合，この肺での調整は人工呼吸器に委ねる部分が大きくなる．また陽圧呼吸に伴い静脈還流量は減少し，少なからず腎機能に影響を与えることになる．

　したがって酸塩基平衡をみていくことで，生体がどのような状況にあるのか，人工呼吸器の設定が適正であるのか否かを判断することができるのである．

1. 酸塩基平衡の調節

　生体内の細胞活動が正常に営まれるためには，pHが一定に保たれていることが必要になる．生体内では，栄養素の代謝に伴い，常に酸（水素イオン；H^+）が産生[*1]されている．そのうちほとんどが，糖質や脂肪の代謝によって生じる二酸化炭素（CO_2）である．これが水に溶解して炭酸（H_2CO_3）として存在（$CO_2 + H_2O \rightarrow H_2CO_3$）している．これは，すぐに肺から二酸化炭素として排泄される．

　このほか，蛋白質の代謝においては，リン酸や硫酸などがつくられ，腎臓から排泄される．

　これらの酸により，もしH^+が適切に処理されず，体内に蓄積されていった場合は，生体は酸性に傾いていき，体細胞の生命活動が正常に営めなくなり，致死的な状態に陥る．

　生体においてH^+濃度の変動，すなわちpH[*1]の変動は，細胞の重要な機能である多くの酵素反応に影響を与える．細胞の生命活動が正常に営まれるためには，きわめて狭い範囲でpHが一定に保た

[*1] 酸とはH^+を放出（付与）できるものと定義される．酸の代表格ともいえる塩酸（HCl）でこの定義を考えてみると，HCl → $H^+ + Cl^-$（クロール）と表せる．酸である塩酸は，H^+を発生し，ほかの物質と反応を起こすことができるようになるということである．つまりH^+が存在するということは，発生源になる酸があることを意味している．H^+自体は酸と同じではないが，H^+が多数存在するということは，発生源になる酸が多数あり，酸性に傾くことを示唆しているのである．

れる必要がある.

そのため,生体にはpHを一定に保つための,さまざまな機構がある.それは,呼吸による調節作用,血液や体液の緩衝作用,腎臓による調節機構などである.これらによって酸塩基平衡は維持されている.生体内で血液が酸性あるいは塩基性(アルカリ性)に傾いていないか,もし傾いていればその原因は何か,などを評価するためにも血液ガスが重要になるのである.

2. 緩衝作用

生体内では,代謝過程で産生されるH^+に対して以下の反応を行っている.

$$H^+ + HCO_3^- \Leftrightarrow H_2CO_3 \Leftrightarrow H_2O + CO_2 \quad \cdots\cdots ①$$

式①が右に向かうように反応が進んだり,あるいは左に向かうように反応が進んだりして緩衝を行い,pHの変動が最小限になるようにしている.

たとえば,ある酸性物質により増加したH^+は,血漿ならびに細胞間質の主たる緩衝系である重炭酸イオン(HCO_3^-)と結合しH_2CO_3となる(式①左→右へ).その後,H_2CO_3は肺循環に運ばれて炭酸脱水酵素(carbonic anhydrase:CA)により分解され,CO_2に変化し大気中に放出される.

また,代謝により産生されたCO_2の大部分は,細胞膜を通り細胞内から血漿中に拡散して赤血球に取り込まれる.赤血球内では,CAによって数ミリ秒でCO_2を処理できる(図1).CAの作用により赤血球内に入ったCO_2は,H_2CO_3に変換される.H_2CO_3は,酸であるH^+とHCO_3^-とに解離される.解離されたH^+は,赤血球内でヘモグロビンの緩衝作用により中和される.

また,HCO_3^-は細胞外(血漿中)に放出される.その代わりにクロール(Cl^-)が電気的中性を保つために,赤血球内へ流入する(図1).CO_2の一部は,血漿蛋白や直接ヘモグロビンと結合して,カルバミノ化合物という状態を形成する.組織で生成されたCO_2は,6割以上がHCO_3^-の形で,2～3割程度がカルバミノ化合物の形で,1割弱が直接溶解した形で,肺まで運ばれていく.

そして肺では,今までの過程と逆の反応が起こり,HCO_3^-が赤血球内に流入し,Cl^-が血漿内へ移動する.HCO_3^-は,H_2CO_3になるためH^+と結合し,H_2OとCO_2とに分解され,CO_2が肺から放出されるのである.

このように,生体内では式①が左右に進むように反応が起こり,きわめて精巧に揮発酸であるCO_2

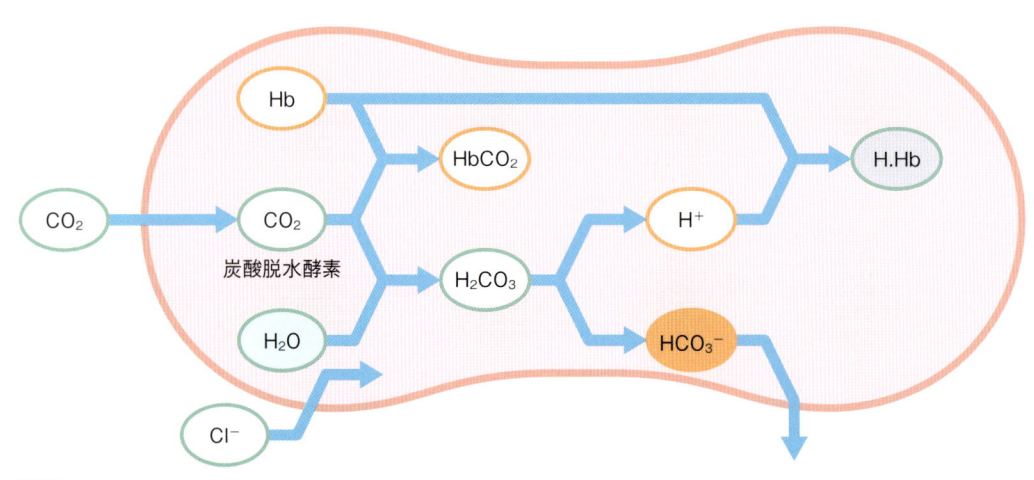

図1 二酸化炭素運搬での赤血球の役割

を，肺から排泄させるのである．

そして肺において，CO_2の排泄を規定する重要なものが肺胞換気量であり，その大小によって，酸の排泄量が決定される．つまり生体では，延髄の呼吸中枢および，大動脈，頸動脈小体に存在する化学受容体で，動脈血二酸化炭素分圧（arterial carbon dioxide tension：$PaCO_2$），pH，動脈血酸素分圧（arterial oxygen tension：PaO_2）の変化に対応して換気量を調節し，揮発酸であるCO_2を排出している．

3. 血液ガスの各パラメータ

1）pH

pHは，potential of Hydrogenの略である．水素イオン指数あるいは水素イオン濃度指数と呼ばれ，

$$pH = \log 1/(H^+) \quad \cdots\cdots ②$$

と表される．

つまり，H^+の逆数を対数で表したものがpHであり，酸性か塩基（アルカリ）性かの指標として使われている．②式をみてわかるように，H^+が多ければpHは下がり，H^+が少なければpHは上がる．pH7.0が中性で，それより大きくなるにつれ塩基性度が強くなり，逆に小さくなるにつれて酸性度が強くなる．

②式を変形させると

$$pH = \log(H^+)^{-1} = -\log(H^+) \quad \cdots\cdots ③$$

となる．

生体内では，細胞外液でH^+が40 nmol/Lであるので，③式に代入し

$$pH = -\log(40 \times 10^{-9})$$
$$= -(\log 40 + \log 10^{-9}) = -\log(4 \times 10) + 9 = -\log 4 - 1 + 9$$
$$= 8 - \log 4 \quad (\log 4 = 0.6)$$

となり，細胞外液中のpHが7.4であることがわかる．

体細胞の生命活動が正常に営まれるためには，pHが7.4付近（±0.05）で一定に保たれる必要がある．pH＜7.35をアシデミアと呼び，pH＞7.45をアルカレミアという．

このpHを主として調節しているのが，腎臓と肺である．腎臓はHCO_3^-を，肺はCO_2を調節することにより，血液のpHを一定に保っている．

このことは，Henderson-Hasselbalchの式をみてもわかる．

$$pH = 6.1 + \log([HCO_3^-]/[H_2CO_3]) \quad \cdots\cdots ④$$

生体内では，H_2CO_3は$PaCO_2$により決定され，

$$pH = 6.1 + \log([HCO_3^-]/[0.03 \times PaCO_2]) \quad \cdots\cdots ⑤$$

と置き換えることができる．

式⑤では対数が用いられているが，それを割愛して考えてみても，HCO_3^-と$PaCO_2$がpHを規定していることがわかるだろう．仮に，HCO_3^-と$PaCO_2$のどちらかが正常を逸脱したような場合は，pHを維持しようとその反対側の因子が同じ動きをする（増えればもう片方も増える，減ればもう片方も減る）．これを代償反応と呼ぶ．

2）動脈血酸素分圧（PaO₂）

　PaO₂は，動脈血の酸素分圧である．これは酸素化の指標として用いられる（詳細はⅡ．各論①「2-4．酸素化の指標」参照）．

　PaO₂は，健常成人でおよそ97mmHg前後である．肺の酸素化能は，加齢とともに低下してくる．空気吸入時のPaO₂基準値の算定式として，「100 − 0.3 × 年齢」が用いられる．

　PaO₂の低下は，血液中の酸素含量低下につながり，その状態の継続は代謝障害，ひいては細胞障害を引き起こす．そのため，PaO₂を適正範囲に維持することがとても重要である．一般的に60mmHg以上の酸素分圧があれば，代謝に支障がないとされている．

3）動脈血二酸化炭素分圧（PaCO₂）

　PaCO₂は，動脈血の二酸化炭素分圧である．これは肺胞換気量の指標として用いられる．

　PaCO₂は，健常成人でおよそ40mmHg前後である．組織で産生されたCO₂は，肺循環によって肺毛細血管へ運ばれる．そして拡散により肺胞腔に達し，肺胞換気で体外に排出される．式⑥が示すように肺胞換気量が減少すればPaCO₂は蓄積し，逆に肺胞換気量が増加すればPaCO₂は低下する．

$$PaCO_2 = 0.863 \times (\dot{V}CO_2 / \dot{V}A) \quad \cdots\cdots\cdots ⑥$$

（$\dot{V}CO_2$：二酸化炭素産生量，$\dot{V}A$：肺胞換気量）

　またCO₂は，拡散により肺毛細血管から肺胞腔内へ移行する．そのため酸素と同様，肺胞レベルのガス交換能力に影響を受けるような印象がある．しかし肺胞拡散膜は，CO₂をO₂より約25倍容易に通過させる．このため，CO₂は肺胞レベルのガス交換能力に，ほとんど影響を受けない．PaCO₂の上昇を認めれば，それは肺胞換気量の低下を意味していることになる．

4）重炭酸イオン（HCO₃⁻）

　HCO₃⁻は，生体内におけるCO₂の化学的溶解の1つの形である．これは，「H⁺ + HCO₃⁻ ⇔ H₂O + CO₂」の反応式をみてもわかる．

　HCO₃⁻は，腎臓における酸塩基平衡の調節因子で，主に酸を中和する（塩基）働きをする．そのためHCO₃⁻の増加は，体内でアルカリ化が進んでいることを意味し，逆にHCO₃⁻の減少は，酸性に傾いていることを示している．動脈血におけるHCO₃⁻の正常値は，24 ± 2mEq/Lである．

5）塩基過剰（BE）

　BEは，base excessの略である．baseは塩基を指し，excessは過剰・余剰という意味である．そのため日本語に訳すと「塩基過剰」になる．

　つまりBEは，塩基であるHCO₃⁻が正常値からどれだけ過剰あるいは減少しているかを示している．したがってBEの基準は0で，正常値は0 ± 2mEq/Lになる．

＊

　表1に，動脈血pH，PaO₂，PaCO₂，HCO₃⁻，BEの基準値となる正常範囲を示す．これらの要素すべてが基準を満たしたとき，酸塩基平衡に異常がないといえる．

表1 血液ガス分析の基準値

pH	7.35〜7.45
PaO$_2$ （mmHg）	空気吸入の場合 100−0.3×年齢
PaCO$_2$（mmHg）	35〜45
HCO$_3^-$（mEq/L）	22〜26
BE （mEq/L）	−2〜+2

4. 人工呼吸器離脱における酸塩基平衡の評価

　血液ガスは，ガス交換（酸素化，換気）や酸塩基平衡を評価することができる．
　ガス交換の評価に関しては，Ⅱ．各論①「2-4．酸素化の指標」を参照してもらいたい．ここでは，酸塩基平衡の評価や見方について解説する．
　生体の酸性度（pH）は厳密に調整されており，血液はpH7.40±0.05に維持されている．このpHを一定に保つことは酵素活性や細胞内外の電解質分布などを安定させ,生命維持にとても重要になる．
　生体内における代謝過程で産生されるH$^+$は，生体のpHに大きな影響を与えることになる．そして，この調節を主に行っているのが，肺と腎臓であることは先述したとおりである．
　人工呼吸器離脱においては，血液ガスすべてに影響を及ぼす可能性があり，酸塩基バランスが崩れる危険性をはらんでいる．
　血液中では，PaCO$_2$とHCO$_3^-$のバランスでpHが決まることは先述してきたとおりである（図2）．

1）アシドーシス

　人工呼吸器からの離脱などで，肺胞換気量が減少しPaCO$_2$が高くなったとき，血液のpHは低下し，アシデミアになる．これが呼吸性アシドーシスである．
　また，PaO$_2$が低下し，組織が低酸素状態となり，乳酸*2が蓄積してきたような場合は，その中和

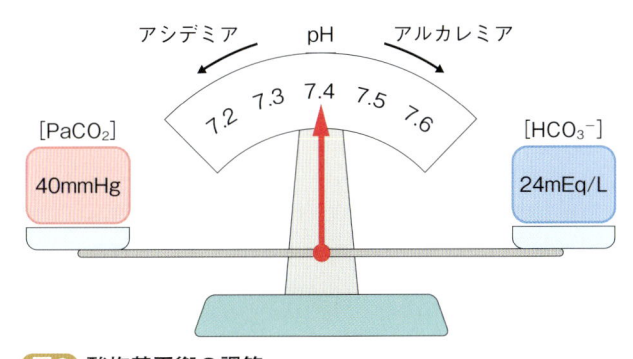

図2 酸塩基平衡の調節

---

*2 ガス交換を考えるうえで，肺での酸素化を評価することと同時に，目の前の患者が必要とする（組織細胞が滞りなく代謝が行われるために必要な）酸素が維持されているのかということが最終的に重要となる．それでは，組織細胞に必要な酸素が維持されているのか否かは，何をみればよいのだろうか．この指標として有用と考えられているものが乳酸値である．乳酸は本来血液ガスの測定項目ではないが，現在では血液ガスのオプションとして測定されていることが多い．乳酸は，末梢組織での低酸素状態を反映し，酸塩基平衡とともにみていくことでさまざまなアセスメントに活用できる．

> **Column** アシデミアとアシドーシス，アルカレミアとアルカローシス
>
> 　アシデミア（acidemia）とはacidus（酸）と-emia（血症）からなる言葉で，血液がpH7.4を基準として，酸性側に傾いている状態（pH＜7.4），酸血症を指す．これに対し，アシドーシス（acidosis）とはacidus（酸）と‐sis（病的状態を表す接尾語）からなる言葉である．これは体内に塩基量にくらべて酸が過剰になるような異常な病態が存在することを示している．
> 　また同様に，アルカレミア（alkalemia）は血液がpH＞7.40のアルカリ血症を指し，アルカローシス（alkalosis）は体内に塩基が蓄積，あるいは酸の喪失が生じる病態のことをいう．

にHCO_3^-が消費されて減少するため，同じくアシデミアになる．この場合が代謝性アシドーシスである．

　いずれの場合も，pHの低下をきたした場合，それを何とか正常に近づけようとする反応が起こる．これが代償反応である（ただしpH＞7.4を超えて逆転するような代償はしない．もし逆転が起こっているのであれば混合性である）．

　呼吸性アシドーシスの場合は，$PaCO_2$が高くなったことが直接原因であるため，腎臓はHCO_3^-の排泄を減少させ，体内のHCO_3^-を増加させて代償しようとする．腎臓での代償は代謝という特性上，時間を要する（HCO_3^-が増加して安定するまで5〜7日）．代償が十分に働いてくると，pHは正常範囲に戻ってくる．この状態が慢性の呼吸性アシドーシスである．まだ十分に代償が働かずアシデミアの状態にあるときは，急性呼吸性アシドーシスである．

　また，代謝性アシドーシスでは，HCO_3^-が減少したことが直接原因であるため，$PaCO_2$を低下させて代償しようとする．つまり，呼吸数の増加が起こる．この反応は迅速に行われる．

2）アルカローシス

　不適切な人工呼吸器設定などにより換気量が必要以上に増加した場合などでは，$PaCO_2$が低下し，アルカレミアになる．これが呼吸性アルカローシスである．その他，過換気症候群など何らかの低二酸化炭素血症に起因したアルカレミアが呼吸性アルカローシスである．

　代謝性アルカローシスは，嘔吐や胃液・胃酸の持続的なドレナージ，ループ利尿薬・サイアザイド系利尿薬の投与などによりH^+の排泄促進やHCO_3^-の増加が起こることで生じるアルカレミアである．

　アルカローシスにおいても，アシドーシスのときと同様に，代償反応が生じる．呼吸性アルカローシスの場合は，$PaCO_2$の低下が主原因であるため，代謝性代償としてHCO_3^-が減少してくる．

　代謝性アルカローシスでは，HCO_3^-が増加しているため，$PaCO_2$を蓄積しようと呼吸数の減少が起こる．人工呼吸器離脱時に利尿薬を投与しつづけていると，代謝性アルカローシスの代償反応で，なかなか自発呼吸が確立してこないことを経験する．

＊

　酸塩基平衡の評価は，かなりの部分機械的に行うことが可能である．まずpHを評価し，アシデミアであるのか，アルカレミアであるのかをみる．また，pHの変動をもたらしている原因を$PaCO_2$とHCO_3^-から考える．そして，代償反応が働いているのかをみていく．

参考文献
1) 飯野靖彦：一目でわかる血液ガス．第2版，メディカル・サイエンス・インターナショナル，2013
2) 諏訪邦夫：血液ガスの臨床．改訂3版，中外医学社，2006
3) 安保浩二：血液ガスデータの読み方・考え方．Medical Technology 37(3)：299-304, 2009
4) 大塚将秀：血液ガス分析の基礎知識．呼吸器ケア　3(5)：69-74, 2005
5) West JB：Respiratory Physiology：The Essentials. Lippincott Williams & Wilkins, 2011

Ⅱ 各論①
2章 全身状態のアセスメント

4 酸素化の指標

1. 酸素需給バランス

　生体での酸素需給は，バランスがとれていることが必須である（**図1**）．酸素消費量（oxygen consumption：$\dot{V}O_2$）が増大したときには，酸素運搬量（oxygen delivery：$\dot{D}O_2$）を増やすよう心拍出量（cardiac output：CO）が増大する．

　この酸素運搬量は，動脈血酸素含量（arterial oxygen content：CaO_2，以下酸素含量）と心拍出量で規定され，以下のように表される．

$$\dot{D}O_2(mL/min) = CaO_2(mL/dL) \times CO(dL/min) \quad \cdots\cdots ①$$

　また酸素含量は，動脈血酸素飽和度（arterial oxygen saturation：SaO_2，以下酸素飽和度），動脈血酸素分圧（arterial oxygen tension：PaO_2，以下酸素分圧），ヘモグロビン（Hb）で規定され，

$$CaO_2(mL/dL) = 1.34 \times Hb \times SaO_2 + 0.0031 \times PaO_2 \quad \cdots\cdots ②$$

となる．

　式①のように，酸素運搬量は酸素含量と心拍出量の積であり，酸素化の悪化（**式②**でSaO_2の低下）などで酸素含量が低下したときは，それを代償しようとして心拍出量は増加する．同様に貧血（Hbの低下）がある場合も，酸素含量が低下することが**式②**からわかる．この場合も酸素運搬量を維持しようとし，心拍出量は増加する．

　また，心拍出量は以下のように規定されるため，

$$CO(dL/min) = 一回拍出量 \times 心拍数 \quad \cdots\cdots ③$$

その代償は，心拍数を増加させるという反応で通常現れる．

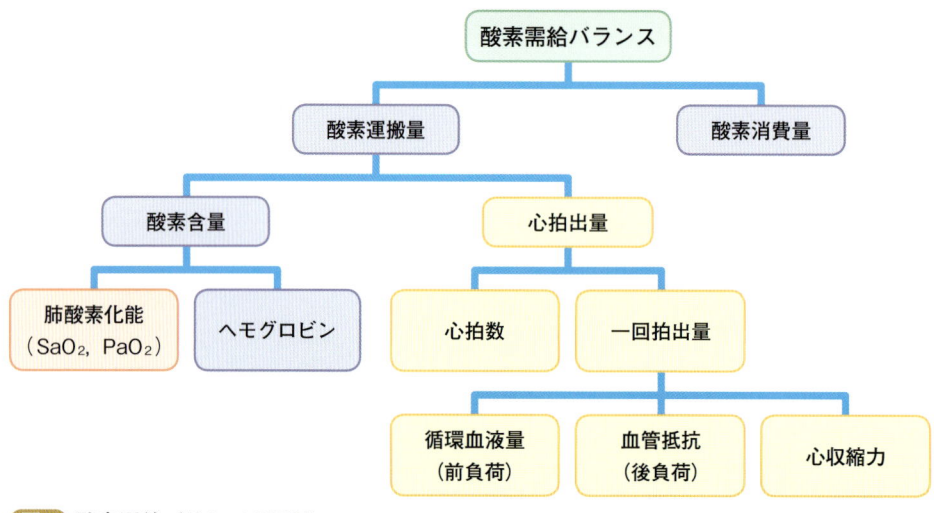

図1 酸素需給バランスの因子

先述した酸素需給バランスの**式**①，②から，酸素飽和度の低下は酸素含量の低下に直結し，ひいては酸素供給量の低下をまねくことがわかると思う．そして酸素供給量の低下に対しては，まず心拍数を増加させることで生体は対応する．つまり，酸素化能が悪化すると心拍数は上昇するのである．

そして酸素化能の低下をきたすような状態では，末梢化学受容体が酸素分圧低下に反応し，呼吸ドライブを刺激して呼吸数を増やすようなメカニズムが働く．ただしこの反応は，PaO_2 30～60 mmHgの範囲で敏感に作用するものである．多少の酸素分圧低下では，呼吸数上昇にはつながらない．

2. 酸素飽和度と酸素解離曲線

酸素化の評価は，肺でのガス交換により必要な酸素がきちんと取り込まれているかどうかをみることである．酸素化の最も一般的なモニタリングは，酸素飽和度（SaO_2）である．酸素飽和度は，全ヘモグロビン中の酸素化ヘモグロビンの割合であり，肺でのガス交換の最終的なアウトカムである組織への酸素供給を決定づける重要な因子である．

この酸素飽和度は，酸素とヘモグロビンとの結びつきの割合を表したものである．この結びつきの割合は，酸素分圧（PaO_2）に依存する．つまり酸素分圧が高くなれば，酸素飽和度は上昇することになり，酸素分圧が低くなれば酸素飽和度も低下するという関係にある．ただし，この関係は直線で表されるような比例関係ではない．酸素分圧を横軸に，ヘモグロビンの酸素飽和度を縦軸にしてグラフに表したものが酸素解離曲線（**図2**）である．

このように酸素飽和度と酸素分圧は相関関係にあるため，酸素飽和度がわかれば酸素分圧がどの程度なのかを推測することができる．この酸素飽和度と酸素分圧の関係で，覚えておくと有用であるポイントを**表1**に示す．このなかで一番のポイントとなる部分は，SaO_2 90％である．これはPaO_2 60 mmHgに相当する．このポイントは，呼吸不全の診断基準に該当するか否かの基準になるポイントで，一般的に酸素療法の適応になってくる部分である．その他，SaO_2 98％，95％，75％もポイントになる部分なので覚えておくとよいだろう．

また，**図2**をみてわかるように酸素分圧（PO_2）がある程度高くなると，酸素飽和度（SO_2）は一気に飽和状態（100％）へ向かう．逆に，酸素分圧が60 mmHgよりも低下したあたりから，急激に酸素飽

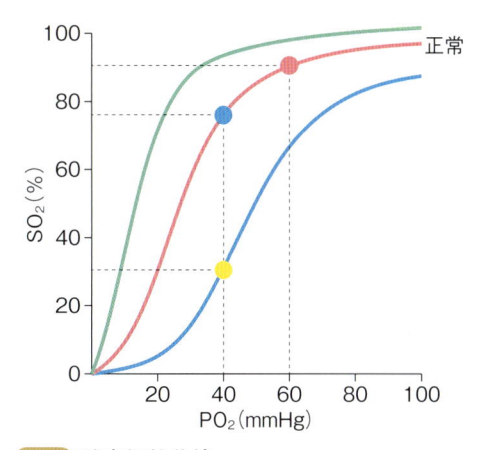

図2 酸素解離曲線

表1 酸素飽和度と酸素分圧

SaO_2（％）	PaO_2（mmHg）
98	100
95	80
90	60
75	40
50	27

和度は低下してくる．酸素分圧が高くなる部位は肺であり，逆に低くなる部位は末梢にあたる組織である．つまり肺胞では，酸素の取り込み(ヘモグロビンへの酸素結合)を行いやすく，末梢組織では酸素の切り離し(ヘモグロビンからの酸素解離)が起こりやすい．そのため，酸素解離曲線はS字カーブを呈しており，酸素の受け渡しに有利な特性を備えていることを意味している．

また酸素解離曲線は，血液のpHや動脈血二酸化炭素分圧(arterial carbon dioxide tension：$PaCO_2$)，体温異常などにより，右方に移動(図2青線)したり左方に移動(図2緑線)したりする．

右方への偏位は，Bohr効果と呼ばれ，組織細胞が酸素をより多く必要としている状況を意味している．たとえば図2をみてみると，酸素分圧が40mmHgのとき，正常であれば酸素飽和度は75％程度である(図2青の点)．体温の上昇などで酸素需要が亢進すると右方に移動し，同じ酸素分圧であっても酸素飽和度が低下する．図2では酸素飽和度が30％程度に低下していることがわかると思う(図2黄の点)．これは酸素消費が亢進している状態にあるなかで，多くの酸素を組織に供給するという合目的な反応である．

また，左方への偏位はこの逆で，組織の酸素需要が低下している状態と考えてよい．この右方・左方偏位の基準となるポイントが，酸素飽和度50％のときの酸素分圧である．このポイントをP_{50}といい，正常では27mmHgである(表1)．$P_{50}>27$mmHgであれば右方偏位，$P_{50}<27$mmHgであれば左方偏位ということができる．

3. P/F比

酸素化のモニタリングで頻用されるものは，酸素飽和度や酸素分圧であることは前述したとおりである．なかでも現在では，非侵襲的で経皮的かつ連続的に計測できる経皮的動脈血酸素飽和度(percutaneous oxygen saturation：SpO_2)が最も一般的である．しかし酸素飽和度や酸素分圧は，酸素吸入などの条件により当然のことながら変化する．そのため，酸素飽和度や酸素分圧が正常値であればよいというわけではない．酸素化能が正常なのか異常なのか，あるいは改善しているのか悪化しているのかを見極めることが必要である．

そのためには，何らかの指標となるものが必要である．酸素分圧(PaO_2)と吸入酸素濃度(inspired oxygen fraction：FiO_2)は比例関係にあるため，酸素分圧を吸入酸素濃度で除したP/F比(酸素化係数ともいわれる)と呼ばれるものが酸素化能の指標として最も頻用されている．これは，急性呼吸窮迫症候群(acute respiratory distress syndrome：ARDS)の重症度の判定にも以下のように用いられている．

P/F＝PaO_2/FiO_2 ……………………………………………………………………………… ④

FiO_2 0.6で人工呼吸管理中のPaO_2 120mmHgの患者Aと，FiO_2 0.5で人工呼吸管理中のPaO_2 110mmHgの患者Bでは，どちらが酸素化能がよいのだろうか．両者の数値を式④に代入すると，

患者A：P/F＝120/0.6＝200　　患者B：P/F＝110/0.5＝220

となる．一見判断しがたい患者Aと患者Bの酸素化能であるが，P/Fをみることによって患者Bの酸素化能のほうがよいことがわかる．

また，患者AのPaO_2が100mmHgになるようにFiO_2をコントロールしたいような場合にも，P/F比を用いて考えることができる．患者AはP/F＝200であることから，200＝100/FiO_2となり，これを解くとFiO_2は0.5に設定すればよいことがわかる．

PaO_2に関しても，患者BのFiO_2を0.4に設定したときのPaO_2の値を知りたい場合は，患者Bは

P/F＝220であることから，220＝PaO₂/0.4となり，これを解くとPaO₂は88mmHgになることがわかる．

4. 肺胞気動脈血酸素分圧較差（A-aDO₂）

肺胞気動脈血酸素分圧較差（partial pressure difference of alveolar-arterial oxygen：A-aDO₂）とは，肺胞気酸素分圧（partial pressure of alveolar oxygen：P$_A$O₂）と動脈血酸素分圧（PaO₂）の差のことである．すなわち，

A-aDO₂＝P$_A$O₂－PaO₂ ……………………………………………………………………… ⑤

として表される．A-aDO₂は，肺胞レベルのガス交換の指標として最も重要で，肺自体の状態をよく表すものである．

本来理想的なガス交換は，肺胞気酸素分圧と動脈血酸素分圧が同じになることである．そのため，A-aDO₂が0であればガス交換障害がまったくないことになる．しかしこれは理想であり，正常でも0になることはない．なぜなら，正常であっても生理的シャントが存在していること，またすべての肺胞が十分に換気されているものではないことがその理由である．

A-aDO₂を理解するためには，まず肺胞気酸素分圧がどのようにして求められるのかを知ることが必要である．肺胞気酸素分圧は以下の式で求めることができる．

P$_A$O₂＝P$_I$O₂－(PaCO₂)/R＋(1－R)/R×PaCO₂×F$_I$O₂ ……………………………… ⑥

（P$_I$O₂：吸入気酸素分圧，R：呼吸商）

式⑥を考えるにあたっては，肺胞気に至る各ガス分圧を把握することが重要であるため，図3をみながら解説していこう．

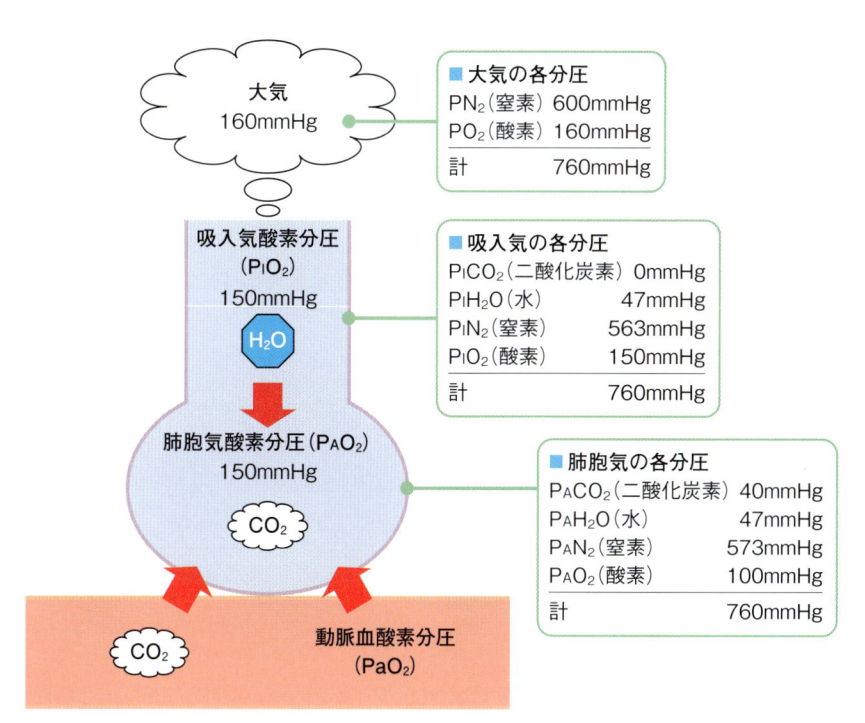

図3 肺胞気に至る各ガス分圧

まず，大気圧は海抜0mで760mmHgである．空気中の酸素濃度は21％であるため，大気中の酸素分圧は「760×0.21＝160mmHg」となる．次に，空気が気道に入ると加温加湿されるため，水蒸気圧が発生する．37℃の水蒸気飽和状態では水蒸気圧は47mmHgとなる．そのため，

$P_IO_2 = (760 - 47) \times 0.21 ≒ 150 mmHg$

となる．それが肺胞に達すると，式⑥の肺胞気式が導き出される．

式⑥のRは呼吸商を指しており，通常0.8である．そのため，下線部の「$(1-R)/R \times PaCO_2 \times F_IO_2$」の部分は，ほとんど無視できる量の値となる．

そこで，一般的に式⑥は以下のように簡略化することが可能である．

$P_AO_2 = P_IO_2 - (PaCO_2)/R$ ……………………………………………………… ⑦

式⑦を式⑤に代入すると

$A\text{-}aDO_2 = P_AO_2 - PaO_2 = P_IO_2 - (PaCO_2)/R - PaO_2$ ………………… ⑧

であり，さらに$P_IO_2 = (760-47) \times F_IO_2$であるため，

$A\text{-}aDO_2 = (760-47) \times F_IO_2 - (PaCO_2)/R - PaO_2$ ……………………… ⑨

となる．

式⑨をみると，F_IO_2が高くなると$A\text{-}aDO_2$は開大することがわかるだろう．そのため，$A\text{-}aDO_2$の正常値は空気吸入下で10mmHg以下，100％酸素投与下で200mmHg以下となる．

$A\text{-}aDO_2$が開大する病態としては，低酸素血症の原因として知られる①換気血流比不均衡分布，②拡散障害，③肺内シャントである．

5. 人工呼吸器離脱におけるアセスメントのポイント

人工呼吸器離脱時の指標の1つとして，必須要件のように登場する酸素飽和度やP/F比だが，人工呼吸器からの離脱において，どのような機序によりそれらは影響を受けるのだろうか．

通常，酸素化を決定する因子は「F_IO_2」と「平均気道内圧」であり，換気を決定する因子が「分時換気量」になる．

また平均気道内圧は，以下のように規定される．

平均気道内圧＝（PIP－PEEP）×吸気時間／呼吸時間＋PEEP……………………………… ⑩

（PIP：最大吸気気道内圧，PEEP：呼気終末陽圧）

式⑩からわかるように，PEEPは平均気道内圧を決定づける重要因子であり，酸素化に寄与するものとして，重要であることがわかるだろう．

そして人工呼吸器からの離脱は，F_IO_2や設定呼吸回数の減少，プレッシャーサポート（pressure support：PS）レベル，呼気終末陽圧（positive end-expiratory pressure：PEEP）レベルを低下することなどによって行われる．したがって，これらの変更は，酸素化や換気に影響を及ぼすこととなる．

そのため，先述した酸素飽和度やP/F比が良好であればよいというわけではない．これらは，人工呼吸器の設定，とくにPEEPレベルの影響を大きく受ける．たとえばP/F比が同じ300だったとしても，PEEPが5cmH$_2$Oの場合と20cmH$_2$Oの場合とでは，肺の酸素化能としては，まったく異なることがわかると思う．

平均気道内圧も考慮した酸素化能の指数として，以下のようなものが使用される場合もある．

OI（cmH$_2$O/mmHg）＝平均気道内圧×F_IO_2×100／PaO_2……………………………… ⑪

（OI：酸素化指数）

酸素化能が悪ければ値が大きくなり，改善すれば小さくなる．ただしOIは，いくつが正常であるのか，いくつならばよいのかなどは一概にはいうことができない．しかし，人工呼吸器からの離脱過程で，呼吸状態が改善してきているのかどうかをみる指標の1つになりうるのではないかと考える．

つぎに，換気を決定する因子である分時換気量について考えてみる．$PaCO_2$は，以下のように規定される．

$$PaCO_2 = 0.863 \times (\dot{V}CO_2/\dot{V}A) \quad \cdots\cdots ⑫$$

（$\dot{V}CO_2$：二酸化炭素産生量，$\dot{V}A$：分時肺胞換気量）

式⑫をみると，安静時の$\dot{V}CO_2$はほぼ一定なので，$PaCO_2$を規定する主因子は$\dot{V}A$だということがわかる．つまり，人工呼吸器離脱に伴い肺胞換気量が減少すると，$PaCO_2$が上昇することになる．そして，この$PaCO_2$の上昇は，先述した式⑦で示されるとおり，P_AO_2の低下をきたすことになる．つまり，換気量の減少も間接的に酸素化能に影響を及ぼすということになるのである．

したがって，人工呼吸器からの離脱においては，さまざまな客観的指標を用いるとともにバイタルサインやフィジカルイグザミネーションによる情報を加味しつつ，総合的に酸素化能をアセスメントしていく必要がある．

参考文献
1) 半井悦朗ほか：呼吸管理に必要な呼吸生理．日本集中治療医学会雑誌 15(1)：49-56, 2008
2) Nunn JF：Oxygen. Nunn's applied respiratory physiology, 6th ed(Lumb AB), p182, Elsevier, 2005
3) 諏訪邦夫：血液ガスの臨床．改訂3版, p199-202, 中外医学社, 2006
4) 南太郎：呼吸器離脱を予測する指標：歴史的変遷．Intensivist 4(4)：815-818, 2012
5) Seeley E et al：Predictors of mortality in acute lung injury during the era of lung protective ventilation. Thorax 63(11)：994-998, 2008
6) Nunn JF：Distribution of pulmonary ventilation and perfusion. Nunn's applied respiratory physiology, 6th ed(Lumb AB), p119, Elsevier, 2005
7) 丸山一男：人工呼吸の考えかた．南江堂, 2010

II 各論①
2章 全身状態のアセスメント
5 換気の指標

　人工呼吸器離脱では，肺理学所見，酸素化の状態，血液ガス分析データなどに加え，換気の指標に注目する必要がある．

　換気の指標には，呼吸数（respiratory rate：RR），一回換気量（tidal volume：V_T），浅速換気指数（rapid shallow breathing index：RSBI），気道内圧，動脈血酸素分圧（arterial oxygen tension：PaO_2）／吸入酸素濃度（inspired oxygen fraction：FIO_2）の比（P/F比），最大吸気圧（maximal inspiratory pressure：MIP），咳嗽の強さなど，さまざまなパラメータがある．これらのパラメータのほとんどは，人工呼吸器のデジタル表示やグラフィックモニタで測定可能なもので，経時的に観察することができる．

1. 換気とは

　換気とは，肺胞に吸入したガスが肺毛細血管とのあいだの拡散により二酸化炭素を体外へ排出することである．

　拡散とは，肺胞壁を隔てた2つの層（肺胞と肺毛細血管）での物質移動（酸素と二酸化炭素の移動）であり，その効果は物質の圧（濃度）勾配と層の面積に比例する．物質は圧（濃度）の高いほうから低いほうへ移動する性質があるため，酸素は肺胞〈肺胞気酸素分圧（partial pressure of alveolar oxygen：P_AO_2）：100mmHg〉から肺毛細血管（PaO_2：75mmHg）へ，二酸化炭素は肺毛細血管〈動脈血二酸化炭素分圧（arterial carbon dioxide tension：$PaCO_2$）：46mmHg〉から肺胞〈肺胞気二酸化炭素分圧（partial pressure of alveolar carbon dioxide：P_ACO_2）：40mmHg〉へ移動する．

　一般に，二酸化炭素の拡散は酸素の約20倍速であり，拡散障害の場合，酸素取り込みと比較して二酸化炭素の排出はほとんど問題にならないといわれている．また，肺胞と肺毛細血管の接触部分（層面積）が広ければ広いほど，拡散が効果的・効率的に行われる．

　しかし，生体は重力の影響もあり，必ずしも同じ条件ではなく，換気血流比不均衡分布（気流閉塞や血流閉塞）が存在する．この程度により，効果的なガス交換が行われるかどうかが決まるが，代償反応としての低酸素性肺血管収縮（れん縮）により，気流のよい肺胞には血流を多く流してガス交換を活発に行い，気流の少ない肺胞には血流を少なくすることでシャント率を下げるという血流の再分配が行われている．

2. 指標となるパラメータ

　通常は$PaCO_2$，呼吸数，一回換気量，分時換気量（minutes ventilation：MV），RSBIが換気の指標として用いられる．

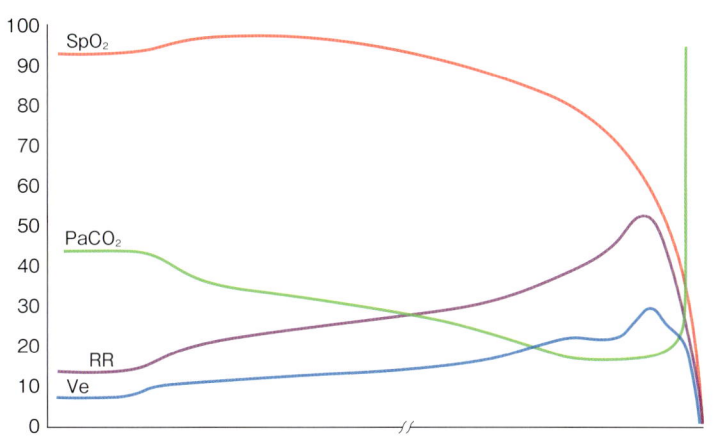

図1 敗血症や心不全，肺塞栓を発症することにより突然死に至る際に認める各種モニタデータの変化

Lynn LA et al：Patterns of unexpected in-hospital deaths：a root cause analysis, Patient Saf Surg 5(1)：3, 2011 より引用

1）動脈血二酸化炭素分圧（PaCO₂）

$PaCO_2$の正常値は35〜45mmHgである．$PaCO_2$は主に換気回数による影響を受け，過剰なストレスなどにより過換気になった場合には低下（呼吸性アルカローシス）し，鎮静薬の過量投与などにより低換気になった場合には上昇（呼吸性アシドーシス）する．

また，重篤な呼吸障害をきたした場合には，呼吸回数が上昇していても効果的・効率的な換気が行われず上昇する．

2）呼吸数

呼吸数は通常10〜12回/min程度である．呼吸数は，動脈血中の酸素（PaO_2）および二酸化炭素（$PaCO_2$）の変化を大動脈や頸動脈に存在する末梢化学受容器がモニタし，呼吸中枢によって調整されている．PaO_2低下や$PaCO_2$上昇が感知された場合は呼吸数を増やし，PaO_2上昇や$PaCO_2$低下が感知された場合には呼吸数が低下する．

敗血症や心不全，肺塞栓などの呼吸障害をきたした場合は，図1に示したように時間経過とともに呼吸数と$PaCO_2$は最初は緩やかに変化する．そして，両者が交差した辺りから経皮的動脈血酸素飽和度（percutaneous oxygen saturation：SpO_2）は急激に低下する．

患者のモニタで最も用いられているものはSpO_2である．しかし，SpO_2は呼吸障害の進行を正確にモニタしてくれるものではない．患者のモニタリングでは呼吸数が最も有用であり，とくに20回/minからは注意が必要である．呼吸数が25回/min以上になった場合には，その後に急激に患者の状態が変化する危険性が潜んでいる．

3）一回換気量（V_T）

一回換気量は全肺気量（total lung capacity：TLC）から吸気予備量（inspiratory reserve volume：IRV）と機能的残気量（functional residual capacity：FRC），死腔を除いたものであり，成人男性では約500mLである．

一回換気量の予測は，通常理想体重（男性：50＋0.9×〔身長（cm）－152〕，女性：45.5＋0.9×〔身長（cm）－152〕）を用いて計算される．これは，人間の肺は体表面積の影響を受けないためであり，急性呼吸障害患者の人工呼吸管理初期には6〜10mL/理想体重/minで設定する．

また，一回換気量はすべてがガス交換に用いられているわけではない．気道にはガス交換に関与する部分と関与しない部分があり，関与しない部分を死腔という．死腔の換気量は150mL程度あり，これを死腔換気量という．一回換気量から死腔換気量を引いた量がガス交換に用いられる．死腔は肺の血流，肺動脈圧など種々の要因で大きく変化する．

4) 分時換気量(MV)

　分時換気量は，「一回換気量×呼吸数」で表される．分時換気量は数値のみをみてはいけない．その理由は，人体は一回換気量と呼吸数のあいだに代償反応を有するためである．通常であれば前述の『呼吸数』の項で解説したとおり，呼吸は末梢化学受容器でモニタした内容を元に呼吸中枢が呼吸筋に指令を送る．そのため，一回換気量が減少した場合(呼吸性アシドーシス)は，呼吸中枢により換気運動が刺激され，呼吸数が増加する．

　急性呼吸障害や呼吸筋の低下により一回換気量が得られない場合は，その分を呼吸数で代償するために見かけ上の分時換気量は変化しない．たとえば，分時換気量が5Lの患者において，一回換気量500mLで呼吸数10回/minの場合と，一回換気量250mLで呼吸数20回/minの場合を考えてみよう．前者の場合，一回換気量が500mLであるが，死腔換気量を考慮するとガス交換に関与する一回換気量は350mLであるため，分時換気量は3.5Lとなる．しかし，後者の場合はガス交換に関与する一回換気量は100mLであるため，分時換気量は2Lとなり，前者と後者では1.5倍以上の差があることがわかる．

　このように，同じ分時換気量であっても低一回換気量，頻呼吸の場合は呼吸仕事量が増加するため，注意が必要である．

5) RSBI

　RSBIは，「呼吸数(min)/一回換気量(L)」で表され，一般的な基準は105回/min/Lである．RSBIが105回/min/Lより大きい場合には十分な吸気努力を得られていることを意味し，換気能力が安定していることを示している．逆に，105回/min/Lより小さい場合には，浅くて速い呼吸を行っていることを意味する．患者は人工呼吸器離脱過程においてそれまで受けていた換気補助が減少しているため，浅く速い呼吸を継続することにより呼吸仕事量が増加し，呼吸筋に対する負荷も増加するため，人工呼吸器からの離脱が困難となる．

　YangとTobinは，ICU滞在中で担当の医師によって人工呼吸器からの離脱が可能であると判断された成人(59.6±1.7歳)患者100名を対象に行われた研究において，一回換気量や分時換気量，呼吸数，吸気圧，コンプライアンスなどの離脱成功予測因子とRSBIを比較し，RSBIは感度と特異度の総合評価で最も信頼性の高い指標であると報告した[2]．しかし，最近の報告では，RSBIは上述の報告[2]に比較して，人工呼吸器からの離脱成功について高い予測値を示さないことが報告されている[3]．

　わが国においては，横山らが呼吸筋力と静的肺コンプライアンスが換気指標であるRSBIと抜管の成否に及ぼす影響について，人工呼吸器離脱過程でRSBIを用いて評価する場合には，RSBI単独ではなく呼吸筋力と静的肺コンプライアンスの評価も加味する必要性があることを報告している[4]．

引用文献

1) Lynn LA et al：Patterns of unexpected in-hospital deaths：a root cause analysis. Patient Saf Surg 5(1)：3, 2011
2) Yang KL et al：A prospective study of indexes predicting the outcome of trials of weaning from mechanical ventilation. N Engl J Med 324(21)：1445-1450, 1991
3) Dean Hess et al：Essentials of mechanical ventilation, third edition. McGraw-Hill Medical, 2014
4) 横山仁志ほか：呼吸筋力と肺コンプライアンスの関係が換気指標と抜管の成否に及ぼす影響．人工呼吸　29(1)：62-69, 2012

Ⅱ 各論①
2章 全身状態のアセスメント
6 生理学的検査の所見

1. 呼吸機能検査について

呼吸には，内呼吸と外呼吸があるが，呼吸機能検査は，外呼吸についての生理機能，あるいは障害を把握するための検査である．

障害というのは，閉塞性障害と拘束性障害に分けられる．また，これらの結果は，術前検査の1つとして組み込まれている場合が多く，気管挿管後にはこれらの検査を行うことができない．すなわち，手術侵襲のない状態，あるいは，気管チューブの影響のない状態での評価であることを認識しておく必要がある．

1) スパイロメトリ

スパイロメトリは，最大限に空気を吸い込んだあと，肺から吐き出せる空気の量を測定することにより，換気機能を評価する基本的な検査である．測定器をスパイロメータ，記録されたものをスパイログラム(図1)という．

a. 一回換気量(tidal volume：V_T)

安静換気時の1回の呼吸での肺気量変化のことである．また，スパイロメトリでは測定できないが，安静換気時の呼気終末の肺内の残気量を機能的残気量(functional residual capacity：FRC)という．

b. 肺活量(vital capacity：VC)

ゆっくりと最大に吸気した状態(最大吸気位)から最大限に息を呼出(最大呼気位)させて得られる肺気量変化のことである．

FRCから最大呼気位までを呼気予備量(expiratory reserve volume：ERV)といい，安静吸気の吸気終末から最大吸気位までの肺気量変化を吸気予備量(inspiratory reserve volume：IRV)という．

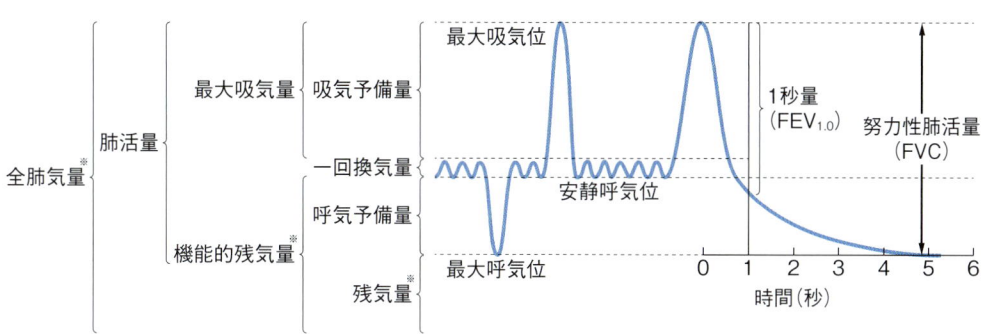

※全肺気量，機能的残気量，残気量はスパイロメトリーでは測定できない．

図1 スパイログラム
$FEV_{1.0}$(forced expiratory volume in one second，1秒量)，FVC(forced vital capacity，努力性肺活量)

表1 日本人の正常予測式

男性	VC(L)	＝0.045×身長(cm)－0.023×年齢－2.258
	FVC(L)	＝0.042×身長(cm)－0.024×年齢－1.785
	$FEV_{1.0}$(L)	＝0.036×身長(cm)－0.028×年齢－1.178
女性	VC(L)	＝0.032×身長(cm)－0.018×年齢－1.178
	FVC(L)	＝0.031×身長(cm)－0.019×年齢－1.105
	$FEV_{1.0}$(L)	＝0.022×身長(cm)－0.022×年齢－0.005

図2 換気障害の分類

また，性別，身長，年齢に基づいて予測肺活量が求められ(表1)，これに対する比率として％VC(％肺活量)を求めることができる．閉塞性肺障害の指標として重要であり，80％未満が異常となる．

c．努力性肺活量(forced vital capacity：FVC)

最大吸気位からできるだけ速く最大呼気をさせて得られる肺気量変化のことである．呼出をできるだけ長く(6秒以上)してもらい記録されるものが，最大努力呼気曲線である．

VCはゆっくり呼出したときに得られるものであり，健常人ではVCとFVCはほぼ同じ値(VC≧FVC)となるが，閉塞性換気障害患者ではFVC測定時の努力呼気では，気道の狭窄や閉塞によりFVCはVCよりも小さくなる．つまり，air-trappingが起こる．

最大吸気位から1秒間の呼出量を1秒量(forced expiratory volume in one second：$FEV_{1.0}$)といい，$FEV_{1.0}$とFVCの比率($FEV_{1.0}$／FVC×100)を1秒率(％$FEV_{1.0}$)という．この％$FEV_{1.0}$は，70％未満を異常として閉塞性換気障害の指標となる．

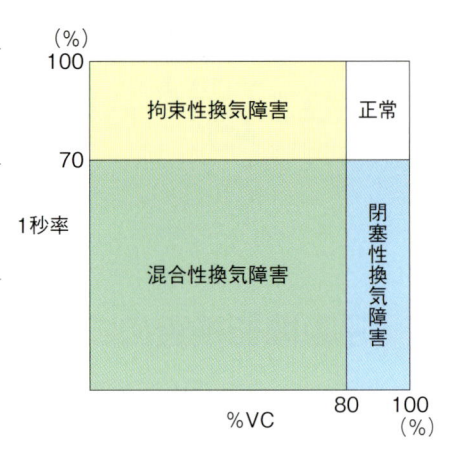

2) 換気障害の分類

換気障害の分類は，％VCを横軸にとり，最大努力呼気曲線から得られる％$FEV_{1.0}$(1秒率)を縦軸にとって，％VCを80％，％$FEV_{1.0}$を70％の値で4つに分類できる(図2)．

閉塞性換気障害であれば，気道抵抗が高くなる気管支喘息などや肺の弾性収縮圧が低下し，気道の虚脱が生じる肺気腫などが考えられる．拘束性換気障害であれば，肺実質の弾性収縮圧が上昇している間質性肺炎などや胸郭が硬くなり弾性収縮圧が上昇する神経・筋疾患などが考えられる．

2. 呼吸機能検査で得られたデータを人工呼吸器離脱,抜管時にどのように活かすか

閉塞性換気障害あるいは拘束性換気障害のある患者は，人工呼吸器離脱の難易度による分類(Ⅰ.概論「3-1．人工呼吸器離脱・ウィーニングの定義」表2)では「離脱困難(difficult)」あるいは「離脱遷延(prolonged)」に該当する場合が多くなるだろう．そのことをふまえて，自発呼吸トライアル(Spontaneous Breathing Trial：SBT)を実施しなくてはならない．もしかすると，段階的に人工呼吸回数やプレッシャーサポート(pressure support：PS)を下げる『weaning』が必要となる可能性もある．

換気は，気道抵抗，肺や胸郭の弾性抵抗力に打ち勝って行う必要があり，その際に生じる呼吸仕事量の増加を正しく評価する必要がある．人工呼吸器からの離脱の過程で生じている呼吸仕事量の増加は，呼吸補助筋の使用に現れるため，アセスメントに有用な指標ではないだろうか．

1）閉塞性換気障害の場合

閉塞性換気障害の患者（％ VCが80％以上かつ％ $FEV_{1.0}$ が70％未満）では，気道狭窄などにより気道抵抗が高いことから呼出障害が出現し，換気障害を呈する．この呼出障害のために呼気努力が生じる．

また，人工呼吸器によるフルサポートの時点から注意しなくてはならないのは，air-trappingである．すなわち，換気補助による過剰な吸気量が患者に取り込まれたが，呼出障害により患者の呼出が終了する前に次の吸気が送り込まれるという状況である．air-trappingの出現により吸気トリガーがかかりにくくなるため，吸気努力も出現する．そのため，呼気が終了して次の吸気が開始されているかや，人工呼吸器のグラフィックモニタや患者の呼吸様式を視診する必要がある．air-trappingが確認された場合は，十分な呼気時間をとれるように，強制換気による呼吸数を減らす〈場合によってはモードをプレッシャーサポート換気（pressure support ventilation：PSV）として自発換気にする〉，吸気時間を減らす，もしくは一回換気量を減らすといった調整が必要になる[1]．

人工呼吸管理中から抜管後までのプロセスにおいて，閉塞性換気障害患者の呼出障害の徴候がみられた場合は，その原因となっている気道狭窄を改善していく必要がある．また，抜管後においては，呼吸仕事量の軽減や呼吸不全の予防を目的として非侵襲的陽圧換気（noninvasive positive pressure ventilation：NPPV）を利用することも有用である[2]．

2）拘束性換気障害の場合

拘束性換気障害の患者（％ VCが80％未満かつ％ $FEV_{1.0}$ が70％以上）では，コンプライアンスの低下から換気障害になる．通常は，一回換気量とプラトー圧を抑えるといった急性呼吸窮迫症候群（acute respiratory distress syndrome：ARDS）患者の人工呼吸管理に準じた管理が行われる[3]．

人工呼吸器からの離脱の過程では，患者の吸気補助を漸減していくこと，あるいは，SBTによって吸気補助を一気に漸減あるいは中止することとなるので，そのために生じた吸気努力を評価していく必要がある．また，抜管後において喀出障害によって喀痰を排泄できるかどうかを離脱の過程から評価していく必要がある．

引用文献
1) Reddy RM et al：Review of ventilatory techniques to optimize mechanical ventilation in acute exacerbation of chronic obstructive pulmonary disease. Int J Chron Obstruct Pulmon Dis 2(4)：441-452, 2007
2) 日本呼吸器学会NPPVガイドライン作成委員会：NPPV（非侵襲的陽圧換気療法）ガイドライン，改訂第2版，南江堂，2015
3) Papiris SA et al：Clinical review：idiopathic pulmonary fibrosis acute exacerbations--unravelling Ariadne's thread. Crit Care 14(6)：246, 2010

参考文献
1) West JB：ウエスト 呼吸生理学入門：正常肺編（桑平一郎ほか訳），メディカル・サイエンス・インターナショナル，2009
2) 3学会（日本胸部外科学会，日本呼吸器学会，日本麻酔科学会）合同呼吸療法認定士認定委員会編：新呼吸療法テキスト，アトムス，2012

II 各論①
2章 全身状態のアセスメント
7 呼吸・循環モニタリング

　人工呼吸療法中の患者は，自然呼吸とくらべると特殊な呼吸環境下にある．その環境は呼吸のみならず，循環をはじめとした全身にも影響を与えている．したがって，患者アセスメントの精度を高めるためには，呼吸モニタリングに加えて循環モニタリングからのデータもあわせてアセスメントを行うことが必要である．
　本稿では，人工呼吸器から離脱する過程にある患者のアセスメントを呼吸・循環モニタリングの視点から解説する．

1. 呼吸に関するモニタリング

1) パルスオキシメータ
　パルスオキシメータは，経皮的に動脈血酸素飽和度（percutaneous oxygen saturation：SpO_2）を連続的に測定することができる機器である．SpO_2を測定することで低酸素血症を早期に発見し，組織における低酸素症を予防することが可能となる．
　酸素飽和度（oxygen saturation：SO_2）と酸素分圧（partial pressure of oxygen：PO_2）には相関関係があり，関係性をグラフ化したものに酸素解離曲線がある（II．各論①「2-4．酸素化の指標」図2参照）．SO_2が90％のときにPO_2は60 mmHgを示しているが，SO_2が90％を下回ると曲線が急激に下降する．これは，細胞組織の酸素供給量が低下していることを示しており，低酸素血症の基準となる．

2) カプノメータ
　カプノメータとは，呼気ガスに含まれた二酸化炭素濃度を連続的かつ非侵襲的に測定することができる機器である．カプノメータで測定される情報には，終末呼気二酸化炭素分圧（end tidal carbon dioxide：$EtCO_2$）があり，$EtCO_2$の値を数値で表示したものをカプノメトリという．また，換気の全過程の二酸化炭素分圧を，経時的に波形で示したものをカプノグラムという．
　$EtCO_2$は，呼吸だけでなく循環や代謝などさまざまな影響によっても変化する．$EtCO_2$をモニタリングすることによって，さまざまな異常について早期に発見することができる．
　$EtCO_2$は呼気終末時の二酸化炭素分圧で，動脈血二酸化炭素分圧（arterial carbon dioxide tension：$PaCO_2$）と同じではない．しかし，二酸化炭素は拡散能力が高いために，心肺機能に問題がなければ両者の値はほぼ等しくなる（肺胞死腔の影響で$EtCO_2$は$PaCO_2$より2～5 mmHg低い）．しかし，患者の病態や人工呼吸器などの異常によって，$PaCO_2$と肺胞気二酸化炭素分圧（partial pressure of alveolar carbon dioxide：P_ACO_2）の差である肺胞気動脈血二酸化炭素分圧較差（partial pressure difference of alveolar-arterial carbon dioxide：$A\text{-}aDCO_2$）は拡大する．シャント様血流の場合は，$A\text{-}aDCO_2$は若干拡大する程度であるが，死腔様換気の場合は，$EtCO_2$の低下によって$A\text{-}aDCO_2$は著しく拡大する（**図1**）．

正常な換気と血流／シャント様／死腔様

$a\text{-}ADCO_2 = P_aO_2 - P_AO_2$

A-aDCO₂=0mmHgとした場合 A-aDCO₂=3mmHgとした場合 A-aDCO₂=20mmHgとした場合

Bの血流は阻害されていないが、換気が行われていない．

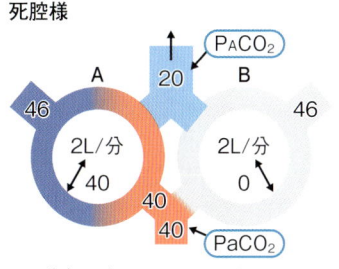

Bの換気は行われているが、血流が阻害されている．

図1 A-aDCO₂

カプノメータは，二酸化炭素分圧の測定によって換気の指標だけでなく，人工呼吸管理中のトラブルを早期に発見できる重要なモニタリングである．2001年に厚生労働省から通知された「生命維持装置である人工呼吸器に関する医療事故防止対策について」では，安全対策として前述のパルスオキシメータとともに生体情報のモニタとして使用することが通達されている[1]．

2. 循環に関するモニタリング

1) 循環モニタリングの必要性

肺胞で酸素化された血液は，臓器機能の維持のために全身の各臓器へ運ばれる．各臓器への酸素供給を維持するためには，循環の役割が十分に果たせていることが重要である．そのため，呼吸と循環の関連性は大きく，呼吸状態が不安定な状態では循環動態も不安定になりやすい．また，人工呼吸そのものが循環器系にも影響を及ぼす．陽圧換気による胸腔内圧や気道内圧の上昇が，静脈還流を低下させる．静脈還流量の減少は，心拍出量の減少へとつながっていく．

循環の指標として最も重要なことは，心拍出量を保つことができることである．心拍出量の減少は，組織への酸素供給量の減少につながる．心拍出量は通常モニタリングできず，さまざまな因子によって変動する．しかし，肺動脈カテーテル（スワンガンツカテーテル）の挿入や，動脈ラインでも動脈圧心拍出量測定装置によって，測定が可能である．循環の変化が，呼吸にどのように関連しているかをアセスメントできるよう，モニタリングしていく必要がある．

2) バイタルサインと呼吸との関連

a．心拍数の変動

心拍数は，さまざまな要因によって変化する．心機能の低下などによって心拍出量を十分に保つことができない場合は，心拍数を増加させて心拍出量を補う．そのため，心拍数が増加している場合は，循環動態が不安定になっている可能性がある．また，交感神経系の活動やストレスホルモンの分泌によっても心拍数は増加する．

呼吸についても，呼吸状態が不安定になると心拍数の増加が起こる．肺胞での酸素化が不十分であれば，各臓器への酸素供給を行うために多くの血液を必要とする．そのため，心拍数を増加させることで必要な酸素が供給できるようにするのである．また，呼吸困難を呈している状況では多くの酸素を取り込むために，呼吸数の増加や呼吸補助筋の使用が起こる．その際に，交感神経系の活動やスト

レスホルモンの分泌が心拍数を増加させる．
　よって，人工呼吸器からの離脱過程において心拍数の増加がみられる場合は，呼吸状態が安定していない可能性があることも念頭において観察していく必要がある．

b．血圧の変動

　血圧は，循環動態の評価において重要な役割を果たす．血圧低下が起こると，酸素や栄養素が各臓器に十分に供給されなくなり，臓器の機能低下を引き起こす．
　呼吸については，呼吸状態が不安定になると心拍数と同様に交感神経系の活動やストレスホルモンの分泌により，血圧の上昇がみられる．呼吸困難によって，必要な酸素を各臓器へ供給することができなくなれば，循環機能を増加させて酸素供給を補おうとするのである．
　しかし，血圧が上昇したときに血流量が必ず増加しているかというとそうではない．血圧は，心拍出量および末梢血管抵抗という2つの因子によって変動する．呼吸困難の状態では末梢血管を収縮させて，必要な酸素は重要臓器に優先的に送るようにするという反応のほうが大きい．そのため，末梢組織での冷感やチアノーゼといった症状がみられるようになる．しかも，交感神経系の活動が亢進している状態では，各組織における酸素消費も増大している．そのため，酸素の需要と供給のバランスが崩れて，さらなる呼吸困難を助長させる可能性もある．
　人工呼吸管理中の血圧低下についても，注意が必要である．緊張性気胸は，静脈還流の障害による心拍出量の減少によって血圧低下を引き起こす．また，呼吸困難に伴うストレスは心筋の酸素需要を増加させる．そのため，虚血性心疾患を引き起こし，心電図変化とともに血圧低下を引き起こす可能性もある．
　よって，人工呼吸器からの離脱過程で血圧の変動が大きいときは注意が必要である．

c．水分出納と呼吸との関連

　患者の尿量や水分出納を把握することは，呼吸・循環の評価において大変重要である．人工呼吸管理を受けている患者は，疾患や治療など生体への侵襲が大きく，このような患者の循環動態は血管透過性の亢進によって血管外へ水分が移動する．肺についても，炎症細胞誘導による肺胞上皮透過性亢進により肺胞内への滲出液貯留が起こる．そのため，循環血液量は減少していることが多く，腎血流によって尿量の減少も起こる．水分出納がプラスに傾いていても，循環血液量の減少が起こっているために必要な酸素供給は十分に行えていない可能性がある．
　そのため，循環機能の維持のためには輸液などによって循環血液量を保持することが必要となる．しかし，過度な輸液は間質への水分の移動を助長させてしまい，呼吸状態を悪化させる要因となるので注意が必要である．
　refilling期に入ると血管外に移動していた水分が，血管内に戻ってくるために循環血液量は増加する．そして，循環血液量の増加によって尿量も増加する．この時期になると，水分出納はマイナスに傾いても循環血液量は十分に保たれているために，循環動態を悪化させない程度に適切な利尿を図る必要がある．もし，この時期に十分な尿量の増加がみられない場合は，肺うっ血や肺水腫をきたして呼吸状態の悪化をまねくことがある．
　人工呼吸器からの離脱にあたっては，侵襲によって起こる生体への影響を考えながら，重篤な体液の過剰がなく，かつ循環動態が適切に保たれている時期であるかをアセスメントしながら進めていく必要がある．

引用文献
1) 厚生労働省医薬局長通知：生命維持装置である人工呼吸器に関する医療事故防止対策について．医薬発第248号，平成13年3月27日

参考文献
1) 大槻勝明：モニタリング　SpO₂(パルスオキシメータ)．人工呼吸管理実践ガイド(道又元裕ほか編)，p155-159，照林社，2009
2) 日比野聡：SpO₂モニタリング．重症集中ケア10(1)：57-67，2011
3) 大槻勝明：モニタリング　ETCO₂(カプノメータ)．人工呼吸管理実践ガイド(道又元裕ほか編)，p160-165，照林社，2009
4) 瀬名波栄克：カプノメーター―気管内挿管時の安全確保のためにカプノグラフを読みこなす．重症集中ケア6(4)：73-80，2007
5) FCCS運営委員会監修：FCCSプロバイダーマニュアル，第2版，メディカル・サイエンス・インターナショナル，2013
6) 土肥静之：循環器系(開心術後も含む)輸液療法．重症集中ケア8(4)：31-34，2009
7) 坂井建雄ほか：血液の循環とその調節．系統看護学講座・解剖生理学．第8版，p157-215，医学書院，2009
8) 佐伯由香：循環系．新・看護生理学テキスト(深井喜代子ほか編著)，p177-218，南江堂，2008

Ⅱ 各論①
2章 全身状態のアセスメント

8 グラフィックモニタを利用したアセスメント

　急性期の人工呼吸管理に使用される人工呼吸器は，グラフィックモニタを装備していることが多い．グラフィックモニタに表示される波形は，患者の呼吸状態をアセスメントするために用いることができる．波形は，患者の吸気と呼気がどのように行われているのかを示しており，患者が自ら表現できない人工呼吸器との不同調を発見することができる．

　人工呼吸器との不同調をできるかぎり最小限にすることは，人工呼吸管理に関連した患者のストレスを最小限にすることにつながる．そのため，人工呼吸器の設定は患者の状態に合わせて調節することが求められ，人工呼吸器の設定に患者の呼吸を合わせるものではない．

　本稿では，人工呼吸器からの離脱へ向けて人工呼吸器の設定を変更していく過程で，患者にとってストレスにつながる波形（患者の呼吸と人工呼吸器の設定がマッチしていないと考えられる波形）と，その対応法について解説する．また，あわせて自発呼吸トライアル（Spontaneous Breathing Trial：SBT）中に注目したいポイントについても解説する．

1. 異常な波形

1）換気量—時間波形の異常（図1）

　換気量—時間波形に注意を必要とする波形が発見された場合は，人工呼吸器と患者のあいだにリークが生じていることを意味している．リークが生じると，患者の換気状況の評価に影響を与える場合がある．

　またリークしている場所によっては，設定どおりに換気が行われていない場合がある．人工呼吸器回路および接続部，カフ圧，人工気道の状態（破損の有無）を確認し，リークが生じていないかを確認

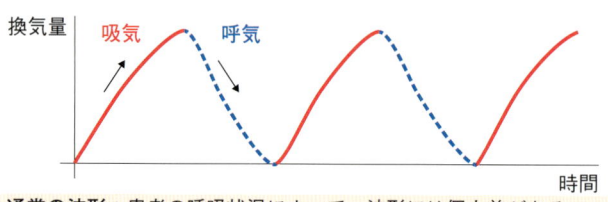

- 縦軸は換気量の目盛
- 横軸は時間の目盛
- 換気量0から波形が始まり，吸気終了まで上昇波形
- 吸気終了点から時間軸へ向けて下降する波形が呼気

通常の波形：患者の呼吸状況によって，波形には個人差がある

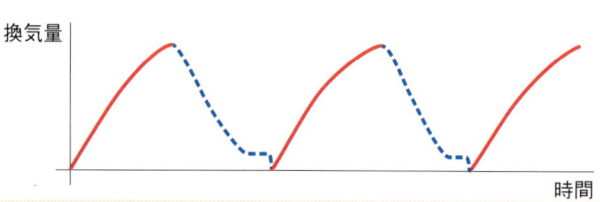

注意したい波形：呼気の波形が0mLの線まで戻らず，次の吸気が始まる

図1 換気量—時間波形

する必要がある．

　気胸のために胸腔ドレーンが挿入されている患者で，ドレナージバッグ内にエアリークが生じていると，この波形が表示されることがある．この場合，ドレナージバッグのエアリークによるものか，新たに発生したほかのリークかをアセスメントする必要がある．

　波形の変化をいち早く発見するためには，前回の観察時にどのような波形と呼吸パターンであったかを覚えておく必要がある．

　人工呼吸回路の破損が明らかな場合は，できるかぎり早急に新しい人工呼吸回路に交換し，交換時は徒手換気を行う．そのため，人工呼吸器を使用している患者のベッドサイドには，必ず徒手換気器具を用意しておく必要がある．設定されている呼気終末陽圧（positive end-expiratory pressure：PEEP）の値が高ければ高いほど，リークによる患者の酸素化への影響が大きいため，人工呼吸器回路を新しい回路に変更するときには，医師の同席も必要になる場合がある（各施設の背景によって異なる）．

2）気道内圧─時間波形の異常（図2）

　気道内圧波形では，患者の吸気と人工呼吸器の吸気設定に不同調が生じていないかを確認することができる．

a．圧規定換気（PCV）での設定の場合

　圧規定換気（pressure controlled ventilation：PCV）を使用している場合，吸気設定は吸気圧，吸気時間によって調整されている．吸気圧と吸気時間は，間接的に一回換気量を定めていることになる．患者自身の吸気が優位にある場合，患者自身で吸気時間を決めて呼気へ転じるのが通常である．吸気時間の設定が患者の状態に合っていない場合は，患者が呼気を行いたいタイミングで呼気を行いにくいという状況となる．PCVの場合，吸気時間と気道内圧が設定されているため，吸気時間の設定よりも早いタイミングで呼気を行うと，**図2のPCV**のような吸気の最後に圧がはね上がる波形となる．

　このように，吸気時間のタイミングが合っていない場合には，患者は努力呼気を行っていることが多く，呼吸補助筋である腹筋群を使った呼気が生じている．患者の吸気時間の適正を判断するためには，次に説明する吸気流量─時間波形を観察する必要があるため，次の項目でどのように対応するかを述べる．

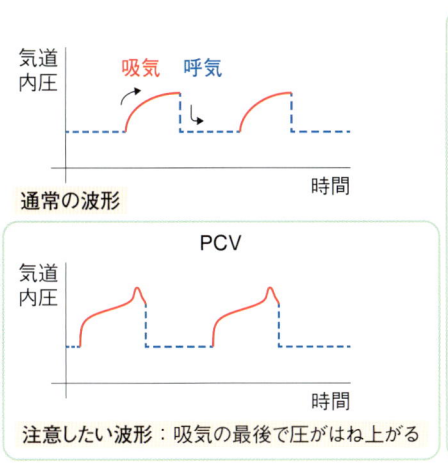

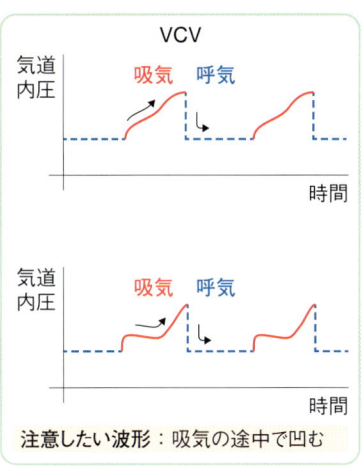

図2 気道内圧─時間波形

b．量規定換気（VCV）での設定の場合

　量規定換気（volume controlled ventilation：VCV）を使用している場合，吸気設定は一回換気量，吸気流量，フローウェーブフォームで調整されている（人工呼吸器の種類によっては，吸気流量ではなく吸気時間で調整されている場合もある）．患者自身の吸気が優位にある場合，患者は自ら吸いたい量と吸いたい速度を決められるため，設定されている一回換気量や吸気流量が患者の求めるものよりも少ない場合には，吸気気道内圧波形がスムーズに上昇せず，波形の途中で図2のVCVのような陰圧（凹み）が生じる．

　設定がPCVでもVCVでも，息が吸いたいように吸えない状況を想像すると，患者がどのくらいストレスを感じるかを理解することができるだろう．

　吸気波形の途中で陰圧が生じる場合には，患者自身の吸気力が人工呼吸器の設定より上回っているため，呼吸パターンの観察でも吸気呼吸補助筋の使用を観察することができる．この場合，吸気流量を患者の吸気に見合った（吸気努力が軽減する）ように調整する必要がある．吸気流量の調整によっても，吸気努力が改善せず，波形に凹みが生じている場合は，一回換気量の設定が影響している場合がある．その場合は，変更できる範囲で一回換気量を調整する必要がある．一回換気量の調整では肺胞換気量の変化を伴い，二酸化炭素の排出に影響するため，その影響の程度を予測して調整する．

　PCVの設定で説明した，スパイク波形がVCVのときに確認された場合には，一回換気量の設定が多い可能性がある．VCVの設定で，気道内圧─時間波形でスパイク波形があった場合には，人工呼吸器誘発肺傷害（ventilator-induces lung injuries：VILI）を生じないように換気量の調整を行う必要がある．

3）流量─時間波形（図3）

　流量波形では，吸気波形と呼気波形に分けて説明する．

a．吸気波形（図4）

　PCV設定において，吸気流量波形は患者の吸気時間を決定するために重要な情報となる．

　吸気流量波形の最後が流量0に戻る前に呼気に移っている場合は，患者の吸気時間より設定が短い可能性があり，一回換気量に影響を及ぼしている場合がある．逆に，吸気流量波形の最後が流量0まで戻ったあとに一定時間呼気に移らない場合は，設定している吸気時間が患者にとって長い可能性がある．できるかぎり違和感なく患者の吸気に合わせるためには，吸気流量波形の最後が流量0に戻るタイミングを吸気時間の設定とするのが一般的である．

b．呼気波形（図5）

　呼気流量波形は，設定にかかわらず患者の呼気がどのように行われているかを示しており，図5（上

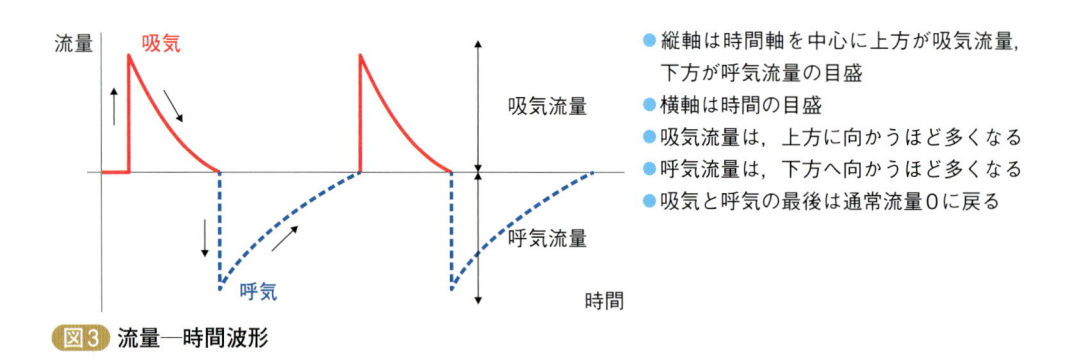

図3 流量─時間波形

- 縦軸は時間軸を中心に上方が吸気流量，下方が呼気流量の目盛
- 横軸は時間の目盛
- 吸気流量は，上方に向かうほど多くなる
- 呼気流量は，下方へ向かうほど多くなる
- 吸気と呼気の最後は通常流量0に戻る

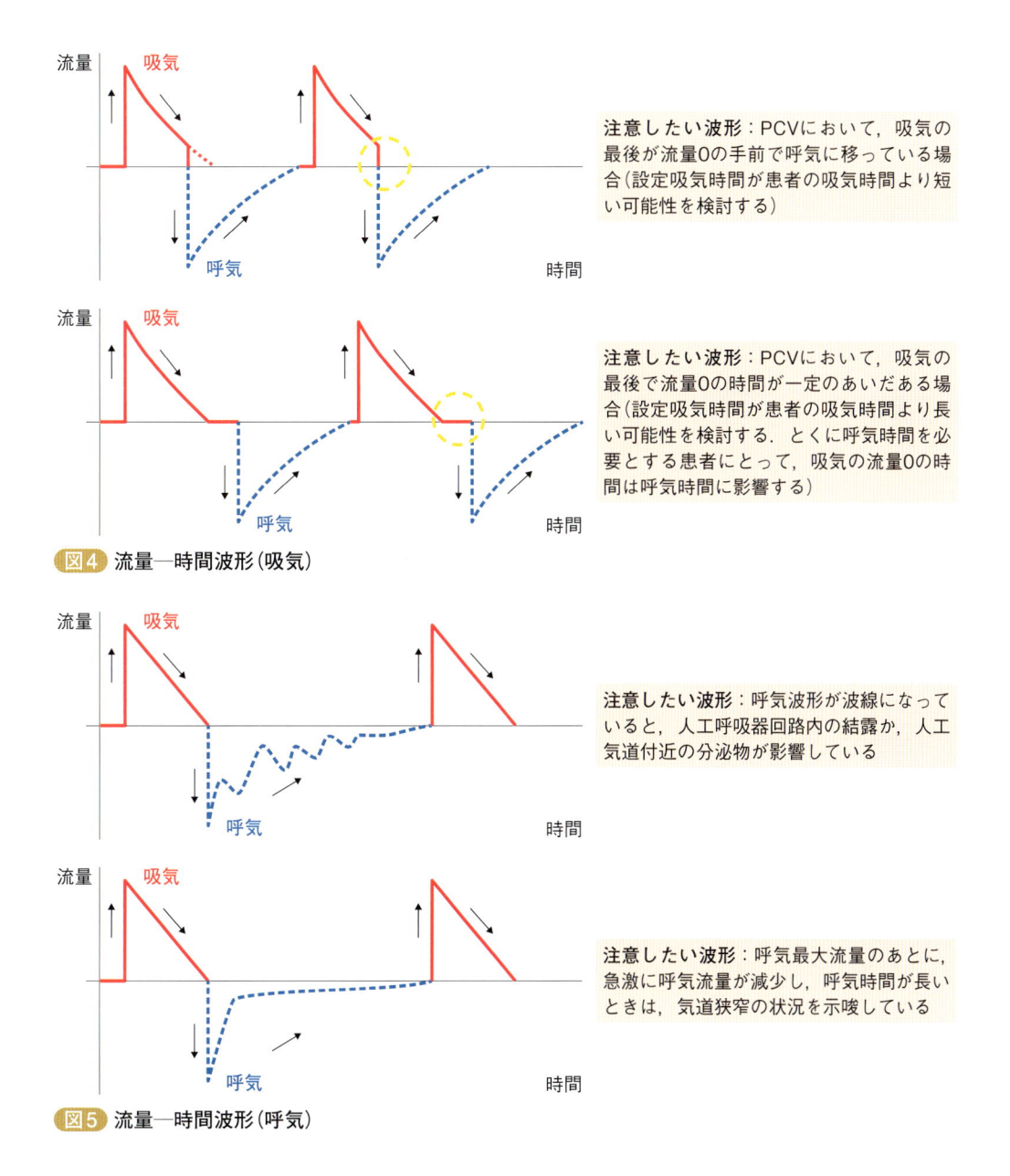

注意したい波形：PCVにおいて，吸気の最後が流量0の手前で呼気に移っている場合（設定吸気時間が患者の吸気時間より短い可能性を検討する）

注意したい波形：PCVにおいて，吸気の最後で流量0の時間が一定のあいだある場合（設定吸気時間が患者の吸気時間より長い可能性を検討する．とくに呼気時間を必要とする患者にとって，吸気の流量0の時間は呼気時間に影響する）

図4 流量—時間波形（吸気）

注意したい波形：呼気波形が波線になっていると，人工呼吸器回路内の結露か，人工気道付近の分泌物が影響している

注意したい波形：呼気最大流量のあとに，急激に呼気流量が減少し，呼気時間が長いときは，気道狭窄の状況を示唆している

図5 流量—時間波形（呼気）

段）に示したように，波線やギザギザした線が描かれた場合には，人工呼吸器回路内の結露の存在か人工気道付近の分泌物の存在を示唆している．結露を取り除いてもまだその波形が存在する場合には，分泌物の可能性が高い．

次に，最大呼気流量のあとに呼気流量が急速に低下する場合（**図5**，下段）は，気道狭窄によって呼気が吐きにくい状況を示唆している．この時，呼吸音を確認すると，呼気延長やウィーズ（wheeze）が確認されることが多い．また，努力呼気を行っている場合は，呼吸補助筋の腹筋群を使用していることが多いため，呼吸補助筋の確認も呼吸の変化をとらえるために必要である．

auto-PEEPを生じるような呼吸器疾患の患者の人工呼吸器管理には，ミストリガーが生じていないかを確認する必要がある（**図6**）．auto-PEEPとは，簡単に表現すると「呼気を最後まで吐ききれず，少しずつガスが肺に残ってしまい，通常の機能的残気量（functional residual capacity：FRC）のレ

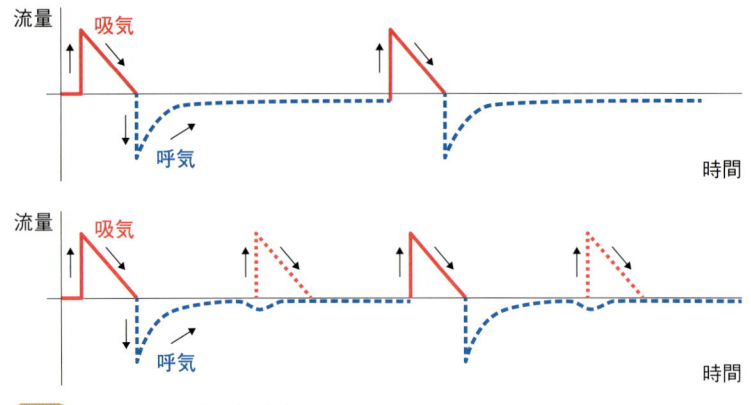

注意したい波形：呼気波形の最後が流量0に戻る手前で次の吸気が始まっている．呼気を吐ききる前に次の吸気が起こるため，auto-PEEPを示唆する

注意したい波形：呼気波形の途中の凹み．患者が吸気努力を行っているにもかかわらず，auto-PEEPのためにミストリガーとなっている可能性を示唆する

図6 流量—時間波形（呼気）でのauto-PEEP

ベルよりも残気量が上昇し，この影響で肺の中の圧が上昇すること」である．

　通常，患者のわずかな吸気努力を感知して設定の換気補助が行われるように感度が設定されていることが一般的（どのような数値の設定にしているかは各施設で異なっている）である．ミストリガーとは，auto-PEEPの影響によって，患者の吸気開始を感知しにくくなっている状態である．実際にミストリガーが起こると，患者の吸気開始を人工呼吸器が感知せず，換気補助が行われない吸気（換気量に反映されない吸気）となる（**図6**）．また，ミストリガーによって見逃された呼吸は，呼吸回数に含まれないため，モニタ上の呼吸回数にも含まれていない．

　よって，ミストリガーが起こっていた場合は，モニタ上の呼吸回数と分時換気量は，実際の換気評価として信用することができない．auto-PEEPが生じるような疾患をもっている患者の人工呼吸管理では，auto-PEEPやミストリガーが生じる可能性を考慮して観察する必要がある．

　auto-PEEPが生じている場合は，その原因となっている気道狭窄への対応（①呼気時間が長くなるよう呼吸回数の調整，②吸気時間の短縮，③気管支拡張薬の使用など）が行われる．呼気時間の調整を行っても，auto-PEEPが改善せず，ミストリガーが起こるような場合では，auto-PEEPの程度に応じて人工呼吸器のPEEP設定を上昇させることが一般的な対応である．

2. SBT中に注目したいポイント

　SBT中は，グラフィック波形をみる前に，まず患者の呼吸状態をしっかり観察することが大切である．SBT中は，持続性気道陽圧（continuous positive airway pressure：CPAP）もしくはCPAP＋TC（tube compensation），CPAP＋PS（pressure support）で評価が行われていることが多いととらえられる．人工呼吸器を使用せず（Tピース）にSBTを行う場合は，人工呼吸器に表示される数字やグラフィックの評価材料を得られない．

　SBT中の設定がCPAP（＋TC含む）だった場合，気道内圧—時間波形において，吸気は陰圧，呼気は陽圧で表されるが，その圧変化はごくわずかである（**図7**）．流量—時間波形においては，吸気流量はサインカーブ（ラウンド）波形で表される（**図8**）．CPAP＋PSの設定の場合には，気道内圧—時間波形はPSの圧分だけ上向きの波形が描かれる．流量—時間波形においては，漸減波で描かれる．

　SBTは通常30分から2時間程度（この時間内でのトライアル時間は，人工呼吸管理期間の長さや患者の状態によって異なる）で行われるのがほとんどである．SBTをクリアするクライテリアが定めら

図7 自発呼吸の気道内圧―時間波形

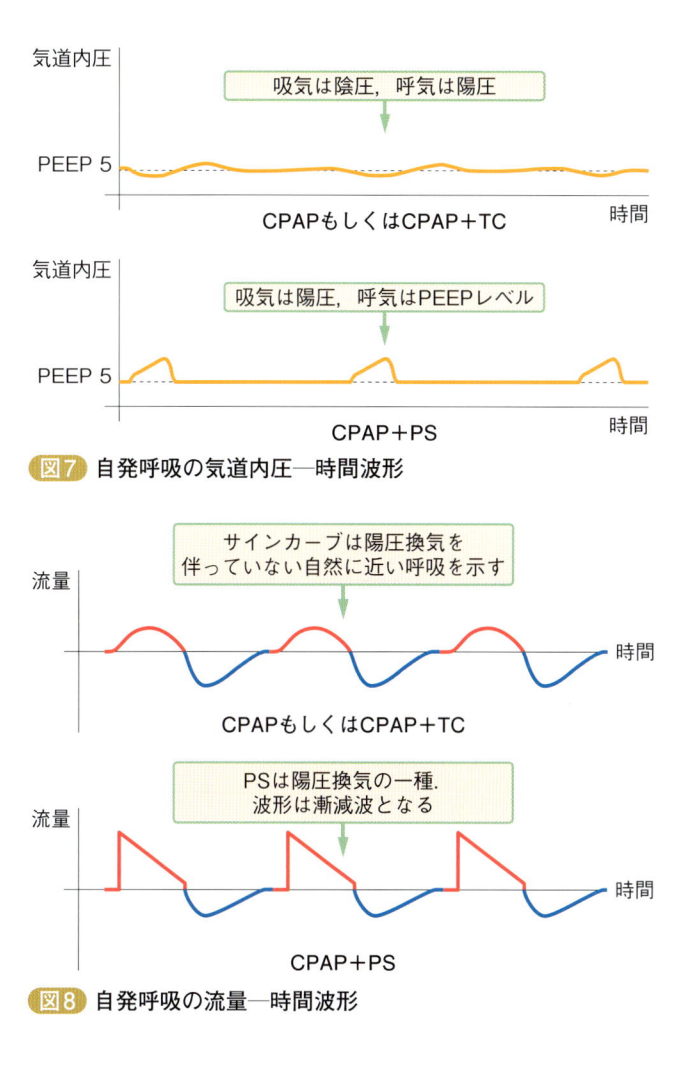

図8 自発呼吸の流量―時間波形

　れているため，この間のグラフィックモニタで評価の手助けになる波形は，流量の速さと呼吸数の変化だろう．

　通常，呼吸数が増えると吸気時間や呼気時間に影響し，それに伴って吸気流量は増加する．クライテリアを逸脱するような呼吸パターンになっているとき，多くの場合，患者は吸気補助筋を使用している．そのため，グラフィックモニタをみるより，患者の呼吸筋の状況を観察することのほうが有効である．

　SBT中でグラフィックモニタが有効となるのは，呼吸数が増加した場合に，呼気波形でauto-PEEPが発生しているかどうかを判断する際である．

＊

　グラフィック波形にはこれまで説明した「換気量―時間波形」「気道内圧―時間波形」「流量―時間波形」のほかに，「気道内圧―換気量ループ」「流量―換気量ループ」がある．この2つのループから得られる情報はこれまでに記載した3つの波形に含まれているため，本稿では取り扱わないこととした．

参考文献
1）田中竜馬：人工呼吸に活かす！　呼吸生理がわかる，好きになる．羊土社，2013
2）道又元裕ほか編：人工呼吸管理実践ガイド．照林社，2009
3）Dean Hess et al：Essentials of Mechanical Ventilation, Third Edition, McGraw-Hill Medical, 2014

II 各論①

3章 安全管理

1 感染予防
（スタンダードプリコーション）

1. 人工呼吸管理に携わる医療従事者のスタンダードプリコーションと手指衛生

　人工呼吸器の吸引では，閉鎖式吸引カテーテルが導入されていることが多い．しかし，吸引において，患者から産生される喀痰や唾液などの分泌物にまったく触れないことは難しい．スタンダードプリコーションの原則から考えて，閉鎖式吸引カテーテルを用いた吸引においても手袋やガウンの装着は必須であり，開放式吸引を行う場合はマスクだけでなく，アイシールドまたはゴーグル，キャップの着用も必要となる[1]．

　メチシリン耐性黄色ブドウ球菌（Methicillin-resistant *Staphylococcus aureus*：MRSA）などの多剤耐性菌を鼻腔に保菌している患者の場合，人工呼吸器関連肺炎（ventilator-associated pneumonia：VAP）のリスク因子となっているという報告があることから[2]，吸引などのケアにより患者周囲の環境を汚染し，医療従事者が媒介となって肺炎のリスクを助長していると考えられる．人工呼吸器を装着している患者のケアに携わる医療従事者は，スタンダードプリコーションと手指衛生を遵守する必要がある．

　世界保健機関（World Health Organization：WHO）の手指衛生ガイドラインに準じた手指衛生のプログラムを推進した病院では，手指衛生の遵守率向上とともにVAPの発生も大幅に減少したとの報告がある[3]．医療従事者は，吸引や体位変換などのケア後は必ず手指衛生を行ったあとに人工呼吸器を管理するように心がけていく必要がある（**表1**）[1)4)]．

表1 人工呼吸管理に携わる医療従事者の手指衛生のポイント

1.	すべての医療従事者は，以下の場合に手指衛生を行う ●患者診療区域に入る前 ●患者に接触する前 ●患者の体液・分泌物に触れたあと ●患者から離れたあと ●患者診療区域から出たあと
2.	人工呼吸器回路の接触前後にも手指衛生を行う
3.	目に見える汚れがない場合は，速乾式アルコール製剤による手指消毒を行う
4.	目に見える汚れがある場合は，流水と石けんを用いた手洗いを行う
5.	患者のベッドサイドの利用しやすい位置に，手指消毒薬を配備する

Siegel JD et al：2007 Guideline for Isolation Precautions：Preventing Transmission of Infectious Agents in Health Care Settings. Am J Infect Control 35（10 Suppl 2）：S65-S164, 2007および日本集中治療医学会ICU機能評価委員会：人工呼吸関連肺炎予防バンドル2010改訂版．http://www.jsicm.org/pdf/2010VAP.pdfを参考に作成

2. 人工呼吸器回路の微生物汚染と感染管理

1）適切な人工呼吸器回路の交換

　人工呼吸器回路における細菌の検出率は，24時間を超えると非常に高くなる．これらの細菌は患者の喀痰から検出された細菌と同種であることから，口腔咽頭の常在細菌叢が人工呼吸器回路の微生物汚染に関連していることが明らかである．

　しかし，人工呼吸器回路を48時間ごと，または24時間ごとに交換しても感染率には差がないため，24時間ごとの頻繁な呼吸器回路の交換によってVAP発症のリスクが高まる可能性があることが報告されている[5]．そのため，呼吸器回路の48時間以内の定期的な交換は避けることが望ましい．

　一方で，呼吸器回路に肉眼的汚染があれば，ただちに交換することが推奨されている[6]．要するに，人工呼吸器回路は，回路自体の機能障害や肉眼的な汚染がない場合は交換する必要はないが，どの程度の期間で交換する必要がないかまでの推奨はない．人工呼吸器回路内の結露の対応について後述しているが，結露を取り除くために回路を開放することは回路内の細菌汚染につながるので，最小限にすべきである．

2）人工呼吸器回路の滅菌と消毒

　人工呼吸管理では，人工呼吸器回路を通過する空気や加温水などの飛沫が呼吸器の粘膜に触れるため，スポルディングの分類ではセミクリティカルに分類される（表2）[7]．

　人工呼吸器回路には，単回使用機材（single use devices：SUDs）と再利用が可能なものがある．再利用が可能な回路は，使用後に滅菌処理が必要となる．耐熱性の回路であれば高圧蒸気滅菌（オートクレーブ），非耐熱性の回路であれば低温滅菌器（酸化エチレンガス（ethylene oxide gas：EOG）滅菌）が適している．呼吸器回路の種類によっては滅菌が困難な場合があり，代替法として高水準消毒を行うこともある．

　呼吸器回路を消毒したあとのすすぎには，滅菌水を用いることが望ましいとされている．滅菌水ですすぐことが現実的に不可能である場合は，フィルター処理された水または水道水ですすぎ，その後にアルコールでリンスして強制乾燥する[8]．

3. 人工呼吸器回路内の結露の問題と感染管理

　人工呼吸器回路内の結露には，患者自身の口腔咽頭の常在菌が含まれている[5]．体位変換や吸引などのケアの際に，蛇管が動くことで結露が気管支へ流入し，肺炎のリスクを高める可能性があるため，体位変換前や吸引前に結露を無菌的な手技で取り除くことが必要である．

　結露の発生を軽減するために，人工鼻（heat and moisture exchanger：HME）を使用することがある．HMEにより人工呼吸器内の微生物汚染が減少したとする報告はあるが[9]，それにより人工呼吸器関連感染が減少することを示した報告は未だない[12]．HMEの交換頻度については，24時間ごとに交換しなくてもVAPの発生率は上昇しないとされ，最長1週間ごとに交換すれば，回路内の微生物発生頻度の上昇や合併症の増加もないと報告されている[10]．しかし，喀痰など分泌物によるフィルターの目詰りなどが起こることもあるため，24時間ごとの交換が推奨されている．

表2 医療器具におけるスポルディングの分類

分類	定義	処理	処理の対象
クリティカル	経皮膚，粘膜に挿入あるいは生体の無菌域に侵入する器材	洗浄後すべての器材を滅菌処理する 滅菌処理法 ● 高圧蒸気滅菌（オートクレーブ） ● EOG滅菌 ● 過酸化水素低温ガスプラズマ滅菌 ● 過酸化水素ガス低温滅菌 ● 化学的滅菌（過酢酸10分，グルタラール3〜6時間）	※人工呼吸器関連器材はクリティカルに分類されていない 例）注射器，穿刺，縫合などの観血的な処置に使用される器具
セミクリティカル	粘膜や損傷皮膚と接する器材	洗浄後に高水準消毒，器材によっては中水準消毒を行う 高水準消毒法 ● 過酢酸（5分） ● フタラール（5分以上） ● グルタラール（30分〜1時間） ● ウォッシャーディスインフェクターを用いた熱水消毒（80℃，10分）	● 人工呼吸器回路 ● ネブライザー ● バッグバルブマスク
		中水準消毒法 ● 次亜塩素酸ナトリウム ● アルコール	● 咽頭鏡ブレード ● バイトブロック
ノンクリティカル	粘膜とは接触せず無傷の皮膚と接触する，あるいは皮膚とまったく接触しない器材	加熱洗浄処理する．または必要に応じて洗浄後に低水準消毒を行う 低水準消毒法 ● 両性界面活性剤 ● ベンザルコニウム塩化物 ● クロルヘキシジングルコン酸塩	● 人工呼吸器の表面（設定やアラームボタン） ● 吸引瓶 ● 酸素マスク

EOG（ethylene oxide gas，酸化エチレンガス）
William A et al：Guideline for Disinfection and Sterilization in Healthcare Facilities, 2008 http://www.cdc.gov/hicpac/pdf/guidelines/Disinfection_Nov_2008.pdfを参考に作成

4. 人工呼吸器装着患者での吸引の問題と感染管理

　人工呼吸器装着患者での気管吸引には，閉鎖式吸引システムが一般的に普及している．閉鎖式吸引システムを使用しても，人工呼吸器関連感染の発生率，死亡率，ICU滞在期間に差はないと報告されているが[11]，開放式吸引にくらべ吸引カテーテルへの病原体の付着や気管チューブからエアロゾルによる病原体の曝露といった問題を回避することができる．とくに吸引カテーテルを単回使用できない施設では，吸引による病原微生物の曝露を防ぐために閉鎖式吸引システムを使用すべきである．

5. 人工呼吸器を取り巻く環境の感染管理

　人工呼吸器装着患者の上気道に保菌した緑膿菌は，ほかの患者または環境表面からの外因性であったという報告がある[12]．また，多剤耐性アシネトバクターが人工呼吸器装着患者やその周辺環境より検出されたとの報告がある[13]．緑膿菌やアシネトバクターは環境由来の病原微生物なので，環境に存在した病原微生物を医療者が患者に運んでしまったことになる．医療者が高頻度に接触する人工呼吸

器とその周辺環境が病原微生物で汚染されていると，患者の上気道に保菌し，それが肺炎の起炎菌となることがこれらの報告で明らかになっている．人工呼吸器装着患者の上気道に保菌してしまうと，除菌は難しい．人工呼吸器のパネル，人工呼吸器回路またはそれを支える部分，閉鎖式吸引システムなどは，医療者が高頻度に接触する環境と考えて，消毒を用いた清掃が必要である．

　加えて，人工呼吸器とその周辺環境に接触する前と接触した後の手指衛生が最も重要である．人工呼吸器装着患者の吸引では，人工呼吸器のパネルでアラーム解除などの操作をして吸引を行い，その後体位変換を行う，と連続してケアを行うことが予測される．この連続したケアの合間に手指衛生を効果的に行うには，手指消毒薬を携帯するか人工呼吸器の側に設置するといった工夫が必要である．

　多剤耐性アシネトバクターや緑膿菌などの環境由来の微生物は，医療環境に長い期間存在するので，手指衛生に加えて個人防護具（personal protective equipment：PPE）を適正に使用し，使用後は破棄して環境を汚染させないようにすることが重要である[14]．とくに，PPEを脱ぐときに医療者が病原微生物に曝露されないようにする技術が必要である（**表3**）．

引用文献

1) Siegel JD et al：2007 Guideline for Isolation Precautions：Preventing Transmission of Infectious Agents in Health Care Settings. Am J Infect Control 35(10 Suppl 2)：S65-S164, 2007
2) Rocha LA et al：Relationship between nasal colonization and ventilator-associated pneumonia and the role of the environment in transmission of Staphylococcus aureus in intensive care units. Am J Infect Control 41(12)：1236-1240, 2013
3) Al-Tawfiq JA et al：Promoting and sustaining a hospital-wide, multifaceted hand hygiene program resulted in significant reduction in health care-associated infections. Am J Infect Control 41(6)：482-486, 2013
4) 日本集中治療医学会ICU機能評価委員会：人工呼吸関連肺炎予防バンドル2010改訂版．
   http://www.jsicm.org/pdf/2010VAP.pdf より2015年3月6日検索
5) Craven DE et al：Contamination of mechanical ventilators with tubing changes every 24 or 48 hours. N Engl J Med 306(25)：1505-1509, 1982
6) Klompas M et al：Strategies to prevent ventilator-associated pneumonia in acute care hospitals：2014 update. Infect Control Hosp Epidemiol 35 Suppl 2：S133-S154, 2014
7) William A et al：Guideline for Disinfection and Sterilization in Healthcare Facilities, 2008
   http://www.cdc.gov/hicpac/pdf/guidelines/Disinfection_Nov_2008.pdf より2015年3月6日検索
8) Tablan OC et al：Guidelines for preventing health-care--associated pneumonia, 2003：recommendations of CDC and the Healthcare Infection Control Practices Advisory Committee. MMWR Recomm Rep 53(RR-3)：1-36, 2004
9) Markowicz P et al：Safety, efficacy, and cost-effectiveness of mechanical ventilation with humidifying filters changed every 48 hours：a prospective, randomized study. Crit Care Med 28(3)：665-671, 2000
10) Thomachot L et al：Randomized clinical trial of extended use of a hydrophobic condenser humidifier：1 vs. 7 days. Crit Care Med 30(1)：232-237, 2002
11) Harada N：Closed suctioning system：critical analysis for its use. Jpn J Nurs Sci 7(1)：19-28, 2010
12) Hu HB et al：Prospective study of colonization and infection because of Pseudomonas aeruginosa in mechanically ventilated patients at a neonatal intensive care unit in China. Am J Infect Control 38(9)：746-750, 2010
13) Maragakis LL et al：Acinetobacter baumannii：epidemiology, antimicrobial resistance, and treatment options. Clin Infect Dis 46(8)：1254-1263, 2008
14) Rosenbaum P et al：Guide to the Elimination of Multidrug-resistant Acinetobacter baumannii Transmission in Healthcare Settings（An APIC Guide, 2010）
    http://www.apic.org/Resource_/EliminationGuideForm/b8b0b11f-1808-4615-890b-f652d116ba56/File/APIC-AB-Guide.pdf より2015年3月6日検索

表3 個人防護具(PPE)の安全な着脱法

PPEの着用法	
ガウン	● 胴体は首から膝まで、腕は手首の端まで完全に覆われるように着用する. 背部は取り囲むように包み込む ● ひもを背部(首および腰)でしっかりと結ぶ
マスク	● マスクのひもまたはゴムバンドを後頭部の中程および首で固定する ● 鼻あてを鼻梁に押さえつけ、鼻の形に合わせる ● 顔面から顎先まで十分にフィットさせる
ゴーグル/フェイスシールド	● 顔面に装着し、フィットするよう調整する
手袋	● ガウンの袖口に手袋を被せるように着用する
PPEの脱衣法	
脱衣するタイミング	● 病室から出る前または患者周辺から離れる前にPPEを外す
手袋	● 手袋の外側表面は汚染されていることに注意し、手袋の外側を、手袋を着用している反対側の手で掴み、中表になるように外す ● 外した手袋を手袋着用側の手で持つ ● 手袋を外した手の指を手袋着用側の手の手首内側に入れ、中表になるように外す
ゴーグル/フェイスシールド	● ゴーグル/フェイスシールドの外側表面は汚染されていることに注意し、ヘッドバンドまたはゴーグルのつる部分を持って外す
ガウン	● ガウンの前面および袖は汚染されていることに注意し、首ひもを外し、続いて腰ひもを外す ● それぞれの肩口の内側から、それぞれの手のほうにガウンを引っ張り、ガウンの外側を中に丸め込むように脱ぐ(ガウンが中表になるように脱ぐ) ● 脱いだガウンを小さく丸めて身体から離して持ち、廃棄容器に捨てる
マスクまたはレスピレーター	● マスク/レスピレーターの前面は汚染されているため、触らないこと ● ひも/ゴムバンドのみを掴んで外す. 下のひも/ゴムバンドをまず外し、続いて上のひも/ゴムバンドを外す ● ひも/ゴムバンド以外は触れずに廃棄容器に廃棄する
手指衛生	● すべてのPPEを外したあと、ただちに手指衛生を行う

Rosenbaum P et al: Guide to the Elimination of Multidrug-resistant Acinetobacter baumannii Transmission in Healthcare Settings (An APIC Guide, 2010) http://www.apic.org/Resource_/EliminationGuideForm/b8b0b11f-1808-4615-890b-f652d116ba56/File/APIC-AB-Guide.pdfを参考に作成

Ⅱ 各論①
3章 安全管理

2 保守点検

1. はじめに

　使用中の人工呼吸器のトラブルや故障は，患者に致命的な障害を与える危険性がある．そのため，人工呼吸療法を安全かつ効果的に遂行するには人工呼吸器の適切な使用と保守点検を実施すると同時に，起こりうるトラブルやその対処法などについて熟知しておくことが重要である．
　本稿では，人工呼吸器の日常点検を中心に保守点検方法について解説する．

2. 人工呼吸器を使用する場所

　人工呼吸療法は集中治療室のみではなく，一般病棟でも施行されることがある．そのため，人工呼吸器を安全に使用するには，その使用環境を充実させることが重要であり，以下に挙げる条件を満たす必要がある[1]．

①**集中治療室施設あるいはそれに準ずる施設であること**
- 看護師などによる連続的な患者の生体情報モニタが可能なこと
- 急変事態にただちに対処できること
- 十分なベッド間隔と床面積が確保されていること

②**人工呼吸器の電源として無停電電源が使用できること**

③**停電時でも治療用空気および酸素が供給できること**

④**集中治療施設基準に準じた医療ガス設備の点検を行うこと**

⑤**一般病室で施行する場合は以下を満たしていること**
- 適切な警報装置を備えている人工呼吸器を使用すること
- 生体情報〔心電図，呼吸数，経皮的動脈血酸素飽和度（percutaneous oxygen saturation：SpO$_2$），呼気終末二酸化炭素濃度（partial pressure of end tidal carbon dioxide：P$_{ET}$CO$_2$）など〕がモニタリングできること
- 人工呼吸器のアラーム，モニタリング情報がスタッフステーションなどでも監視できること
- 当該病室には即座に使用できる状態で蘇生用具（徒手換気装置，気管挿管用器材，蘇生用薬剤）が常備されていること

3. 人工呼吸器の保守点検

　人工呼吸器を適切に使用しトラブルを防止するためには，日常点検（使用前点検，使用中点検，使用後点検）および定期点検を実施することが重要である．
　点検項目には外観点検，作動点検，機能点検などがあり，これらは日頃からチェックリストに従っ

て的確に実施されなければならない．この点検項目については厚生労働省医薬局長より「生命維持装置である人工呼吸器に関する医療事故防止対策について」の通知(医薬発第248号，平成13年3月27日[2])に基本的な項目とチェックリスト(表1～表3)が示されている．各施設でチェックリストを作成する際には個々の人工呼吸器特有の機能などの項目を追加するとよい．

4. 日常点検

1) 使用前点検

使用前点検は，人工呼吸器を装着する前に，実際に使用するベッドサイドで行う点検である．人工呼吸器本体や呼吸回路，加温加湿器，使用する医療ガスの配管端末器や電源を点検する(表1)．

a．人工呼吸器本体の外観点検

人工呼吸器本体，パネルなどの表示部，各ダイヤルやスイッチ，フィルタなどの破損，亀裂，紛失，汚れがないことを確認する．

b．駆動源の点検

人工呼吸器は必ず非常電源コンセント(赤色または緑色)に接続する．医療ガスを供給するためのホースアセンブリのアダプタプラグを医療ガス設備の配管端末器(アウトレット)に確実に接続し，接続部からリークがないことを確認する．

c．呼吸回路の組み立てと加温加湿器の点検

蛇管，ウォータートラップ，Yアダプタ，各種モニタライン，加温加湿器に破損，亀裂，紛失などがないかを確認した後，呼吸回路にねじれや折れがないように正しく確実に組み立てる．

装着した呼吸回路のウォータートラップは，患者より低く，カップが下向きになるような位置に必ず設置する．加湿チャンバには滅菌精製水を適量レベルまで入れ，温度を設定し，人工呼吸器の点検を行いながら，設定通りの加温加湿状態になっているかを確認する．

d．リークテスト，換気動作およびアラームの点検

呼吸回路からのリークがある場合には低換気になるため，リークテストは必ず行わなければならない．リークテスト後は換気動作とアラーム動作の確認を行う．自己診断機能を装備した機種では，ディスプレイの表示に従って行う．

2) 使用中点検

使用中の人工呼吸器や加温加湿器が設定どおりに作動していることや，呼吸回路に異常が発生していないかを点検する(表2)．

呼吸回路内に多量に水分が貯留し患者の気道内に流入した場合には，ファイティングや細菌汚染の原因となるため，貯留した水分はウォータートラップや呼吸回路の接続部より適時捨てることや，加温加湿器の温度設定を確認する．また，人工呼吸器本体からの異常な熱や臭い，異常な音については五感を働かせることも必要である．

3) 使用後点検

人工呼吸器本体や呼吸回路および加温加湿器などの外観的な点検を行い，不具合などが生じていないことを点検する(表3)．また，人工呼吸器本体の清拭，呼吸回路の洗浄，消毒または滅菌は各メーカーが推奨する方法で行い，次の使用に備える．

表1 使用前点検の点検項目

	点検項目	内容
駆動源	①供給電源の警報の確認	電源プラグがコンセントに差し込まれていない状態で，電源スイッチを入れた時，供給電源の警報が鳴ること．（例：電源遮断，供給電圧低下など）
	②電源の確保	電源プラグやコードに破損がないこと．電源スイッチを切った状態で，電源プラグを所定の電源コンセントに差し込む．（電源コンセントは非常電源を用いることが望ましい．）
	③供給ガスの警報の確認	治療用空気および酸素の耐圧管に破損などがないこと．空気または酸素のいずれかの耐圧管をガス供給源につなぐ時，供給ガスの警報が鳴ること．（例：供給ガス圧低下，空気・酸素供給圧異常など）
	④供給ガスの確保	治療用空気と酸素耐圧管を所定のガス供給源につなぐ．双方の供給圧が適正な時，供給ガスの警報が鳴らないこと．供給ガス圧力計がある機種では，双方の値を確認して記録する．
呼吸回路・加温加湿器	①呼吸回路の接続確認	清潔で破損などがない完全な呼吸回路セットを，取扱説明書に従って正しく接続する．
	②加温加湿器の準備と確認	取扱説明書に従い，加湿チャンバのセットアップ，滅菌蒸留水の注入など必要な操作をする．人工鼻を使う場合には，使用前の点検がすべて終了してから使用直前に所定の部位につなぐ
	③気道内圧計のゼロ指示確認	人工呼吸器を作動させていない状態で，気道内圧計がゼロを示していること．
	④テスト肺の接続	清潔で破損などがないテスト肺を呼吸回路の患者接続部につなぐ．
	⑤加温加湿器の動作確認	加温加湿器の電源スイッチを入れて，温度設定など必要な設定を行う．
換気動作の確認	①電源投入	電源スイッチを入れた時，電源ブレーカー作動やヒューズ遮断がないこと．
	②呼吸回路の気密度の確認	呼吸回路内を一定の圧力で保つ気密チェックができる機種で行う（いわゆるリークテストを行う）．
	③換気条件の設定	調節呼吸のみとなる換気モードを選び，必要な条件設定を行う． 酸素濃度，呼吸回数，吸気・呼気時間，一回（分時）換気量（量規定で行う時），最大吸気圧（圧規定で行う時），PEEP/CPAP
	④換気動作の目視確認	③で設定した条件で作動していることをテスト肺の動きを見て確かめる．この時，異常な動作音や異臭がないこと．
	⑤酸素濃度の確認	酸素濃度計を用いて供給酸素濃度を測って記録し，許容される誤差内にあること．
	⑥換気量の確認	換気量のモニタやスパイロメータを用いて，一回または分時換気量を測って記録し，設定値と実測値が許容される誤差内にあること．
	⑦気道内圧の確認	気道内圧モニタや気道内圧計で最大吸気圧，PEEP〔CPAP（持続気道陽圧）時の差圧〕を測って記録し，設定値と実測値が許容される誤差内にあること．
	⑧手動換気の確認	手動換気を行うごとに呼吸回路にガスが送られ，テスト肺が膨らむこと．
警報動作の確認	①気道内圧警報の確認	設定した換気条件に従って上限および下限警報を設定する．換気条件を変えないでそれぞれの警報設定を変える時，警報が鳴ること．（例：気道内圧上限・下限，低圧・高圧）
	②換気量警報の確認	設定した換気条件に従って上限および下限警報を設定する．換気条件を変えないでそれぞれの警報設定を変える時，警報が鳴ること．（例：一回または分時換気量上限・下限）
	③酸素濃度警報の確認	設定した酸素濃度に上限・下限警報を設定する．濃度設定を変えないでそれぞれの警報設定を変える時，警報が鳴ること．（例：酸素濃度上限・下限）
	④回路外れ時の警報確認	患者接続部を大気開放にした時，気道内圧の低下を示す警報が作動すること．（気道内圧下限，低圧，あるいは無呼吸）
	⑤消音動作の確認	気道内圧あるいは換気量に関する警報を作動させ，消音スイッチを押してから所定の時間が過ぎた時，再び警報音が鳴ること．
使用前の最終チェック	①加温加湿の状態	患者接続部において，適正な温度にガスが暖められ，かつ十分な湿度があること．
	②ネブライザー動作の確認	ネブライザーから噴霧される薬液が患者接続口に到達していること． ネブライザー動作により，換気条件の見直し・変更の必要がある機種では，取扱説明書に従って行う．

厚生労働省医薬局長通知：生命維持装置である人工呼吸器に関する医療事故防止対策について．医薬発第248号，平成13年3月27日より一部改変引用

表2 使用中点検の点検項目

	点検項目	内容
呼吸回路・加温加湿器	①呼吸回路の確認	呼吸回路のチューブやコネクター類の接続がしっかりしており，ひび割れや破損がなく，リークがないこと．
	②加温加湿器の動作確認	設定温度や湿度で安定していること．滅菌蒸留水の補給を要する機種では加湿チャンバ内の水位をチェックすること．人工鼻の場合，交換時期に備えて新しいものを用意する．
	③呼吸回路内の過剰水分の排出	呼吸回路内に水の貯留などが見られる時，回路内ウォータートラップからこれらを排出する．必要であれば，呼吸弁も点検すること．
換気動作の確認	①換気条件の設定	医師から指示された換気条件が維持されていること．
	②換気動作の目視確認	患者の胸の動きと気道内圧計の指示を見て，所定の換気動作が行われていること．また，異常な動作音や異臭がないこと．
	以下③〜⑥は患者より呼吸回路を外して行う場合もあるので，必ず容態を確認し，医師の許可を得ること．	
	③酸素濃度の確認	酸素濃度計を用いて供給酸素濃度を測って記録し，許容される誤差内にあること．
	④換気量の確認	換気量モニタやスパイロメータを用いて，一回または分時換気量を測って記録し，設定値と実測値が許容される誤差内にあること．
	⑤気道内圧の確認	気道内圧モニタや気道内圧計で最大吸気圧，PEEP〔CPAP（持続気道陽圧）時の差圧〕を測って記録し，設定値と実測値が許容される誤差内にあること．
	⑥手動換気の確認	手動換気を行うごとに呼吸回路内にガスが送られ，テスト肺が膨らむこと．
警報設定の確認	①警報条件の設定	医師から指示された設定条件が維持されていること．

厚生労働省医薬局長通知：生命維持装置である人工呼吸器に関する医療事故防止対策について．医薬発第248号，平成13年3月27日より一部改変引用

表3 使用後点検の点検項目

	点検項目	内容
呼吸回路・加温加湿器	①呼吸回路の取り外し	ディスポーザブルのものは廃棄し，リユーザブルのものは定められた方法で消毒または滅菌を行う．
	②加湿チャンバ，人工鼻の取り外し	これらはディスポーザブルである場合が多いので，廃棄する．
	③機種固有部品の扱い	取扱説明書に従い，新品との交換，あるいは消毒や滅菌を行う．
	④加温加湿器の作動停止	必ず先に電源スイッチを切り，電源コンセントから電源プラグを抜くこと．破損した箇所がないこと．薬液や血液で汚染された箇所があれば，清掃すること．
人工呼吸器	①人工呼吸器の作動停止	必ず先に電源スイッチを切り，電源コンセントから電源プラグを抜くこと．破損した箇所がないこと．空気と酸素耐圧管を供給ガス源から外す．耐圧ホースや接続部に不具合や破損がないこと．薬液や血液で汚染された箇所があれば，清掃すること．
	②定期点検時期の確認	積算時間計あるいはメンテナンス記録を見て，製造元等の定期点検時期にある場合，すみやかに定期点検を実施する．
	③取扱説明書	人工呼吸器や加温加湿器，および付帯するものについての取扱説明書がいつでも見られる状態になっていること．

厚生労働省医薬局長通知：生命維持装置である人工呼吸器に関する医療事故防止対策について．医薬発第248号，平成13年3月27日より一部改変引用

4）定期的な機能点検

　人工呼吸器の性能を長期間維持するためには，故障や劣化で作動不良になる前に，また故障の有無にかかわらず，定期的な機能点検やオーバーホールが必要である．この点検は専門的な知識と技術を必要とするため，人工呼吸器メーカーまたは院内の医療機器管理部門が行うことになる．

引用文献
1) 日本呼吸療法医学会人工呼吸安全管理対策委員会：人工呼吸器安全使用のための指針．第2版，人工呼吸 28(2)：210-225, 2011
2) 厚生労働省医薬局長通知：生命維持装置である人工呼吸器に関する医療事故防止対策について．医薬発第248号，平成13年3月27日

II 各論①
3章 安全管理

3 人工呼吸器および周辺機器のアラーム設定

1. 医療機器のアラームに関連するトラブルの現状

　人工呼吸器をはじめとする多くの医療機器には，さまざまなアラーム（警報装置）が装備されている．アラームは，患者の状態や医療機器自体が所定の状態から外れたことを医療従事者に警告するものであり，患者の安全を確保するためには不可欠なものである．

　しかし，医療現場では「アラームが鳴らなかった」「アラームが聞こえなかった」「アラーム慣れや思い込みがあった」「不適切なアラーム設定であった」「アラームが鳴ったが対応が遅れた」などといった，アラームに関連するトラブルも多く発生している．これらは単に医療機器のアラーム機能そのものの問題ではなく，アラーム設定や取り扱い上の問題，使用環境の問題，医療者の対応の問題などが存在している．このため，医療機器の安全使用に関する十分かつ継続的な教育と訓練が必要である．

2. 人工呼吸管理中のモニタとアラームの意義

　肺は身体の内と外とのガス交換（外呼吸）の場として重要な臓器であり，体内の代謝の場（内呼吸）はミトコンドリアを含む細胞である．また，この肺と細胞のあいだでの酸素や二酸化炭素の運搬には循環系（血流）が大きな役割を担っている．つまり，呼吸と循環は生命維持に直接かかわりをもつため，呼吸管理を行ううえで循環と呼吸は切り離して考えることができない．

　このため，呼吸管理中には呼吸と循環に関連するモニタとアラームは不可欠であり，アラーム設定時には当該アラームの意味の理解と適切なアラーム値の設定，アラーム発生時には迅速かつ的確な対応が重要である．

3. アラーム設定と対応および行動の手順

1）基本的な心得

　アラームに関連したトラブルを防止するための，アラームに関する基本的な心得としては以下が挙げられる．

①アラームの意味（原因）を理解し，必ず設定する（チェックリストに従って行う）．
②使用前点検でアラームの点検を必ず行う（チェックリストに従って行う）．
③医学的意味を理解し，アラーム動作値を設定する．
④アラーム音量をむやみに下げない．
⑤各勤務帯で設定内容を必ず確認する（チェックリストに従って行う）．
⑥極端なアラーム設定変更は避ける．
⑦アラーム発生時にはアラーム表示を確認し，患者の状態を確認する．

⑧アラーム発生時は迅速に対処する(医学的処置の訓練が必要).
⑨処置中にアラーム音が気になるときは，一時消音機能を利用する.

2) アラーム発生時の基本的な行動ポイント

アラーム発生時の基本的な行動は，以下のような手順で行われる必要がある．しかし，これらは十分かつ継続的な教育と訓練が必要である．

①迅速にベッドサイドに行く．
②アラームの意味(内容)と患者の状態を迅速に把握する．
③アラームの意味することが正しいのか判断する．
④的確な対処方法を短時間に判断する．
　※人工呼吸管理中はバッグバルブマスクなどで徒手換気を行うことも必要である．
⑤適切に処置する．
⑥処置の結果が正しいかを確認する．

4. 医療機器の使用環境とアラーム設定の基本

　一般病棟などで医療機器を使用する場合，ナースステーションから離れた病室にある医療機器のアラームが聞こえないことがある．そのため，重症な患者ではできるかぎりナースステーションに近い病室に入室させるようなベッドコントロールを行うことが最も基本的で重要なことである．

　また，アラームの設定値は患者個々で異なるため，患者の状態によりその都度設定値を検討することが基本である．時折，人工呼吸器の換気条件を変更した場合に，アラーム設定を変更しないなどの状況が見受けられるが，換気条件の変更に応じたアラーム設定値に変更しなければならない．

　人工呼吸器のアラームの基本設定について，日本呼吸療法医学会の「人工呼吸器安全使用のための指針　第2版」に以下のことが挙げられている[1]．また厚生労働省医薬局長通知「生命維持装置である人工呼吸器に関する医療事故防止対策について」では，人工呼吸器使用中の安全性を高めるために，必ず酸素化の指標となるパルスオキシメータや換気の指標となるカプノメータなどの生体情報モニタを併用することを規定している[2]．

1) 人工呼吸器のアラームの基本設定

　人工呼吸器のアラームは，下記に示す意義を理解し，それぞれ適正値に設定すべきである．アラームの設定値だけでなく，設定値を外れた場合に確実に作動することを確認することが必要である．

①最低分時換気量，最低気道内圧，無呼吸，低電圧のアラームは救命的アラームであることを認識し，設定すること．
②最高気道内圧，最高分時換気量，頻呼吸のアラームは，合併症予防のアラームであることを認識すること．
③呼吸回路への一時的な操作(加温加湿器やネブライザーへの蒸留水・薬液の補充，気管吸引など)によってアラームが作動しても，アラームの設定を解除しないこと．
④人工呼吸療法の継続中に，人工呼吸器作動の一時的な中止に伴ってアラーム解除を行った場合には，その場で必ず復旧させること．

表1 基本的なアラーム設定（成人の場合）

メカニカルアラーム （緊急事態のアラーム※）	最低限設定するアラーム （致命的事態のアラーム）	合併症予防のためのアラーム
機械的作動不良アラーム	分時換気量下限アラーム ※設定値の目安：実測値の70～80％程度	分時換気量上限アラーム ※設定値の目安：呼気分時換気量の1.5～2倍程度
電源（供給）異常アラーム	気道内圧下限アラーム ※設定の目安：最高気道内圧実測値の70～80％程度	気道内圧上限アラーム ※設定の目安：最高気道内圧値より＋10cmH$_2$O程度
医療ガス供給圧低下アラーム	無呼吸時間（無呼吸）アラーム ※設定の目安：15～20秒程度 パルスオキシメータのアラーム （既定下限値は90％） カプノメータのアラーム	換気回数上限アラーム ※設定の目安：35～45回/分 酸素濃度アラーム ※設定の目安：±5％

※人工呼吸器に装備されている機能的なメカニカルアラーム，パルスオキシメータおよびカプノメータのアラームも設定すること．

2）モニタ

人工呼吸管理中は患者の呼吸に関するモニタリングが不可欠であり，余裕があればその他の生体情報をモニタリングすることが望ましい．モニタリング情報は，一定期間記録・保存できることが望ましい．

① パルスオキシメータによる経皮的動脈血酸素飽和度（percutaneous oxygen saturation：SpO$_2$）を連続的にモニタリングすること．アラームを作動させること．
② 呼気終末二酸化炭素濃度（partial pressure of end tidal carbon dioxide：P$_{ET}$CO$_2$）を連続的にモニタリングする．波形も表示すること．アラームを作動させること．
③ 心電図を連続的にモニタリングすること．アラームを作動させること．
④ 人工呼吸器の分時換気量，気道内圧を連続的にモニタリングすること．

5. 人工呼吸器に関連するアラームと設定例

人工呼吸器には，患者の換気状況（呼気分時換気量，気道内圧，呼吸回数など）の変化や異常，人工呼吸器本体の異常（作動不良），駆動源（電気や医療ガス）の異常に関するアラームが装備されている．これらのアラームは人工呼吸器警報基準（厚生労働省）や日本工業規格（JIS）などで必須のアラーム機能が規定されており，自動設定のものと手動設定のものがある（表1）．

人工呼吸管理中で最も重篤なトラブルは，人工呼吸器本体の突如の停止や呼吸回路の脱落などによる低換気であり，それに対するアラームは必須である．表中のアラーム設定値は一般的なものであり，患者の状態によってアラーム設定値を検討する必要がある[3]．

6. アラームに関する基準

人工呼吸器による医療事故防止対策の一環として，薬事法第42条第2項に基づき，平成13年7月30日に人工呼吸器警報基準（厚生労働省告示第264号）が制定された[4]．以下に内容を示す．

ただし，この基準は手動式人工呼吸器，持続性気道陽圧（continuous positive airway pressure：CPAP）装置および非侵襲的人工呼吸器には適応されない．

①呼吸回路が外れた場合には，音声による警報を発すること．
②呼吸回路が外れた場合に発せられる音声による警報を一時的に消音し，かつ，当該警報の消音時から2分以内に自動的に当該警報を発する機能を有すること．
③呼吸回路が外れた場合に発せられる音声による警報は，一時的に消音する場合を除き，消音することができないこと．
④給電が停止した場合には，音声による警報を発すること．
⑤本体を駆動させるスイッチは，接触等により容易に切断されない構造または機能を有すること．

ただし，体外式人工呼吸器および電気により駆動する蘇生器については①～③までの規定を，麻酔のために用いられる人工呼吸器については②の規定を，ガスの圧力により駆動する人工呼吸器については④の規定は適用しない．

引用文献

1）日本呼吸療法医学会人工呼吸安全管理対策委員会：人工呼吸器安全使用のための指針．第2版，人工呼吸 28（2）：210-225, 2011
2）厚生労働省医薬局長通知：生命維持装置である人工呼吸器に関する医療事故防止対策について．医薬発第248号，平成13年3月27日
3）平成13年～4年度厚生労働科学研究・特別研究事業「医療用具の警報装置の現状と問題点の調査研究」に関する調査・研究班編：医療機器使用者のための警報装置（アラーム）ガイドライン．第1版，2003
http://www32.ocn.ne.jp/~ceanzen/alarmguidelineV1.pdf より2015年4月16日検索
4）厚生労働省告示：人工呼吸器警報基準．厚生労働省告示第264号，平成13年7月30日

Ⅱ 各論①
4章 呼吸維持のためのケア・介助

1 気道粘膜保護

　人工呼吸管理中は，気管チューブにより天然の加温加湿器である上気道がバイパスされるため，適切な加温加湿を行わなくては気道粘膜の線毛運動が障害される．また，気管チューブのカフによる物理的気道粘膜の圧迫によっても気道粘膜は損傷される．

　ここでは，気道浮腫の予防に向けた気道粘膜保護に着目し，人工呼吸管理中の加温・加湿管理，カフ圧管理について述べる．

1. 加温加湿管理

1）目的

　人工呼吸管理中は，低温で乾燥したガスが直接気道へ送り込まれる．低温で乾燥したガスを吸入すると，気管・気管支粘膜の上皮細胞が損傷され，線毛運動の低下，粘膜傷害などが起こる．また，気道分泌物が粘稠になり，痰の喀出困難や気管チューブ内腔の狭窄や閉塞をきたす．気道の温度と湿度の損失を補い，気道粘膜保護，気道分泌物の効果的な排出を図るために，加温加湿が必要となる．

2）方法

　加温加湿のデバイスには，人工鼻と加温加湿器の2種類がある．どちらも目的は同じであり，両者の特徴（メリット，デメリット）をふまえ，患者状態と自施設の実情にあわせて選択する．なお，人工鼻と加温加湿器の併用は人工鼻フィルターが閉塞するリスクがあり，禁忌である[1]．

a．人工鼻回路

　人工鼻は体温で温められた呼気（水蒸気）をフィルターでとらえ，次の呼吸で戻すことにより加温加湿効果を得る（図1）．

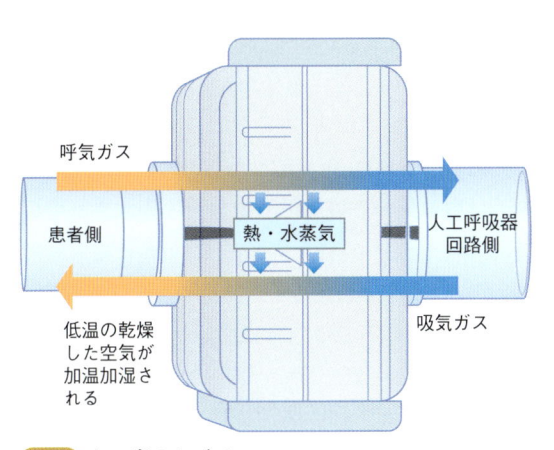

図1 人工鼻のしくみ

表1 人工鼻のメリット
- 受動的な加温加湿
- 気道熱傷の危険がない
- 電源が必要ない
- 回路がシンプルである

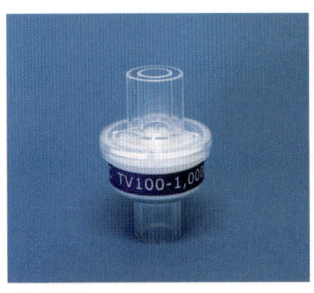

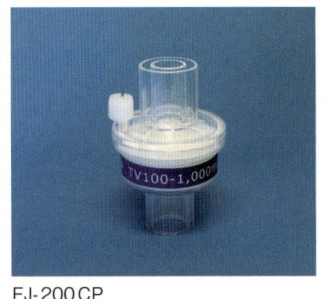

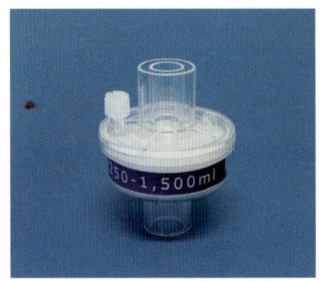

FJ-200C　　　　　　FJ-200CP　　　　　　FJ-203CP
ベンタエイドF（写真提供：フジメディカル）
図2 人工鼻

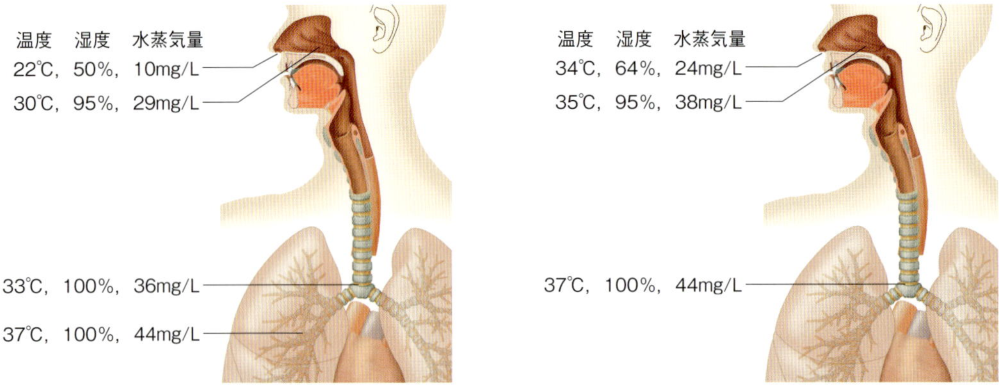

温度　湿度　水蒸気量
22℃, 50%, 10mg/L
30℃, 95%, 29mg/L

33℃, 100%, 36mg/L
37℃, 100%, 44mg/L

温度　湿度　水蒸気量
34℃, 64%, 24mg/L
35℃, 95%, 38mg/L

37℃, 100%, 44mg/L

吸気の温度湿度　　　　　　　　呼気の温度湿度

図3 生理的な気道での温度と湿度
宮尾秀樹ほか：加温加湿器と人工鼻．もっとも新しい人工呼吸ケア（磨田裕編），p.28，学研メディカル秀潤社，2005をもとに作成

　電源を必要とせず，また加温の熱による気道熱傷の危険がなく，受動的な加温加湿が行える．その他にも，回路がシンプルで接続間違えのリスクが少ないなどのメリットがある（表1）．

　人工鼻は，人工呼吸器の換気量によって大きさを選択する．換気量が少ない患者に大きな人工鼻を装着すると，死腔や抵抗が増えてしまう．反対に，換気量が多い患者に小さな人工鼻を装着すると，加湿の効率が低下してしまう．

　人工鼻の大きさは一般的に，一回換気量250mL，500mL，1,000mL（図2）などの種類がある．加湿効率は大きさやメーカーにより異なるが，説明書上は概ね絶対湿度30mg/L以上と記載されている[2]．米国呼吸療法学会（American Association for Respiratory Care：AARC）では最低絶対湿度レベルは30mg/Lを推奨しており，加湿効率には問題がないように思えるが，気道の生理的な温度・湿度（図3）から考えると不十分である．加えて，脱水などの条件下ではさらに加湿効率が低くなり，加湿不足をきたすことがある．表2に示すような適正な加温加湿評価を行い，加温加湿が不十分な場合は加温加湿器回路へ変更する．

　人工鼻使用の禁忌を表3に示す．泡沫痰を吹き出す肺水腫など分泌物が人工鼻まで到達する，血性

表2 適正な加温加湿評価の指標
● 気管分泌物の粘稠度が低い（柔らかい，吸引しやすい）
● 気管チューブの内壁に結露がついている
● 吸引カテーテルが気管チューブに抵抗なく挿入できる
● 吸気側回路の患者に一番近い内壁に結露がついている
● 吸気側回路が温かい

望月さえ子：人工呼吸器装着中患者の看護．図説ICU，改訂新版（沼田克雄ほか編），p.683，真興交易医書出版部，2007より引用

表3 人工鼻の禁忌
● 気道分泌物が粘稠で人工鼻まで到達する場合（泡沫痰を吹き出す肺水腫，気道出血）
● 肺，気道からの大量のガスリークがある場合（カフなしチューブや気管支胸膜瘻）
● 体温が32℃以下の低体温の場合
● 人工鼻の抵抗，死腔が無視できない場合（COPDなど，高二酸化炭素血症がある場合，呼吸筋疲労がある場合）
● ネブライザー中の場合

COPD（chronic obstructive pulmonary diseases，慢性閉塞性呼吸器疾患）

痰など粘稠な分泌物である場合は，フィルターが目詰りを起こし換気できなくなる．また，リークのある患者は十分に呼気をとらえられないため，加温加湿効果が減少する．

さらに，人工鼻は呼気を再呼吸させるため，二酸化炭素が貯留しやすい患者や，フィルターが呼気抵抗になるような呼吸筋疲労がある患者，呼吸仕事量を減少させたい患者は適応ではないため，加温加湿器回路へ変更する．

b．加温加湿器回路

加温加湿器回路は，従来から用いられてきた回路である．容器（チャンバ）に滅菌蒸留水を入れて電気で温め，ガスをそこに通過させることで加温加湿を行う．人工鼻より加温加湿性能は高い．

加温加湿器回路には，回路が複雑であること，電源が必要であること，気道熱傷のリスクがあること，常に加湿用滅菌蒸留水が必要であることなどのデメリットがある．しかし，対象となる患者に禁忌はなく，急性呼吸窮迫症候群（acute respiratory distress syndrome：ARDS）や慢性閉塞性呼吸器疾患（chronic obstructive pulmonary diseases：COPD）の患者などのように，二酸化炭素の貯留や呼吸仕事量を減少させたいときは，加温加湿器回路を選択する．

■ 加温加湿器のしくみ

● 加温加湿のしくみ

加温加湿器は，ガスを水中に導き，多数の気泡を発生させるタイプ（bubble diffusion型）と貯水槽の水面から水を蒸発させるタイプ（pass-over型）があり，現在は後者が多い．加温加湿器には温度設定などが自動化されているもの（図4）や，温度の設定が必要なものなどがある．

● 回路の種類

人工呼吸器の回路には，回路の外側に熱線が入っているホースヒータ付きのタイプ（図5）があり，回路内に熱線が入っているタイプのものより加湿効率が高い．ホースヒータ付き加温加湿器では回路を加熱することにより相対湿度を低くし，回路内結露を防ぐ．たとえばチャンバ内温度を37℃（相対湿度100％，絶対湿度約44mg/L）に設定し，口元の温度を40℃に設定すると，絶対湿度は44mg/Lのままであり，相対湿度は85％となり，水蒸気が飽和されないため結露ができなくなる．40℃で相対湿度85％のガスは体温37℃の肺内に入ると絶対湿度44mg/Lは変わらないため相対湿度は100％に戻る．つまり，体温程度にチャンバで温めたガスを，さらに熱線で温めることで相対湿度が下がり回路に結露ができず，肺に入ったときに体温に戻り100％の加湿を得るしくみとなっている．

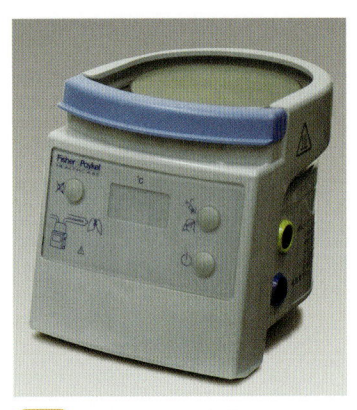

図4 温度設定が自動化されている加温加湿器
MR850（写真提供：アイ・エム・アイ）

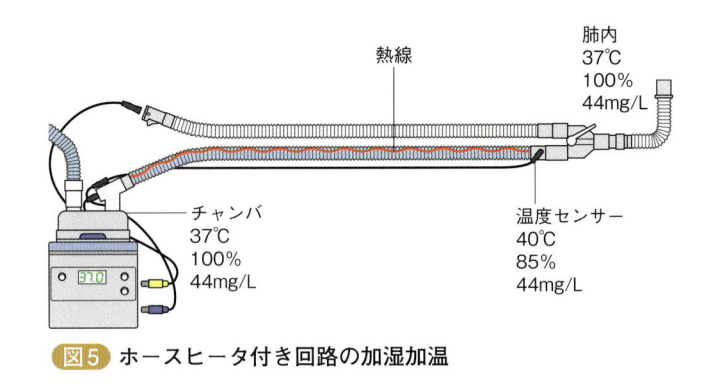

図5 ホースヒータ付き回路の加湿加温

PMH1000
（写真提供：パシフィックメディコ）

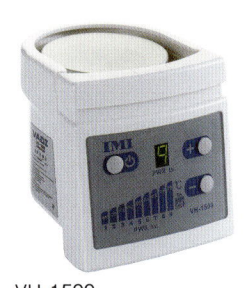

VH-1500
（写真提供：アイ・エム・アイ）

図6 加温加湿器

　一方，熱線が入っていない回路もあり，その場合は加温の調節を行う（図6）．ただし，具体的な温度設定は行えず，加温板の温度を調節するのみである．また，吸入ガスが患者に到達するまでに室温で冷却されるために回路内に結露を生じやすく，加湿効率も低い．

■ 給水システム

　チャンバには，自動給水システムを有するタイプと，注水ポートの給水を必要とするタイプがある．自動給水システムは加湿用滅菌蒸留水とチャンバの静水圧差により給水されるため，高PEEP（positive end-expiratory pressure，呼気終末陽圧）や気道内圧が高い場合は水が滴下しにくくなるため，チャンバに水があるかを確認する．

　自動給水システムを有していない場合は，人工呼吸器回路を外してガスポートから給水することは避け，注水ポートを使用する[5]．

2. カフ圧管理

1）目的

　気管チューブのカフは，気管壁とチューブのあいだのエアリーク防止のためにある．人工呼吸管理中はカフがないと，チューブと気管壁のあいだから空気が漏れ（エアリーク），換気量が低下する．ま

た，気管チューブをつたって口腔内の分泌物などが気管に流入しやすくなるため，誤嚥性肺炎を合併しやすくなる．

したがって，人工呼吸管理中の換気量の維持と，気道分泌物などの気管への垂れ込みを減少させるため，カフが有効となるようにカフ圧の調整を行う．

2) カフの種類

気管チューブのカフには，カフ容量の少ない小容量高圧カフと，カフ容量の多い大容量低圧カフがある．小容量高圧カフは，カフ容量の変化によるカフ内圧の上昇が大きく，カフ内圧の上昇により気道粘膜を圧迫し傷害する可能性がある．また，気管との接着面積が小さくなるため，カフ上部に貯留した分泌物が垂れ込みやすい．したがって，気管壁への接着面が広く，安定性のある大容量低圧カフが推奨されている．

さらに気管チューブには，カフのシワが少なく垂れ込みを低減するような形状のものや，カフ上部吸引機能付きのものがある．一度患者に挿入された気管チューブは容易に変更できないため，誤嚥のリスクを考えてチューブを選択する必要がある．

3) カフの適正圧

カフ圧は必ずカフ圧計を用いて，常時20〜30cmH$_2$Oのあいだに維持されるように調節する．カフ圧の上限（30cmH$_2$O）は，気管壁の動脈圧に由来し，高圧による気管壁の傷害を防ぐためである[6,7]．カフ圧の下限（20cmH$_2$O）は人工呼吸器関連肺炎（ventilator-associated pneumonia：VAP）予防のためとされているが[8,9]，20cmH$_2$O以下になったことを確認することができないため，少なくとも声漏れなどエアリークのないことを確認する．

耳朶の柔らかさ程度など手の感覚で調整する手法は，カフ圧にばらつきが生じ，高圧外傷の合併症を引き起こす可能性が高い．また，カフ圧を高くしても，垂れ込みを防ぐことはできない．

4) カフの調整圧と調整間隔

カフ圧は経時的な自然脱気に加え，カフ圧計の着脱手技でも低下する．自然脱気は新品の気管チューブでは約8時間で5cmH$_2$O程度カフ圧が低下する[10]が，気管チューブの劣化や患者状態により異なる．したがって，カフ圧調整時は上限である30cmH$_2$O程度とし，調整の間隔は8時間以内とする．さらに，口腔ケアなど分泌物が垂れ込みやすいケアの前やエアリーク出現時は，適宜調整する．

また，調整手技によるカフ圧の低下は，カフ圧計接続時の圧較差によるものが大きい．カフ圧（20〜30cmH$_2$O）はカフ圧計（大気圧：0cmH$_2$O）よりも高いため，両者を接続すると圧が平衡になろうとカフ圧が低下する．そのため，カフ圧調整手技によりカフ圧を低下させないために，カフ圧計の内圧を上げてから接続するとよい．

5) カフ圧調整手順

カフ圧は，以下の手順で調整する．

①カフ圧計のメモリが0cmH2Oであること，メモリが上昇することを確認する．
②カフ圧計をパイロットバルブに接続し，30cmH2O程度になるまでゴム球を握って加圧する（図7）．

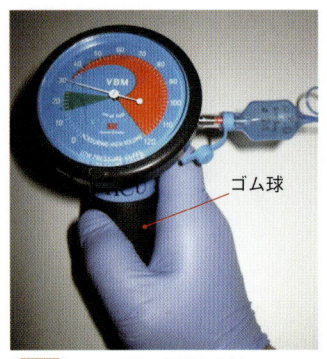

図7 カフ圧の調節方法 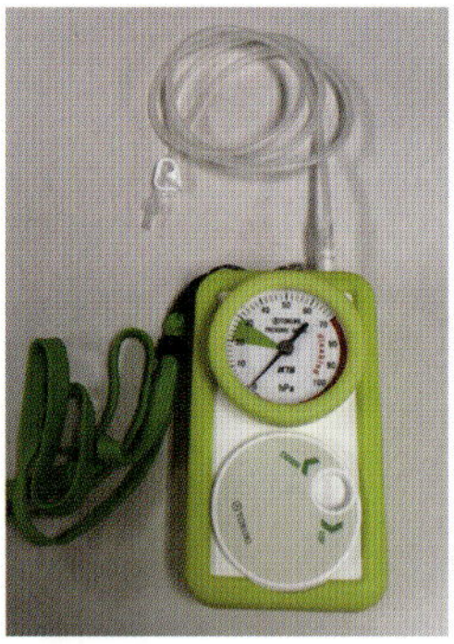　　図8 カフ圧チェッカー 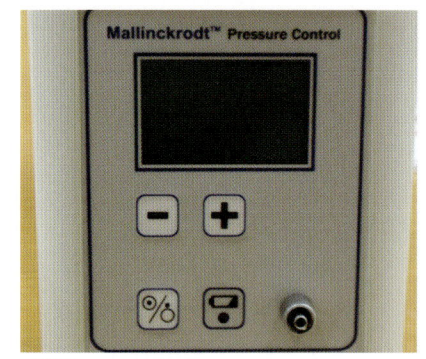　　図9 カフ圧自動コントローラ

6）新しいカフ圧計

a．カフ圧チェッカー（図8）

　通常のカフ圧計はゴム球を握って加圧していたため，微調整が困難である．これは圧調整がダイヤル式となっており，微調整が可能である．また，付属のチューブにはクランプが付いているため，カフ圧計の内圧を上げてから接続することができる．

b．カフ圧自動コントローラ（図9）

　カフ圧の調整，制御を自動で行い，設定圧を維持できるカフ圧自動コントローラがある．これは，±1cmH$_2$Oの精度で，常時設定圧に調整が可能である．ARDS患者などカフのリークを起こしたくない患者には，とくに有効性が高い．

引用文献

1) 厚生労働省医薬食品局安全対策課：医薬品・医療機器等安全性情報　No.251，2008
   http://www1.mhlw.go.jp/kinkyu/iyaku_j/iyaku_j/anzenseijyouhou/251.pdfより2015年6月11日検索
2) コヴィディエン ジャパン　DARブリージング システム カタログ，2012
   http://www.covidien.co.jp/product_service/respiratory_catalogue/breathing/dar/index.html#page=1より2014年12月2日検索
3) 宮尾秀樹ほか：加温加湿器と人工鼻．もっとも新しい人工呼吸ケア（磨田裕編），p.28，学研メディカル秀潤社，2005
4) 望月さえ子：人工呼吸器装着中患者の看護．図説ICU，改訂新版（沼田克雄ほか編），p.683，真興交易医書出版部，2007
5) 磨田裕：加温加湿と気道管理—人工気道での加温加湿をめぐる諸問題．人工呼吸27(1)：57-63，2010
6) 石田詔治ほか：気管切開と挿管．外科49(11)：1283-1287，1987
7) 寺島秀夫ほか：挿管後気管狭窄に対する外科治療—とくに治療方針の選択に関する問題点．胸部外科55(10)：837-841，2002
8) Rello J et al：Pneumonia in intubated patients：role of respiratory airway care. Am J Respir Crit Care Med 154(1)：111-115，1996
9) American Thoracic Society；Infectious Diseases Society of America：Guidelines for the management of adults with hospital-acquired, ventilator-associated, and healthcare-associated pneumonia. Am J Respir Crit Care Med 171(4)：388-416，2005
10) 露木菜緒：気管チューブのカフ圧は調整手技により低下する—実験研究による検討—．日本クリティカルケア看護学会誌6(1)：50-57，2010

II 各論①
4章 呼吸維持のためのケア・介助

2 気道クリアランスの必要性と手技

1. 人工呼吸管理における気道クリアランスの意義と適応

　気管挿管下に人工呼吸管理となった患者において，気道分泌物貯留に起因する臨床的問題は無視できない．分泌物貯留の要因は多岐にわたり，気管チューブの存在は気道分泌物の産生量と粘稠度を増加させる[1]とともに，生理的な粘液線毛輸送機構を障害し[2]，気道感染のリスクを高める[3]．また，安静臥床による身体の不動化は肺容量の減少とともに無気肺や咳嗽機能の低下をもたらし，分泌物貯留を引き起こす[4]．その他にも，胸部あるいは腹部外科術後の創部痛[5]やICU関連筋力低下（ICU-aquired weakness：ICU-AW）[6]に起因する体動制限や咳嗽機能低下，水分バランスなども影響する．

　気道分泌物の貯留は換気障害（換気量減少，不均衡分布），酸素化障害，気道抵抗の上昇による呼吸仕事量の増大に始まり，無気肺や人工呼吸器関連肺炎（ventilator-associated pneumonia：VAP）など患者の予後にも影響する重要な問題の要因となる．そのため予防と早期の対応が必要であり，その手段の1つが気道クリアランス法（airway clearance techniques）である．

2. 気道クリアランス法とは

　本法は，物理的な外力を利用して気道内に貯留する分泌物の移動および排出を促進する手段であり，その今日的意義は，分泌物貯留に伴う弊害が存在する（あるいは予測される）呼吸障害患者に適応を限定した気道管理にある[7]．

　気道クリアランスの基本的な考え方は，分泌物の排出障害，すなわち生理的排出機能レベルを超えた産生・貯留に対し，粘液線毛輸送能や咳嗽など生体本来の排出機能を補助あるいは代用することにある．

3. 気道クリアランスのための評価

1）適応とその判断基準：気道分泌物貯留の有無とその影響

　気道クリアランス法の適応の検討にあたっては，患者の病態把握による臨床経過と治療期間の予測が重要である．そのなかで，気道分泌物の産生量増大と貯留のリスクの有無を検討する．とくに意識レベルや鎮静度，手術侵襲，循環動態，酸素化能，炎症反応，水分バランス，栄養状態，感染などが判断の基準になりうる．気道分泌物貯留による弊害を予防するうえで，また後述するルーチンな気道クリアランス法の実施を徹底させるためにも，適応を正しく判断することが必要である．

　気道クリアランス法の適応は，気道分泌物が「有意に貯留している」ことである．この「有意な貯留」は必ずしもコンセンサスが得られていないが，胸部画像あるいは（および）胸部の聴診や触診にて明らかな分泌物の貯留を示唆する所見がある，換気や酸素化障害，呼吸状態に影響を及ぼしていると考え

表1 気道分泌物貯留の所見

触診所見	● 分泌物貯留に伴う胸壁への振動の伝達（rattling）の触知
聴診所見	● 呼気時の粗い断続性ラ音：流動性のある分泌物の貯留を意味し，気道クリアランスによく反応する． ● 吸気時または（および）呼気時の低音性連続性ラ音：分泌物が比較的中枢領域の気道を閉塞する形で貯留・停滞していることを意味する．分泌物は粘稠で，その移動には時間を要することが多い．

られる状況，後述するルーチンな気道クリアランス法によっても貯留分泌物を完全に除去しえない状態〈大量の気道分泌物が貯留している，分泌物が粘稠である，咳嗽機能が低下している（咳嗽反射の減弱や消失など）〉，などである．区域性あるいは肺葉性無気肺，VAP，肺化膿症の合併，慢性下気道感染や呼吸器疾患の併存なども適応を考慮する病態である．

2）評価のポイントと実際

気道クリアランス法の適用にあたっては，分泌物の貯留領域の特定，貯留分泌物の量および性状の評価が必要であり，胸部画像所見，人工呼吸器のグラフィックおよび呼吸状態に関連するモニタ，身体所見，吸引時の咳嗽状態や吸引された分泌物の評価は有用な情報を提供してくれる[8]．とくにベッドサイドでの胸部の身体所見における触診と聴診所見は有用であり，分泌物貯留の有無，どの部位にどのような分泌物がどれくらい存在しているのかを推測することが可能である（**表1**）．

触診と聴診およびモニタ所見は，ケア介入中の反応の評価やケア終了後の効果の判定においても有用である．効果の判定としては，分泌物の移動および除去，呼吸音の改善，人工呼吸器のグラフィックモニタの変化や換気状態，酸素化改善，患者の呼吸努力の軽減などともあわせて，総合的に判断する[8]．加えて，介入目標の決定や修正，中止あるいは終了基準の判断，考えられるリスクとその対応についても検討する．

4. 気道クリアランスの実際

気道クリアランス法には，気道分泌物貯留による弊害の予防を含むルーチンな方法と，貯留分泌物の存在が明らかでありその効果的な排出を目的とする非ルーチンな方法がある．

気道クリアランス法のなかにはリスクを伴う方法もあるために，「第一に，害を及ぼさない（First, do no harm）」ことを常に念頭に置きながら介入にかかわるべきであることを強調したい．

1）ルーチンな方法

適切な加湿と必要に応じた気管吸引は，人工呼吸管理中の気道クリアランスのすべての基本である．

a．気道の加湿

人工呼吸管理における吸気ガスの適切な加湿と加温は標準的なケアとして認識されているが，加湿に必要な最小限かつ最適なデバイスやセッティングは明確ではない[9]．

人工呼吸管理中の加湿にはフィルター付き人工鼻によるものと加温加湿器によるものがあるが，分泌物による気管チューブの閉塞予防を含めた気道クリアランスの観点では，後者が有利である．気管チューブの気道抵抗上昇は人工呼吸器からの離脱失敗の要因となることも報告されており[10,11]，重要である．気道分泌物の粘稠度増加による気管チューブ閉塞のリスクは，フィルター付き人工鼻使用時のほうが加温加湿器使用時よりも高いことが示されている[12]．

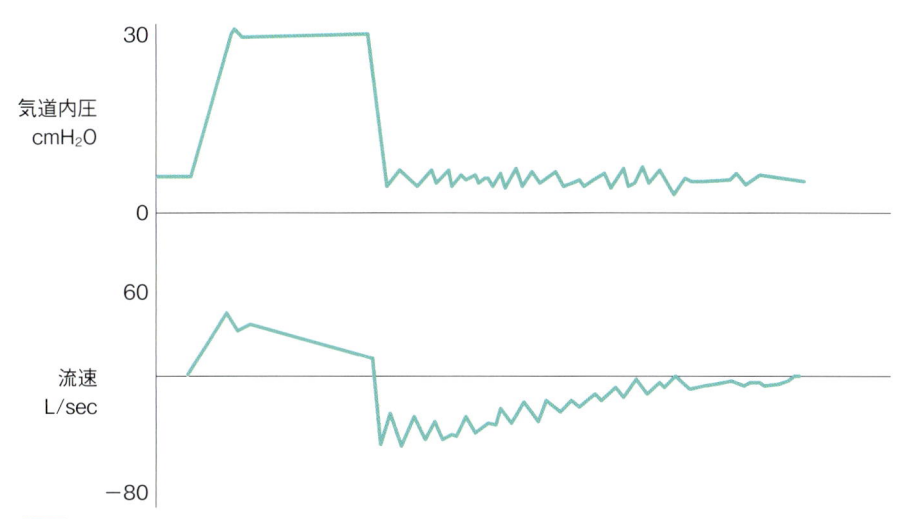

図1 気管吸引のタイミング：グラフィック波形におけるsawtooth pattern

気道分泌物貯留による分泌物の粘稠度増大や気道閉塞を防ぐためには，フィルター付き人工鼻と比較して加温加湿器の有用性が示されている．そのため，気道分泌物貯留を認める患者では，96時間以上の長時間にわたる人工呼吸管理が予測される場合には，加温加湿器を使用すべきであるとされる[13]．

b．気管吸引

気管吸引は，気道分泌物除去において最も重要な方法である．気管吸引のタイミングは，人工呼吸器のグラフィック波形におけるsawtooth pattern（ノコギリの歯の形に似た振幅，図1）の出現[14]，あるいは前胸部のrattlingの触知によって判断できる．

気管吸引の方法は日本呼吸療法医学会によるガイドラインに従うことが推奨される[15]．吸引カテーテルにはさまざまなタイプが存在するが，分泌物の除去にはカテーテルの側孔の位置と大きさが影響するとされる[16]．また，吸引の方法には開放式吸引システムと閉鎖式吸引システムがあり，両者の吸引効果に関しては同等であるとされる[17]．

貯留分泌物の粘稠度低下と咳嗽誘発を期待した吸引前の生理食塩水注入（saline instillation）の有効性に関するエビデンスはない[17]．

c．体位変換

人工呼吸管理中は，患者は仰臥位で管理されている時間が圧倒的に長い．仰臥位は管理しやすい体位である反面，誤嚥を生じやすいことに加えて，肺容量減少，下側肺領域の圧排虚脱，気道分泌物貯留などの弊害をきたしやすい．

これらを予防する目的で体位変換（turning）が行われる．仰臥位を0°とした場合，通常は両側，最低45°の側臥位（場合によっては90°の完全側臥位）を2時間ごとに実施することが多い．しかし，その予防効果に関しては限定的であり，2時間ごとに実施することの根拠，側臥位の程度（角度）の適応に関しては不明である．

半坐位（semirecumbent position）は，胃食道逆流物や常在菌を含む唾液および上気道分泌物の誤嚥のリスクを減らし，VAP発症を減少させることが知られており，VAP予防バンドルの1つとして知られている．近年，（15〜）30°の頭部挙上位ではVAP予防の効果は不十分であり，45°以上の坐位が必要であることが示されている[18]．

2）非ルーチンな方法

　非ルーチンな気道クリアランス法とは，上述の適切な加湿，気管吸引，体位変換の施行にもかかわらず，気道分泌物の有意な貯留や弊害を認める場合にのみ適用される方法である．

　具体的な方法としては，末梢気道に貯留する気道分泌物の中枢気道（気管吸引で除去可能な部位）への移動促進と咳嗽機能の補助に大別でき，気道クリアランス法の多くの手技がこのカテゴリーに含まれている．代表的な手技を図2にまとめたが[7]，各手技の選択基準は，分泌物の排出障害の機序，貯留分泌物の性状や量あるいは貯留部位などに依存する．

a. 体位ドレナージ

　体位ドレナージとは，気道分泌物が貯留した末梢肺領域を高い位置に，相対的に中枢気道を低い位置になるような体位を利用し，重力の作用によって中枢気道へ貯留分泌物の誘導排出を図る方法である．

　排痰体位は各肺区域の区域気管支が垂直に位置するように配慮されているが，下葉の排痰体位は頭低位となり患者の負担が大きいため，最近では頭低位をとらない修正排痰体位が適用されている．体位ドレナージが必要となる患者の多くは下葉や背側領域に分泌物貯留をきたしているため，側臥位および腹臥位，（その代用としての）前傾側臥位が用いられる．

　米国呼吸療法学会（American Association for Respiratory Care：AARC）のガイドライン[19]による体位ドレナージの実施時間は，3～15分間程度とされるが，実際の臨床場面では体位変換の繁雑さもあり，より長時間になる傾向にある．実施時間は患者の耐性や貯留する分泌物の量，性状，粘稠度などによる反応によって修正する．通常，貯留分泌物の量が多く，流動性がある場合は，体位ドレナージによく反応する．

　体位ドレナージでは分泌物の移動をより促進させる手技として，軽打法や振動法，さらにはスクイージングといった排痰手技が併用されてきた．しかし，これらの手技の分泌物移動促進効果は文献的には証明されておらず，体位ドレナージに併用する付加価値はないと解釈されている[20]．また，体位ドレナージには単独でVAPや無気肺を予防する効果は示されていない[17]．

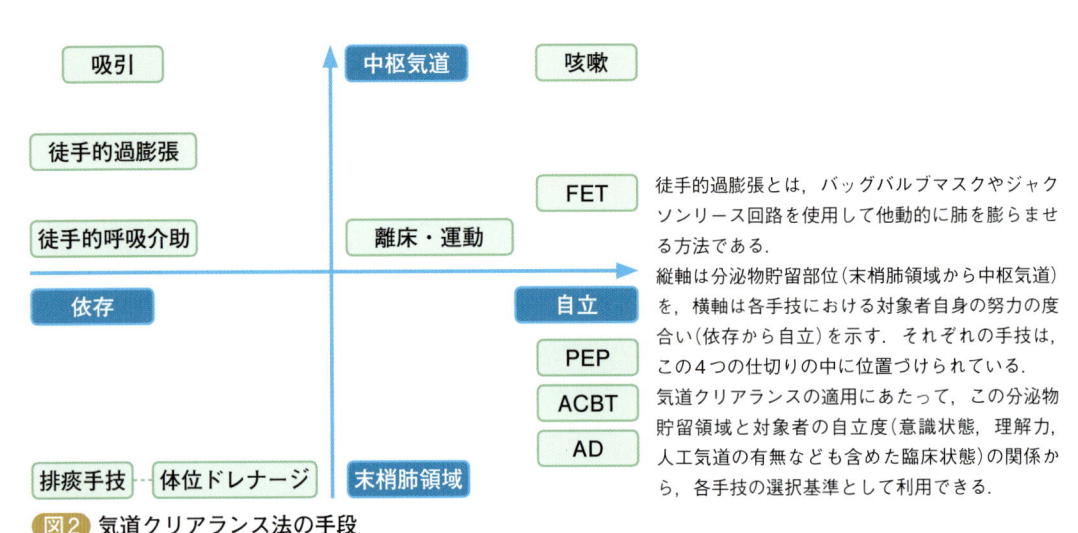

図2　気道クリアランス法の手段

ACBT（active cycle of breathing technique，自動サイクル呼吸法），AD（autogenic drainage，自律性ドレナージ），FET（forced expiration technique，強制呼出手技），PEP（positive expiratory pressure，呼気陽圧）

神津玲ほか：吸引と呼吸理学療法．理学療法学　39（2）：141-146，2012より引用

b．咳嗽の補助と代用

咳嗽の補助と代用とは"simulate a cough"[17]という方法であり，呼吸筋力低下による咳嗽力の低下，咳嗽反射の弱化あるいは消失などによって，咳嗽による気道分泌物の除去効果が期待できない場合に適用される．

バッグバルブマスクやジャクソンリース回路による加圧，あるいは人工呼吸器の一回換気量を増加させて肺を拡張しポーズの後に加圧を一気に開放させる徒手的あるいは機械的過膨張（manual or mechanical hyperinflation），患者の咳嗽にあわせて徒手的に胸壁に圧迫を加える徒手的咳嗽介助などがある．これらは吸引による分泌物除去に有効に作用するが，エビデンスとしては不十分である．

近年では，カフマシーンを用いた機械的咳嗽介助（mechanical in-exsufflator：MI-E）が適用されることもある．呼吸筋麻痺によって咳嗽機能が低下した神経筋疾患患者への有効性が古くから示されているが，人工呼吸管理中の適応と効果は不明である．

c．その他

その他にも，気道クリアランス法としていくつかの機械的方法が報告され，一部の臨床現場で適用されはじめている．

RTX（respiratory therapy external）の名称で知られる陽・陰圧体外式人工呼吸器（biphasic cuirass ventilation：BCV）は，最大1,200回/minの振動を付加するクリアランスモードが使用可能である．しかし，その適応病態と臨床的有用性は明確ではない．

持続的体位変換ベッド（Kinetic BedまたはKinetic Treatment Table）による持続的体位変換は，一部の人工呼吸器装着患者で無気肺や肺炎の発症を有意に減少させることが示されているが[21]，気道分泌物の誘導排出に有用であるかは示されていない．

肺内軽打換気法（intrapulmonary percussive ventilator：IPV）は，専用の機器を用いて，吸気時に200〜300回/minの波動気流を肺内へ送り込む方法であり，間欠的陽圧呼吸の一種である．IPVは気道クリアランスを促進するエビデンスが存在し[22]，その根拠として非対称的な流速パターン（吸気と比較して呼気の流速が大きい）が気道クリアランスに有効に作用していると考えられている．

引用文献

1) Palmer LB et al：Aerosolized antibiotics in mechanically ventilated patients：delivery and response. Crit Care Med 26(1)：31-39, 1998
2) Sackner MA et al：Effect of cuffed endotracheal tubes on tracheal mucous velocity. Chest 68(6)：774-777, 1975
3) Safdar N et al：The pathogenesis of ventilator-associated pneumonia：its relevance to developing effective strategies for prevention. Respir Care 50(6)：725-739, 2005
4) Ray JF 3rd et al：Immobility, hypoxemia, and pulmonary arteriovenous shunting. Arch Surg 109(4)：537-541, 1974
5) Qaseem A et al：Risk assessment for and strategies to reduce perioperative pulmonary complications for patients undergoing noncardiothoracic surgery：a guideline from the American College of Physicians. Ann Intern Med 144(8)：575-580, 2006
6) Schweickert WD et al：ICU-acquired weakness. Chest 131(5)：1541-1549, 2007
7) 神津玲ほか：吸引と呼吸理学療法．理学療法学 39(2)：141-146, 2012
8) 神津玲ほか：気道クリアランス手技・徒手的呼吸介助手技のTips；末梢気道領域のアプローチを中心に．呼吸器ケア 7(10)：995-1004, 2009
9) 田村富美子：人工呼吸管理中の気道浄化．人工呼吸 30(2)：207-213, 2013
10) Rumbak MJ et al：Significant tracheal obstruction causing failure to wean in patients requiring prolonged mechanical ventilation：a forgotten complication of long-term mechanical ventilation. Chest 115(4)：1092-1095, 1999
11) Kirton OC et al：Elevated imposed work of breathing masquerading as ventilator weaning intolerance. Chest 108(4)：1021-1025, 1995
12) Kelly M et al：Heated humidification versus heat and moisture exchangers for ventilated adults and children. Cochrane Database Syst Rev(4)：CD004711, 2010
13) Branson RD et al：Humidification in the intensive care unit. Prospective study of a new protocol utilizing heated humidification and a hygroscopic condenser humidifier. Chest 104(6)：1800-1805, 1993

14) Guglielminotti J et al : Bedside detection of retained tracheobronchial secretions in patients receiving mechanical ventilation : is it time for tracheal suctioning? Chest 118(4) : 1095-1099, 2000
15) 日本呼吸療法医学会気管吸引ガイドライン改訂ワーキンググループ : 気管吸引ガイドライン2013(成人で人工気道を有する患者のための). 人工呼吸30(1) : 75-91, 2013
16) Shah S et al : An in vitro evaluation of the effectiveness of endotracheal suction catheters. Chest 128(5) : 3699-3704, 2005
17) Branson RD : Secretion management in the mechanically ventilated patient. Respir Care 52(10) : 1328-1342, 2007
18) Alexiou VG et al : Impact of patient position on the incidence of ventilator-associated pneumonia : a meta-analysis of randomized controlled trials. J Crit Care 24(4) : 515-522, 2009
19) AARC (American Association for Respiratory Care) clinical practice guideline. Postural drainage therapy. Respir Care 36(12) : 1418-1426, 1991
20) Stiller K : Physiotherapy in intensive care : towards an evidence-based practice. Chest 118(6) : 1801-1813, 2000
21) Delaney A et al : Kinetic bed therapy to prevent nosocomial pneumonia in mechanically ventilated patients : a systematic review and meta-analysis. Crit Care 10(3) : R70, 2006
22) Kallet RH : Adjunct therapies during mechanical ventilation : airway clearance techniques, therapeutic aerosols, and gases. Respir Care 58(6) : 1053-1073, 2013

Ⅱ 各論①
4章 呼吸維持のためのケア・介助

3 気管吸引の判断と手技

　気管吸引とは，カテーテルを用いて機械的に気道分泌物を除去することであり，その目的は，気道の開通と，それによる呼吸仕事量の軽減やガス交換能の改善である．

　気管吸引は，臨床では日常的に行われる一般的なケアである．しかし一方，実施者の技術が問われる侵襲度の高いケアでもある．患者の苦痛を伴う気管吸引を，いかに効果的に効率的かつ安全に実施するかは，今なおクリティカルケア領域における大きな課題といえる．

　本稿では，気管吸引を実施するうえでの判断基準や具体的な手技について，根拠を示しつつまとめる．

1. 気管吸引のタイミング

　気管吸引ガイドライン2013[1]では，気管吸引を行う必要があるのかどうかを適切にアセスメントすることが重要であるとし，「1～2時間ごと」というように時間を決めてルーチンに行うべきではないとしている．この場合，気道分泌物の存在や気管吸引の必要性を判断する「指標」をもつことがきわめて重要となる．

1) 何によって，気管吸引の必要性を判断するのか

　気管吸引の必要性を示唆する臨床所見を表1にまとめる．気道分泌物の存在が確認できても，分泌物が気管支よりも末梢に存在する場合には吸引によって取り除くことは難しく[2]，分泌物が効果的に吸引できない場合にはドレナージなどほかの排痰ケアを検討する．

　人工呼吸器のモニタリングデータである換気量や気道内圧，フローボリューム曲線などの情報も，アセスメントするうえで役立つ．分泌物貯留の指標としては，換気量や気道内圧の変化よりもフローボリューム曲線のほうが有用であるとする報告[3]もあり，フローボリューム曲線が「ノコギリ歯状の波形」を示すときには，ほかの臨床所見をすみやかに評価し，気管吸引の必要性をアセスメントする必要がある．

　なお，気管吸引の効果判定も同様のアセスメントを必要とする．気管吸引の実施により吸引すべき状態が回避されたのであれば，その患者にとっては有用な指標であったといえるであろうし，回避されないのであればほかの原因や理由を探し，対処しなければならない．

2) 気道分泌物の貯留を示す明確な所見がなければ，吸引は行うべきではないのか

　呼吸音やフローボリューム曲線に異常がないからといって，気道分泌物がないとは言い切れない．つまり，気道分泌物が貯留していても，上述の所見が得られない場合がある[3]．このような，客観的な指標による評価の難しさは認識しておくべきである．

　ところで，気管吸引を行わないことの安全性を保障する基準はない．分泌物の付着による気管チュー

表1 気管吸引の必要性を示唆する臨床所見

1	努力呼吸の増強(呼吸仕事量の増加：呼吸数増加，浅速呼吸，陥没呼吸，補助呼吸筋の活動増加，呼気延長など)
2	視覚的に分泌物が確認できる(チューブ内に分泌物がみえる)
3	胸部聴診で気管から左右気管支にかけて分泌物の存在を示唆する副雑音(低音性連続性副雑音の聴取，呼吸音の減弱)
4	気道分泌物による咳嗽の誘発，湿性咳嗽など気道分泌物の存在を疑う音の聴取
5	触診による，呼吸運動に伴う振動の触知
6	誤嚥
7	ガス交換障害(低酸素血症)
8	人工呼吸器の測定値やグラフィックの変化 ①量規定モード時の「気道内圧上昇」 ②圧規定モード時の「換気量低下」 ③フローボリューム曲線でノコギリ歯状の波形

注：項目7, 8は付帯的な条件であり，単独では適応とはならない．
日本呼吸療法医学会気管吸引ガイドライン改訂ワーキンググループ：気管吸引ガイドライン2013(成人で人工気道を有する患者のための)．人工呼吸 30(1)：75-91, 2013を参考に作成

ブ内腔の狭窄を予防・発見するために，気管吸引は8時間ごとに行う[4]という方針も，「目的が明確である」かつ「8時間のあいだに気道分泌物の存在を示唆する徴候がない」などの評価が前提である以上，吸引の必要性をアセスメントする1つの考え方といえよう．

2. 気管吸引のポイント

気管吸引を実施する際には，正しい手順で，アセスメントを行いながら実施しなければならない．一連の吸引の手順を図1にまとめる．また，以下に手技のポイントと根拠を簡単に示す．

1) カテーテルの選択
a．開放式か閉鎖式か
酸素化と肺容量維持においては閉鎖式吸引のほうがすぐれており[5)-7)]，急性肺傷害などの呼吸不全患者においては閉鎖式吸引システムが推奨されている[1)]．

米国呼吸療法学会(American Association for Respiratory Care：AARC)のガイドライン[2)]においても，高酸素濃度や呼気終末陽圧(positive end-expiratory pressure：PEEP)を要する患者では閉鎖式吸引を考慮すべきとしている．

b．サイズ
吸引カテーテルのサイズは，気管チューブ内径の1/2以下[1)2)]が推奨されており，以下の計算式によって算出される．

1mmは，3Fr(French Gauge)であるため，

適正吸引カテーテルサイズ(Fr) ＝気管チューブ内径(mm)×3×1/2
　　　　　　　　　　　　　　　＝気管チューブ内径(mm)×1.5

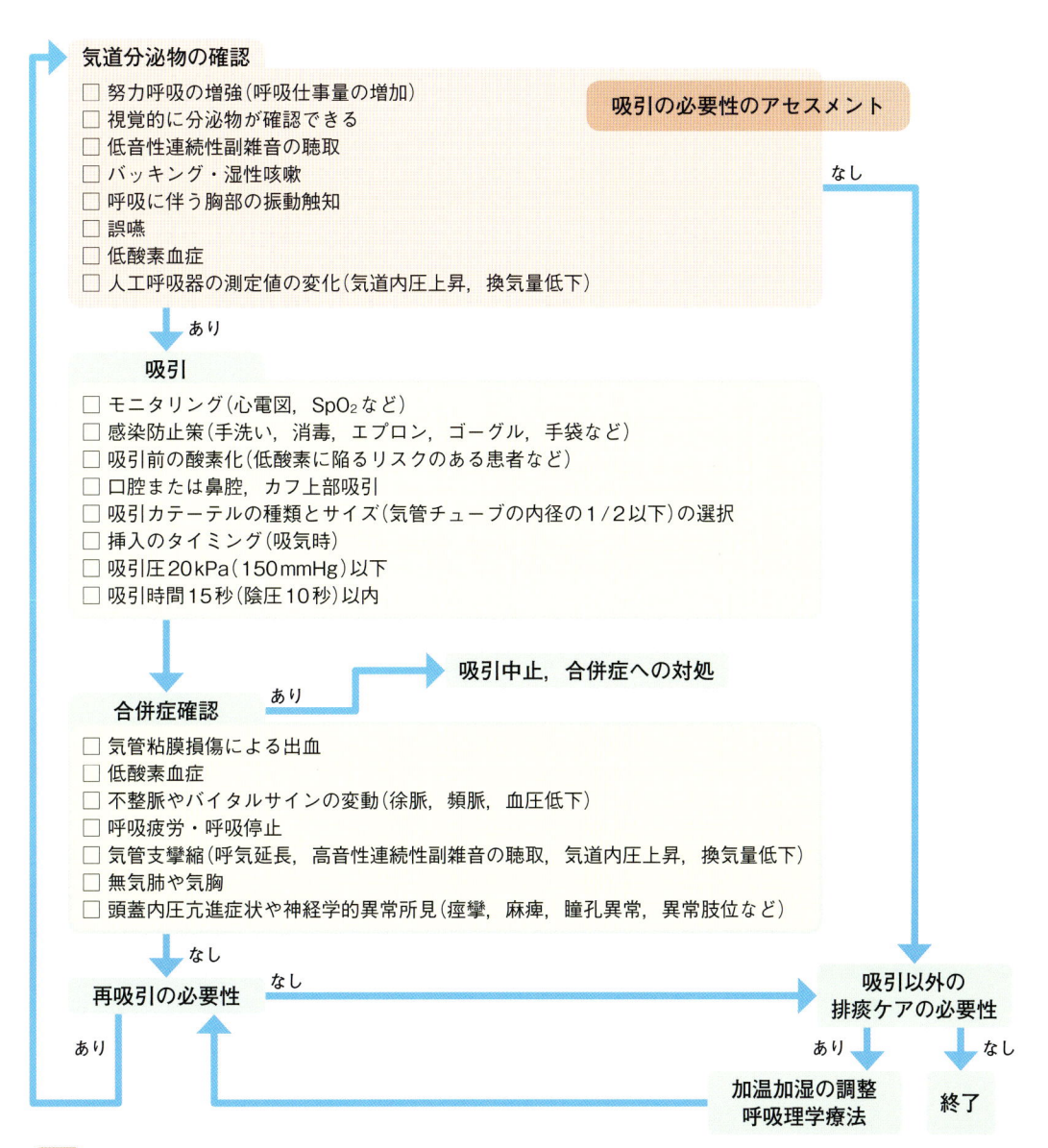

```
                              気道分泌物の確認
                   □ 努力呼吸の増強(呼吸仕事量の増加)
                   □ 視覚的に分泌物が確認できる            吸引の必要性のアセスメント
                   □ 低音性連続性副雑音の聴取
                   □ バッキング・湿性咳嗽                                   なし
                   □ 呼吸に伴う胸部の振動触知
                   □ 誤嚥
                   □ 低酸素血症
                   □ 人工呼吸器の測定値の変化(気道内圧上昇,換気量低下)

                                      ↓ あり
                                     吸引
                   □ モニタリング(心電図,SpO₂など)
                   □ 感染防止策(手洗い,消毒,エプロン,ゴーグル,手袋など)
                   □ 吸引前の酸素化(低酸素に陥るリスクのある患者など)
                   □ 口腔または鼻腔,カフ上部吸引
                   □ 吸引カテーテルの種類とサイズ(気管チューブの内径の1/2以下)の選択
                   □ 挿入のタイミング(吸気時)
                   □ 吸引圧20 kPa(150 mmHg)以下
                   □ 吸引時間15秒(陰圧10秒)以内

                                                 あり
                              合併症確認      →     吸引中止,合併症への対処
                   □ 気管粘膜損傷による出血
                   □ 低酸素血症
                   □ 不整脈やバイタルサインの変動(徐脈,頻脈,血圧低下)
                   □ 呼吸疲労・呼吸停止
                   □ 気管支攣縮(呼気延長,高音性連続性副雑音の聴取,気道内圧上昇,換気量低下)
                   □ 無気肺や気胸
                   □ 頭蓋内圧亢進症状や神経学的異常所見(痙攣,麻痺,瞳孔異常,異常肢位など)

                                 なし                       吸引以外の
                    再吸引の必要性   →                        排痰ケアの必要性
                    あり                                   あり       なし
                                                       加温加湿の調整
                                                       呼吸理学療法     終了
```

図1 吸引の手順

SpO₂(percutaneous oxygen saturation,経皮的動脈血酸素飽和度)

2)吸引圧

　気管吸引の際の吸引圧は,20 kPa(150 mmHg)以内が推奨されている[1)2)].ただし,実際に肺にかかる陰圧を評価することはできないため,制限内の陰圧であっても無気肺や低酸素,気道粘膜の損傷などのリスクがあることを理解しておく.

　高い吸引圧をかけた場合は合併症の増加が懸念されるが,カテーテルサイズや吸引時間など,適切な手順に従って吸引を行うのであれば,200 mmHgでも安全に吸引できる可能性を示唆する報告[4)8)9)]もあり,今後さらに検討する余地がある.

3)吸引時間

　吸引時間は,陰圧は最大10秒,気管吸引全体の工程で15秒以内とすることが推奨されている[1)].

表2 気管吸引の際に注意を要する患者

注意を要する患者	具体例
低酸素血症	High PEEPの患者，高濃度酸素を投与しても酸素化が維持できない患者
出血傾向，気管内出血	DIC，高度肝機能障害，抗凝固薬などの投与
低心機能・心不全	循環作動薬の大量・多剤投与
頭蓋内圧亢進症状	頭蓋内出血，広範囲脳梗塞，クモ膜下出血
吸引刺激で気管支攣縮を起こしやすい状態	
吸引刺激により病態悪化の可能性がある	破傷風，気管・気管支の術後 気管攣縮を起こしやすい 不整脈が出やすい せん妄，嘔吐などの可能性が高い
感染症を媒介する可能性がある	MRSA，多剤耐性菌などの検出 排菌中の結核患者

DIC（disseminated intravascular coagulation，播種性血管内凝固症候群），MRSA（Methicillin-resistant *Staphylococcus aureus*，メチシリン耐性黄色ブドウ球菌）
日本呼吸療法医学会気管吸引ガイドライン改訂ワーキンググループ：気管吸引ガイドライン2013（成人で人工気道を有する患者のための）．人工呼吸 30(1)：75-91, 2013を参考に作成

ただし，吸引時間が5～6秒程度であっても心拍数の上昇や経皮的動脈血酸素飽和度（percutaneous oxygen saturation：SpO_2）の低下を生じる[10]ことから，吸引時間は「分泌物を吸引できる，可能なかぎり短い時間」という認識が必要かもしれない．

4）その他
a．吸引前の酸素化
吸引前に酸素化を行うと吸引による低酸素が減少するとの報告[11]もあり，気管吸引ガイドライン[1]では，吸引に際して注意が必要な患者（表2）など，特定の患者に対し，事前に十分な酸素化を行うことを推奨している．

酸素化の方法として，AARCのガイドライン[2]では，吸引前の30～60秒間に100％酸素を投与することを推奨している．なお，低酸素血症になりやすい患者においては，吸引後の酸素化も検討する．

b．吸引前の過換気・過膨張
気道分泌物の移動や肺の再膨張を目的とした徒手換気では，胸腔内圧の上昇に伴う血圧低下や圧外傷のリスクがあり，気管吸引ガイドライン[1]では，酸素化のために実施することは特別な理由がないかぎり推奨しないとしている．

一方，肺障害の患者に対しては有用性を示唆する報告[7]もあり，上記の目的に沿った症例ごとの検討はしてもよい[1]とされている．ただし，実施の際には圧外傷や血圧低下などを念頭におき，注意深く観察することはいうまでもない．

3. 気管吸引による合併症，予防と評価

気管吸引による合併症とその評価（観察）項目を表3にまとめる．

表3 気管吸引の合併症，評価と予防

合併症	評価	予防および注意点(注意点は＊で示す)
気管，気管支粘膜の損傷	血液混入痰の吸引・組織片の混入	適切な吸引圧 適切なカテーテル挿入の長さ 愛護的な吸引操作
低酸素血症	低酸素血症（SpO_2やPaO_2低下） チアノーゼ	吸引前後の酸素化（吸引前後の100％酸素投与）
徐脈・頻脈 不整脈 呼吸停止・心停止	心電図モニタの変化 意識レベル・バイタルサインの変化	吸引前後の酸素化による心筋の低酸素予防 愛護的な吸引操作 適切な鎮静（一時的な鎮静薬増量も検討） ＊とくに心疾患者や心臓術後の患者は注意
血圧変動・循環不全	バイタルサインの変化 咳嗽反射	愛護的な吸引操作 適切な鎮静（一時的な鎮静薬増量も検討）
咳嗽による疲労	呼吸数，呼吸パターンの変化 補助呼吸筋の使用	不必要な吸引を避ける（吸引頻度・時間の検討） 愛護的な吸引操作
嘔吐	口腔内の吐物の有無 誤嚥の有無	愛護的な吸引操作 ＊迷走神経反射による場合，徐脈や低血圧を伴う
気管支攣縮	高音性連続性副雑音の聴取 呼気延長・補助呼吸筋の使用	＊人工呼吸中の場合，気道内圧上昇や一回換気量低下に注意
疼痛・苦痛	症状の確認 表情の観察	適切な鎮痛薬や鎮静薬の使用 適切な吸引時間と愛護的な吸引操作
肺炎	膿性痰の有無 痰の量	清潔操作 口腔内およびカフ上部吸引
無気肺	呼吸音の一部減弱や左右差 低酸素血症	必要時，肺胞リクルートメント ＊安静臥床の場合，背部の呼吸音に注意
頭蓋内圧上昇・脳出血など	意識レベルの変化 神経学的所見の評価 バイタルサインの変化	適切な吸引圧 愛護的な吸引操作
気胸	呼吸音や胸郭挙上の左右差 X線評価	適切な吸引圧と吸引時間 適切なカテーテル挿入 愛護的な吸引操作 適切な鎮痛薬や鎮静薬の使用

PaO_2（arterial oxygen tension，動脈血酸素分圧）

　吸引中に合併症を認めた場合には，ただちに吸引を中止し，合併症へ対応しなければならない．また，重篤な合併症として心停止をきたすこともあり，気管吸引を実施する医療者は最悪の事態に備え，心肺蘇生法を習得しておく必要があるだろう．

4. おわりに

　気管吸引に関するエビデンスは，いまだ確立しているとは言い難い．しかし，ガイドラインが整理され，臨床での技術が標準化されれば，臨床データの蓄積により改善すべき手技や問題が明らかにな

るかもしれない．

引用文献
1) 日本呼吸療法医学会気管吸引ガイドライン改訂ワーキンググループ：気管吸引ガイドライン2013（成人で人工気道を有する患者のための）．人工呼吸　30(1)：75-91，2013
2) American Association for Respiratory Care：AARC Clinical Practice Guidelines. Endotracheal suctioning of mechanically ventilated patients with artificial airways 2010. Respir Care 55(6)：758-764，2010
3) Guglielminotti J et al：Bedside detection of retained tracheobronchial secretions in patients receiving mechanical ventilation：is it time for tracheal suctioning? Chest 118(4)：1095-1099，2000
4) Pedersen CM et al：Endotracheal suctioning of the adult intubated patient--what is the evidence? Intinsive Crit Care Nurs 25(1)：21-30，2009
5) Corley A et al：End-expiratory lung volume recovers more slowly after closed endotracheal suctioning than after open suctioning：a randomized crossover study. J Crit Care 27(6)：742.e1-7，2012
6) Cereda M et al：Closed system endotracheal suctioning maintains lung volume during volume-controlled mechanical ventilation. Intensive Care Med 27(4)：648-654，2001
7) Maggiore SM et al：Prevention of endotracheal suctioning-induced alveolar derecruitment in acute lung injury. Am J Respir Crit Care Med 167(9)：1215-1224，2003
8) Yousefi H et al：Comparison of the effects of two levels of negative pressure in open endotracheal tube suction on the physiological indices among patients in intensive care units. Iran J Nurs Midwifery Res 19(5)：473-477，2014
9) Yazdannik AR et al：Comparing two levels of closed system suction pressure in ICU patients：Evaluating the relative safety of higher values of suction pressure. Iran J Nurs Midwifery Res 18(2)：117-122，2013
10) Afshari A et al：The effect of the open and closed system suctions on cardiopulmonary parameters：time and costs in patients under mechanical ventilation. Nurs Midwifery Stud 3(2)：e14097，2014
11) Oh H et al：A meta-analysis of the effects of various interventions in preventing endotracheal suction-induced hypoxemia. J Clin Nurs 12(6)：912-924，2003

II 各論①
4章 呼吸維持のためのケア・介助

4 VAEを回避するための口腔ケア

1. 人工呼吸療法を受ける患者に対する口腔ケアの意義

　これまでクリティカルケア領域における口腔ケアは，誤嚥性肺炎の予防効果のエビデンス[1]をもとに，人工呼吸器関連肺炎（ventilator-associated pneumonia：VAP）の予防として感染予防を目的として実施されてきた．米国疾病予防管理センター（Centers for Disease Control and Prevention：CDC）の「医療関連肺炎予防のためのガイドライン2003」[2]でも，人工呼吸器装着患者の口腔ケアの重要性が強調されている．

　経口気管挿管患者は，常時開口状態となるために口腔内の乾燥を引き起こし，唾液の分泌量が減少するうえ，デバイスによる物理的圧迫や刺激により口腔内の衛生が保ちにくい状態となる．このような患者は，抗菌薬の使用による口腔内常在菌叢の菌交代現象と，それにより真菌や院内肺炎原因菌の定着・増殖が起こる危険にさらされている．

　人工呼吸療法の合併症として起こるVAPの原因菌である細菌の侵入経路は経気道的であり，気管チューブの内側と外側から起こると考えられている．VAPの発生機序から上気道の病原菌の増殖抑制は重要であり，さらに気管挿管中は病原菌の下気道への流れ込みを最小限に抑えるための口腔ケアを実施しつづける必要がある．

2. 口腔ケアの準備

1）全身状態のアセスメントと鎮痛・鎮静管理

　患者が口腔ケアを実施できる状態であるかは，呼吸・循環の指標から判断する．口腔ケアが刺激となり，患者の状態に影響を及ぼす可能性があるため，これまでのケア介入によるバイタルサインの変動の有無や対処などを把握する．

　患者の鎮静・鎮痛の状態を評価し，口腔ケアが患者にとって安楽に施行できるよう医師の指示に従い調整する．また，患者が安心してケアを受けられるよう，患者の意識レベル・鎮静レベルに応じた声かけを行う．

　また，口腔ケア実施中にもモニタリングが行えるよう，モニタの位置を調整する．

2）物品の準備

　口腔ケアに必要な物品を図1に示す．すでに必要物品がセット化されているものもある．

3）感染防御

　微生物の伝播を減少させるため，スタンダードプリコーションを行う．口腔ケア時はブラッシングによるプラークや洗浄液の飛散により，汚染されやすい状態となる．施行者はゴーグルを含んだ感染

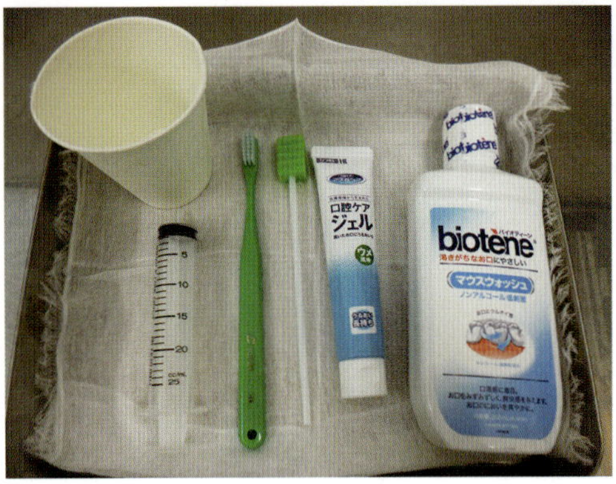

歯ブラシ，スポンジブラシ，コップ，保湿剤，洗口液，その他に排唾管，洗浄用シリンジ，清拭用タオル，カフ圧計，手袋，ビニールエプロン，ゴーグル，マスクを準備する．

図1 必要物品

防護具を着用し，患者にもエプロンなどを装着して感染防御対策を行う．

4）体位管理

　可能な範囲で患者を起こし，挙上角度は30°以上とする．患者の状態によって頭部挙上が困難な場合には側臥位とし，体位変換が困難な場合には頭部を処置側へ傾けるなどして頸部前屈位を心がけ，誤嚥が防げる体位とする．

　口腔ケア時は，最も口腔内に細菌が増殖した状態であり，細菌の下気道への流れ込みを生じさせやすい状況にあるため，誤嚥しにくい体位に整える必要がある．体位管理によるVAP発生率を検討した報告では，45°以上の頭位挙上でVAPが有意に減少することを報告している[3]．

5）カフ圧管理

　口腔ケア時の気道への流れ込み予防として，体位と同様に気管チューブのカフを適正圧に管理する必要がある．気管チューブのカフ圧は時間経過とともに変動することが知られている[4]．カフ圧が20cmH$_2$O以下の持続的な低圧は，VAPに対する独立危険因子であるとの報告[5]もあり，口腔ケア前にはカフ圧計を用いた適正圧（20〜30cmH$_2$O）への調整が必要である．

　また，声門下分泌物の吸引が可能なカフ上部吸引機能が付属している気管チューブであれば，カフ上部吸引によりVAP発生率が低下すると報告されており[6]，積極的な使用が望ましいと考える．カフ上部吸引の方法には，低圧での持続吸引や，5〜10mLのシリンジでゆっくりと吸引する方法などがあり，持続的な方法がよいか間歇的な方法がよいかは未解決問題ではあるが，口腔ケア後にいずれかの方法でカフ上部吸引を行い，カフ上部に溜まった汚染物の回収を意識的に行う必要がある．

6）アセスメント

　口腔内のアセスメントツールとして，EilersのOral Assessment Guide（OAG）[7]やOAGをもとにしたAnderssonらのRevised Oral Assessment Guide（ROAG）[8]が一般的に用いられている．これらは「声」「嚥下」「口唇」「舌」「唾液」「粘膜」「歯肉」「歯」の8項目を評価していくものである．ROAGを翻訳し，挿管中でも評価しやすいように改良された「初期評価シート」もある（**表1**）[9]．

　このようなツールを用いて患者の状態を適切にアセスメントし，状態に応じた適切なケアを提供する．

表1 ROAGスケールをもとにした「初期評価シート」の例

項目	1点	2点	3点
声（挿管中は不要）	正常	軽度の嗄声	嗄声（反回神経麻痺）
嚥下（挿管中）	〈なし〉	鎮静中で嚥下反射あり	鎮静中で嚥下反射なし
嚥下（抜管後）	問題なし	嚥下時痛	嚥下困難
開口量	ケア時に容易に開口する	鎮静・意識障害があり，開口には応じないが，徒手的に2横指程度開口可能	くいしばりや顎関節の拘縮のため，開口量が1横指以下
口臭（「食物残渣を伴う・伴わない」を記載）※1	口臭を認めない	口腔から30cm以内に近づくと口臭を感じる	口腔から30cm以上離れても口臭を感じる
口唇	平滑でピンク	乾燥 or 亀裂 and/or 口角炎	潰瘍 or 出血
口腔乾燥（主に頬粘膜で評価する）※2	ミラーと粘膜との間に抵抗なし	抵抗が少し増すが，ミラーが粘膜にくっつきそうにはならない	抵抗が明らかに増し，ミラーが粘膜にくっつく，あるいはくっつきそうになる
粘膜（頬，口腔底，口蓋など）	ピンクで，潤いあり	乾燥 and/or 赤，紫や白色への変化	著しい発赤 or 厚い白苔，出血の有無にかかわらず水疱や潰瘍
舌	ピンクで，潤いがあり，（糸状）乳頭がある	乾燥，乳頭の消失，赤や白色への変化	舌苔が非常に厚い・茶・黒色への変色，水疱や潰瘍
歯肉	ピンクで引き締まっている	浮腫性 and/or 発赤	手で圧迫しても容易に出血
歯・義歯※3	きれい，食物残渣なし，歯科治療を要する歯がない	1）部分的に歯垢や食物残渣 2）う蝕や義歯の損傷，ケアの妨げになる，あるいは感染源になるかもしれない歯がある	全般的に歯垢や食物残渣

※1 口臭の存在は，清掃不良と一致しないこともあるが，口腔乾燥とともに必ず評価の対象とする．
※2 歯科用ミラーを用いて，粘膜との摩擦で口腔内の湿潤度を判定する．金属製の舌圧子や歯ブラシの柄の部分などでも代用できるほか，グローブを装着した指を口腔内へ入れたときの摩擦抵抗でも評価可能である．
※3 可能であれば，個々の残存歯について評価する（う蝕の有無，充填・補綴物の状態，動揺度，義歯装着の有無を記録）
岸本裕允：成果の上がる口腔ケア．p.29，医学書院，2011より引用

3. 口腔ケアの実施

口腔ケアは，ブラッシングを中心とした口腔内のケア（以下の1〜5）を1日に2〜3回，およそ8時間ごとに行うことを基本とする．

また，8時間ごとの口腔ケアのあいだには，口腔内の乾燥の程度を確認し，必要に応じて保湿ケアを補うことが望ましい．米国クリティカルケア看護師協会（American Association of Critical-Care Nurses：AACN）は2〜4時間ごとに保湿ケア（以下の5のみ）を行うことを推奨している[10]．

口腔内の細菌数は口腔ケアによって減少するが，ケア終了後3〜6時間で元の状態に戻るといわれており[11]，保湿ケアは4時間ごとのケアを推奨する意見が多い．

1）口腔・鼻腔周囲の清拭と保湿

医療者の手指が触れる部分の口腔・鼻腔周囲の清拭を行う．口腔ケア時には，口腔周囲の皮膚に触れながらケアしていくため，口腔周囲に付着した細菌やウイルスが医療者の手指を介して口腔内に移動してしまう可能性がある．

また，口唇や舌，粘膜の乾燥が重度で口腔ケアが困難になることが予想される場合は，あらかじめ保湿剤を塗布し，ケアを行いやすい環境をつくる．

2）ブラッシング

口腔の清潔が不十分であると，歯の表面に口腔内細菌が層になって付着したデンタルプラークが形成される．デンタルプラークを除去するためには，歯ブラシによる機械的清掃が必要である[12]．AACNのPractice Alerts[10]では，柔らかい小児用か成人用の歯ブラシを用いて1日2回のブラッシングを行うことを推奨している．

デンタルプラークが蓄積すると歯肉炎が引き起こされる．歯肉の脆弱性の亢進は易出血性へとつながるため，口腔内の清浄化を保ちにくくする．したがって，デンタルプラークの蓄積しやすい歯と歯肉の境界部や，歯と歯の隙間，隣接の歯が欠損している歯の表面にとくに注意し，歯肉に発赤や腫脹はないかを確認しながら1本ずつていねいにブラッシングすることが重要である．

ブラッシングの方法にはスクラビング方法やバス方法などさまざまあるが，方法にはこだわらず，デンタルプラークが溜まりやすい部分に歯ブラシが当たるように歯ブラシの毛先を歯冠方向に向かって動かすことを意識してブラッシングする（図2）．

3）舌苔のケア

舌苔のケアは，湿潤させた舌ブラシやスポンジブラシを用いて舌根部から舌尖部に向かってブラッシングする．

強固に付着している舌苔に対しては，綿球やスポンジブラシで含嗽剤（2倍希釈したオキシドール）を痂疲に塗布し，軟化するのを待ってケアを行う[13]．舌苔は細菌の温床となるので，破壊した細菌を咽頭部に落下させないように注意しながら，口腔外へ掃き出すイメージで舌のケアを行う．

歯ブラシなどで無理に舌苔を除去しようとすると粘膜を傷つけてしまうこともあるため，愛護的にケアを行い，1度ですべてを除去しようとはせず少しずつ行う（図3）．

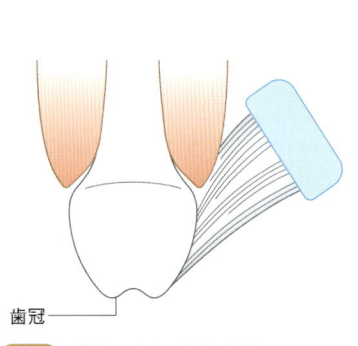

図2 ブラッシングの方法

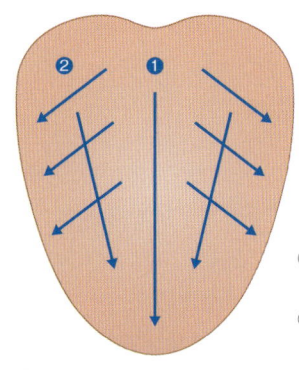

図3 舌苔のケア

①舌の奥から手前へスポンジブラシの溝をあてながら手前に引く．
②舌の奥側の中央から外側へ同様に引く．

4) 汚染物の回収

　ブラッシングによってプラークが破壊されるため,口腔内の細菌数はブラッシング前よりも増えることが知られている[14].ブラッシング後は,細菌を含んだ汚染物の回収を徹底して行う必要がある.汚染物を回収する方法には,洗浄法と清拭法がある.

　洗浄法とは,汚染物を洗い流す方法で,細菌除去には効果的だが,洗浄液が下気道へ流れ込むリスクがある.また清拭法とは,汚染物を拭き取る方法で,下気道への流れ込みのリスクが減るものの,細菌除去の効果は洗浄法より劣ると考えられる.

　患者の状態やケアを提供する側の状況,環境によって,汚染物の回収方法を選択する必要がある.また汚染物の飛散を抑えるために,歯ブラシやスポンジブラシに吸引機能がついている製品もある.

a．洗浄法

　洗浄液を用いて汚染物を希釈し,洗い流すことによって,口腔内の細菌数を減少させる.洗浄を4回行った場合では,2回の場合よりも細菌数は有意に減少し,洗浄量は50 mL程度であったことが報告されている[15].1回の洗浄量は10～20 mL程度と少なめとし,十分な吸引を行って洗浄液を確実に回収する.

　吸引は,洗浄液が貯留する箇所を予測し,できるだけ洗浄箇所に近い位置で行う.排唾管などの口腔内専用の吸引チューブは粘膜への吸着がなく,吸引を行いやすい.洗浄ケアは2名で行うほうが,安全性が高まる.

　洗浄液は製品によって効能が異なるため,目的に合ったものを選択することが望ましい.エタノール含有の洗浄液は,口腔内の乾燥を強める可能性があるため,使用しないことが望ましい.

b．清拭法

　スポンジブラシか口腔用ウェットティッシュを用いて,汚染物の回収を行う.スポンジブラシの場合は,保湿剤を塗布して湿潤させて行うと除去しやすい.

　スポンジブラシは歯茎と頬粘膜の清拭から始め,奥から手前へと回収する.プラークが飛散しやすい箇所では,からめ取りながら回収する(図4).一か所の回収作業ごとにガーゼなどで汚染物を拭き取るか水で洗い流し,水気を切ってから次の箇所の回収作業を行う.

　口腔用ウェットティッシュは指に巻きつけて使用し,スポンジブラシと同様に汚染物の拭き取りを行う.

　清拭法のディスポーザブル製品として,吸引機能つきの歯ブラシ,スポンジブラシ,洗口液,保湿

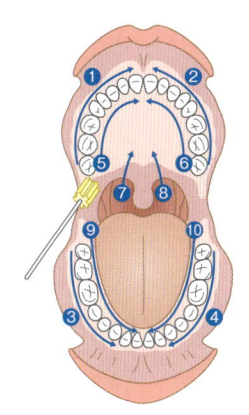

①②上側の歯茎と歯にスポンジブラシの溝をあてながら奥から手前に引く.
③④下側の歯茎と歯も同様に奥から手前に向けてスポンジブラシを引く.
⑤⑥上側の歯と歯の内側を擦る.
⑦⑧口蓋粘膜を奥から手前へ擦る.
⑨⑩下側の歯と歯茎の内側を擦る.

図4 清拭法

剤がセットになっているQケアがある．

5）保湿ケア

　口腔内が乾燥していると，細菌の増加，粘膜の損傷が起こりやすく，乾燥が重度になると概してケアが行いにくくなる．こうした点から保湿ケアは重要であり，小まめに口腔内の状態を観察し，保湿ケアを提供する必要がある．また，前回塗布した保湿剤が痂疲のように口蓋などに付着している場合があり，乾燥が進むと一層除去しにくくなる．

　保湿剤にはリキッドタイプやジェルタイプがある．粘度や水分量，重量などの特徴が報告されているもの[16)17)]もあり，患者に使用する目的に応じて製品を選択する．AACNのPractice Alerts[10)]では，VAPのリスクがある患者への口腔ケアについて，2〜4時間ごとに口腔粘膜と唇の保湿を行うことが明記されており，口腔内の保湿の重要性を示している．

4. VAEとVAP

　これまではVAP診断のゴールドスタンダードはなく，臨床的診断では，胸部X線異常陰影の出現，肺酸素化能の低下，炎症反応の亢進，膿性気道分泌物の存在などから判断されてきた．しかし，痰の性状や胸部X線の異常の評価は，評価者の主観に頼るところが大きく，VAP診断の感度・特異度がすぐれない問題があった．

　そこで，2013年にCDCはVAPのサーベイランスに関して新しい概念と判定のアルゴリズムを発表した[18)]．新しいサーベイランスでは，VAPのみならず人工呼吸器装着患者に起こる呼吸器合併症のすべてを含んだ人工呼吸管理中のイベントが客観的指標によって抽出できることを目指し，人工呼吸器関連事象（ventilator-associated events：VAE）の概念が定義された．

　VAEには，人工呼吸器関連状態（ventilator-associated condition：VAC），感染関連性人工呼吸器関連合併症（infection-related ventilator-associated complication：IVAC），人工呼吸器関連肺炎可能性例（possible ventilator-associated pneumonia：possible VAP），人工呼吸器関連肺炎推定例（probable ventilator-associated pneumonia：probable VAP）が定義されている（図5）．

　VAEの概念の導入によって，客観的指標に基づいたサーベイランスが看護師でも行え，人工呼吸

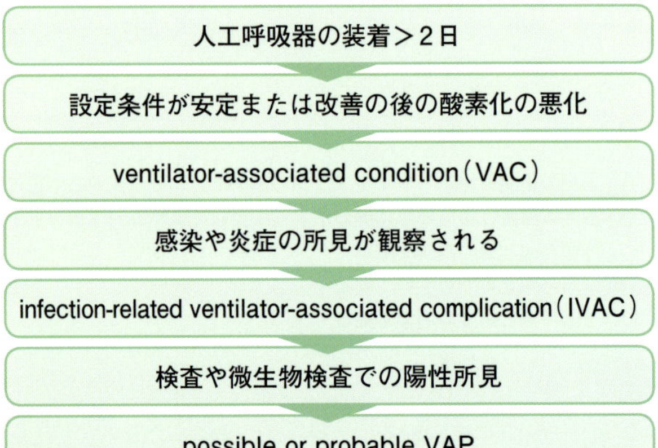

```
人工呼吸器の装着＞2日
        ↓
設定条件が安定または改善の後の酸素化の悪化
        ↓
ventilator-associated condition（VAC）
        ↓
感染や炎症の所見が観察される
        ↓
infection-related ventilator-associated complication（IVAC）
        ↓
検査や微生物検査での陽性所見
        ↓
possible or probable VAP
```

図5　VAEのアルゴリズム

に関連したイベントを見つけやすくなった．本サーベイランスは，感染性のIVACやpossible VAPのみならず，圧合併症などの人工呼吸に関するすべての合併症を含んだVACの概念が盛り込まれている．

　VAPは発症すると治療に難渋し，死亡率が高いことも明らかとなっている．そのため，人工呼吸に関する合併症を早期に発見するためにVACの概念が規定された．高い死亡率へとつながるVAPの予防のため，成果をみせているVAP予防バンドルを遵守することや口腔ケアや誤嚥予防などVAP予防バンドルには含まれないが，理論的に根拠のあるケアを徹底して意識的に行いながら，新しいVAEの概念を用いて早期に悪化の徴候をつかんで対処していくことが求められている．

引用文献

1) Yoneyama T et al：Oral care reduces pneumonia in older patients in nursing homes. J Am Geriatr Soc 50(3)：430-433, 2002
2) Tablan OC et al：Guidelines for preventing health-care--associated pneumonia, 2003：recommendations of CDC and the Healthcare Infection Control Practices Advisory Committee. MMWR Recomm Rep 53(RR-3)：1-36, 2004
3) Alexiou VG et al：Impact of patient position on the incidence of ventilator-associated pneumonia：a meta-analysis of randomized controlled trials. J Crit Care 24(4)：515-522, 2009
4) Nseir S et al：Variations in endotracheal cuff pressure in intubated critically ill patients：prevalence and risk factors. Eur J Anaesthesiol 26(3)：229-234, 2009
5) Rello J et al：Pneumonia in intubated patients：role of respiratory airway care. Am J Respir Crit Care Med 154(1)：111-115, 1996
6) Wang F et al：Subglottic secretion drainage for preventing ventilator-associated pneumonia：an updated meta-analysis of randomized controlled trials. J Trauma Acute Care Surg 72(5)：1276-1285, 2012
7) Eilers J et al：Development, testing, and application of the oral assessment guide. Oncol Nurs Forum 15(3)：325-330, 1988
8) Andersson P et al：Oral health and nutritional status in a group of geriatric rehabilitation patients. Scand J Caring Sci 16(3)：311-318, 2002
9) 岸本裕允：成果の上がる口腔ケア．p.29, 医学書院, 2011
10) American Association of Critical-Care Nurses：Oral Care for Patients at Risk for Ventilator-Associated Pneumonia http://www.aacn.org/wd/practice/content/oral-care-practice-alert.pcms?menu＝practice より2015年4月9日検索
11) 奥田克爾：口腔ケアにおける口腔内バイオフィルムコントロールの重要性．ICUとCCU 33(10)：749-756, 2009
12) 大野友久ほか：歯科から見た人工呼吸関連肺炎．人工呼吸　25(1)：28-35, 2008
13) 藤平弘子著：舌苔の除去．口腔ケアの疑問解決Q&A (渡邉裕編), p36-37, 学研メディカル秀潤社, 2013
14) 迫田綾子ほか：口腔ケアの効果評価に関する細菌学的検討．日本看護学会論文集　看護総合　36：402-404, 2005
15) 三本松つる子ほか：嚥下障害を有する脳血管障害患者への効果的な口腔ケアの開発．日本看護技術学会誌　11(2)：55-61, 2012
16) 大岡貴史ほか：ゲル状口腔保湿剤の物性の経時的変化と湿度との関連性に関する実験的研究．障害者歯科　33(4)：613-620, 2012
17) 知念正剛ほか：口腔保湿剤の粘度と水分保持能力との関係について．老年歯科医学　28(1)：3-9, 2013
18) Centers for Disease Control and Prevention：Ventilator-Associated Event (VAE) For use in adult locations only http://www.cdc.gov/nhsn/PDFs/pscManual/10-VAE_FINAL.pdf より2015年4月9日検索

II 各論①
4章 呼吸維持のためのケア・介助

5 栄養管理

1. 正常・飢餓・侵襲それぞれの代謝の特徴

　急性期の人工呼吸管理を必要とする患者の多くが重症患者である．そのため，「重症患者の栄養管理」という観点で人工呼吸管理中の栄養管理を考えればよい．重症患者の栄養管理を知るうえで，侵襲による代謝変動についての理解は重要である．

　健康な代謝過程とは，食物が消化器官で消化吸収され，摂取した各種栄養素は身体を動かすエネルギー源，筋肉や各種臓器を構成する素材となる．摂取した栄養素が身体の中で分解（異化）され，身体の構成成分として合成（同化）されるのが正常な代謝過程である．

　食事摂取がない飢餓状態がつづくと，蓄えられた脂肪や蛋白質を分解（異化）し，生命維持のためのエネルギーを供給する．飢餓状態では身体の内部で異化によるエネルギーの産生という代謝変動が起こる．このようなエネルギーを内因性エネルギーという．飢餓の場合，外因性エネルギーの供給である食事摂取により，内因性エネルギーの産生は抑えられ，異化も抑制される．

　われわれが対象とするのは，外傷や感染などの侵襲に曝された患者である．身体に侵襲が加わると，その程度にもよるが神経系，内分泌系の反応が賦活化される．神経系では交感神経系の活動が優位な状態となり，内分泌系ではグルカゴンやカテコラミンなどが多く分泌される．これらの反応に加え，各種炎症性サイトカインの活動も活発化する．つまり，侵襲に対応するための戦闘態勢である．戦闘態勢にある身体は脈拍や呼吸，血糖値などが上昇し，代謝は亢進した状態となる．この侵襲期の代謝亢進に必要なエネルギーは，内因性のエネルギーを頼りにしている．内因性エネルギーは，主に骨格筋を中心とした内臓蛋白質を分解（異化）させて得るエネルギーである．代謝亢進は病態が沈静化されるまでつづく．

　ここまでを整理すると，侵襲による代謝変動は侵襲が治まらなければ改善はせず，侵襲がつづくかぎり内因性のエネルギーは供給されつづける．つまり，飢餓状態のように外因性エネルギーを供給すれば，内因性エネルギーの産生が抑えられるわけではない．侵襲をベースにした代謝変動と内因性エネルギーの産生を考慮しなければ，栄養療法が重症患者の負担になる可能性がある．

2. 人工呼吸管理中の栄養管理の必要性

　侵襲期には内因性のエネルギーが使用されることは先述した．その機序として，侵襲期には交感神経系の活動が優位な状態にあり，消化管の蠕動運動が抑制されていることがある．さらに，消化や吸収過程には時間を要することも外因性エネルギーが利用されにくい理由であろう．

　侵襲による内因性エネルギーが供給されている時期に過剰な外因性エネルギーの補充を行うと，体内ではエネルギー供給過多となる．これを過剰栄養（over feeding）といい，重症患者の栄養管理の注意事項として近年注目されている．侵襲がコントロールされなければ内因性エネルギーは供給され

つづけ，異化亢進がつづいてしまう．この状態を改善するには，侵襲の根源を解決しなければならない．その根源が臓器障害や臓器感染などである．

では，侵襲の根源が解決しなければ，栄養管理は無意味なのであろうか．重症患者の栄養管理の意義とは，栄養補給というよりも，消化管機能の維持にあると考えられている．消化管は免疫機能を維持するための重要臓器とされ，侵襲による消化管の透過性亢進と感染症の重症度は相関がある[1]．重症患者を対象とした早期経腸栄養の効果を検証した2つのメタ分析[2)3)]では，早期からの経腸栄養によって，感染症の発生率や死亡率が低下するとの結果が出ている．

このように，重症患者への早期経腸栄養は，消化管の透過性亢進の抑制効果や消化管の機能維持による感染性合併症発症の抑制に効果が期待できる．一方，静脈栄養について2014年に報告されたCALORIES Trial[4)]という早期経腸栄養と早期静脈栄養を比較した研究では，死亡率や感染性合併症の発生率には両者で差がないことが報告された．今後，重症患者に対する適正な静脈栄養管理が見直されるかもしれない．いずれにせよ，重症患者の栄養管理については規模の大きい無作為化比較試験（randomized controlled trial：RCT）[4)-6)]やメタ分析，各国のガイドライン[7)8)]などが発表されており，その重要性が認識されている．

3. 栄養アセスメント

患者が入院したらまず栄養評価を行うが，栄養アセスメントの方法として，主観的包括的アセスメント（subjective global assessment：SGA）と客観的栄養データ評価（objective data assessment：ODA）が一般的に用いられることがある．これらのアセスメントツールは，状態が安定している患者であれば評価することも可能であるが，重症患者にそのまま当てはめて使用することは難しい．

たとえば，血液検査によるアルブミン値やプレアルブミン値などは，炎症反応が高い場合はその信頼性が失われる[9)]．なぜなら，体内で急性相蛋白であるC反応性蛋白（C-reactive protein：CRP）が高値である場合，アルブミン値が低下するというメカニズムがあるからである．プレアルブミンもアルブミンと同様の変動を示す．急性期の重症患者の栄養状態を評価するには，SGAとODAを複合的にアセスメントし入院前からの栄養障害の有無を判断するというのが妥当な方法と考えられる（図1）．

4. 人工呼吸管理中の栄養管理の実際

栄養アセスメントで入院前からの栄養障害の有無を判断し，患者の状態に応じて経腸栄養あるいは静脈栄養を開始することになる．

入院前から栄養障害がある場合は2日目くらいから静脈栄養を開始するなど，内因性エネルギーの蓄えがないことを想定してすみやかに栄養管理を開始する．一方，栄養障害がない患者では7日程度は静脈栄養の開始を見送り，ゆっくりとステップアップするような管理が妥当だと考えられる．

両者に共通することだが，栄養管理中の血糖コントロールは低血糖と高血糖を避け，高低差を激しくしないことが留意点である（図2）．

経腸栄養の持続投与と間欠投与についてはいずれかを選択する明確な根拠はない[10)]が，いくつかのガイドライン[7)8)]では持続投与を勧めている．筆者の施設では，20mL/時の持続投与から開始し，25kcal/kg/日（標準体重）に到達したら間欠投与に切り替える方法で管理している．また，持続投与量を増量する際には，輸液量の調整も考慮しなければならない．

図1 重症患者の栄養評価

SGAで使用する項目の一部

問診・病歴
- 年齢・性別
- 身長・体重・体重変化
- 食物摂取状況の変化
- 消化器症状
- ADL（日常生活活動強度）
- 疾患と栄養必要量との関係

理学所見
- 皮下脂肪の損失状態（上腕三頭筋皮下脂肪厚）
- 筋肉の損失状態（上腕筋周囲）
- 浮腫（くるぶし・仙骨部）
- 腹水　●毛髪の状態

BMIと体重減少

身長・体重測定→BMI算出　BMI＝体重kg÷（身長m×身長m）
18.5〜25を標準　18以下 低栄養の可能性あり　25以上肥満
体重減少ありと判断する基準（1週間で2％以上　1か月で5％以上　3か月で7.5％以上　6か月で10％以上）

ODAで使用する検査の一部
- 身体計測
- 血液・尿生化学検査
- 免疫能検査
- 機能検査（握力・呼吸機能など）

- 血清総蛋白
- 血清アルブミン
- プレアルブミン
- CRP
- 中性脂肪
- 総コレステロール
- コリンエステラーゼ
- 総リンパ球数（/mL）
  〈白血球（/mL）×リンパ球割合（％）/100〉
- 血清尿素窒素
- 血清クレアチニン
- 血清カリウム
- 血清リン
- 亜鉛
- 尿中クレアチニン
- 尿中尿素窒素

赤字の箇所を重点的に評価する．ADL（activities of daily living，日常生活動作），BMI（body mass index，体格指数）

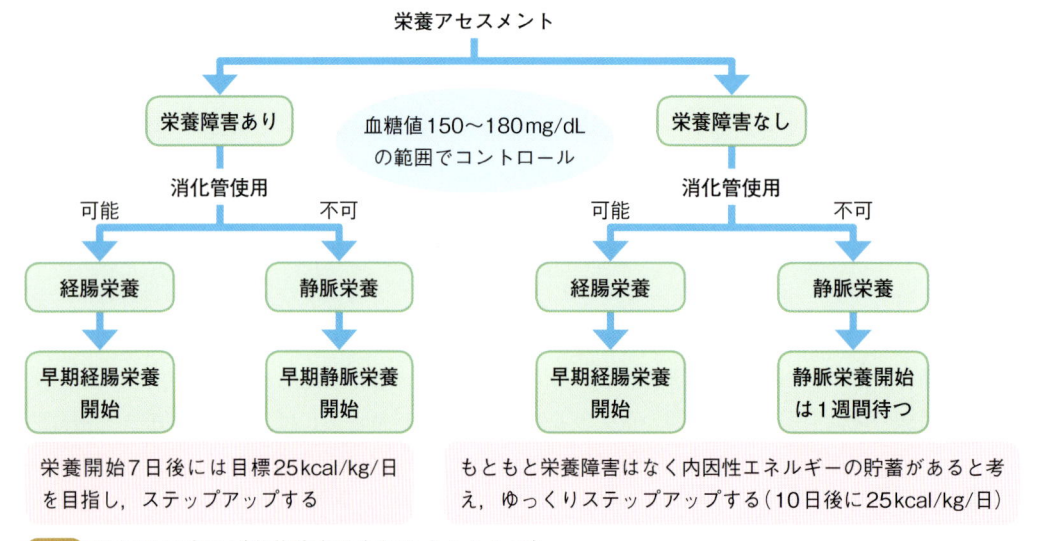

図2 栄養投与計画1（栄養障害の有無を中心として）

栄養アセスメント

- 栄養障害あり
  - 消化管使用 可能 → 経腸栄養 → 早期経腸栄養開始
  - 消化管使用 不可 → 静脈栄養 → 早期静脈栄養開始
  - 栄養開始7日後には目標25kcal/kg/日を目指し，ステップアップする
- 血糖値150〜180mg/dLの範囲でコントロール
- 栄養障害なし
  - 消化管使用 可能 → 経腸栄養 → 早期経腸栄養開始
  - 消化管使用 不可 → 静脈栄養 → 静脈栄養開始は1週間待つ
  - もともと栄養障害はなく内因性エネルギーの貯蓄があると考え，ゆっくりステップアップする（10日後に25kcal/kg/日）

　静脈栄養については，1週間以内と短期間ならば末梢静脈を選択し，それ以上の長期管理が予測されれば中心静脈を選択するのが一般的だが，重症患者では中心静脈を選択することが多い．静脈栄養の定義が曖昧であり，糖質だけを投与してもカロリー投与にはなる．早期静脈栄養の有効性を示した研究[11]でも，静脈栄養開始2日後には投与アミノ酸量が45g/日となっている．糖質以外のアミノ酸や脂質のバランスを考慮した静脈栄養が有効な可能性もあるため，静脈栄養の組成にも留意されたい（図3）．

5. おわりに

　重症患者の栄養管理においては，明確な答えや方法論は存在しない．それは患者個々で身体的な状態，病態や治療への反応などがそれぞれ異なるからである．

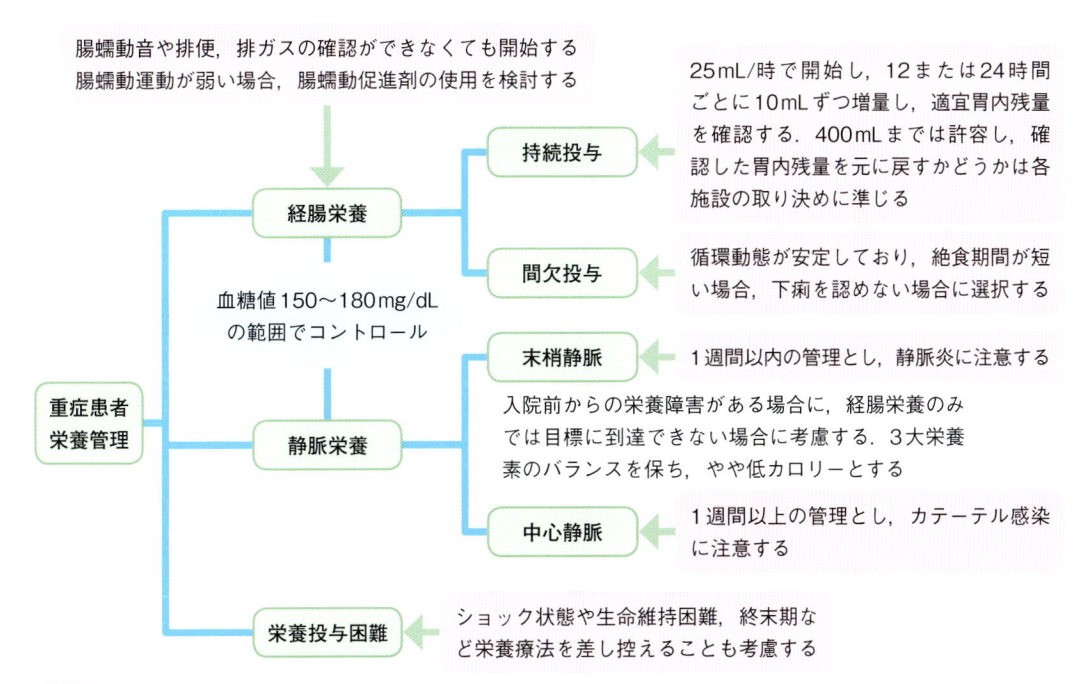

図3 栄養投与計画2（投与経路を中心として）

　そのなかでも，栄養投与には必ず水分投与が伴うため，尿量よりも多くの栄養投与は避けること，そして重症患者では消化管蠕動運動や消化吸収能力が抑制されていることを前提に，少ない投与量から徐々にステップアップすること，という2点は必ず心に留めておくべきことである．常に，栄養投与が患者の負担になっていないかどうかを念頭に置き，栄養管理することが重要だと考える．

引用文献

1) Hietbrink F et al：Systemic inflammation increases intestinal permeability during experimental human endotoxemia. Shock 32(4)：374-378, 2009
2) Heyland DK et al：Canadian clinical practice guidelines for nutrition support in mechanically ventilated, critically ill adult patients. JPEN J Parenter Enteral Nutr 27(5)：355-373, 2003
3) Doig GS et al：Early enteral nutrition, provided within 24 h of injury or intensive care unit admission, significantly reduces mortality in critically ill patients：a meta-analysis of randomised controlled trials. Intensive Care Med 35(12)：2018-2027, 2009
4) Harvey SE et al：Trial of the route of early nutritional support in critically ill adults. N Engl J Med 371(18)：1673-1684, 2014
5) Casaer MP et al：Early versus late parenteral nutrition in critically ill adults. N Engl J Med 365(6)：506-517, 2011
6) Heidegger CP et al：Optimisation of energy provision with supplemental parenteral nutrition in critically ill patients：a randomised controlled clinical trial. Lancet 381(9864)：385-393, 2013
7) McClave SA et al：Guidelines for the Provision and Assessment of Nutrition Support Therapy in the Adult Critically Ill Patient：Society of Critical Care Medicine(SCCM)and American Society for Parenteral and Enteral Nutrition(A.S.P.E.N.). JPEN J Parenter Enteral Nutr 33(3)：277-316, 2009
8) 日本呼吸療法医学会栄養管理ガイドライン作成委員会：急性呼吸不全による人工呼吸患者の栄養管理ガイドライン　2011年版．人工呼吸　29(1)：75-120, 2012
9) Raguso CA et al：The role of visceral proteins in the nutritional assessment of intensive care unit patients. Curr Opin Clin Nutr Metab Care 6(2)：211-216, 2003
10) Montejo JC et al：Gastric residual volume during enteral nutrition in ICU patients：the REGANE study. Intensive Care Med 36(8)：1386-1393, 2010
11) Doig GS1 et al：Early parenteral nutrition in critically ill patients with short-term relative contraindications to early enteral nutrition：a randomized controlled trial. JAMA 309(20)：2130-2138, 2013

参考文献

1) 寺島秀夫：侵襲下の内因性エネルギー供給を考慮した理論的エネルギー投与法の提言．Intensivist 3(3)：423-433, 2011

Ⅱ 各論①
4章 呼吸維持のためのケア・介助

6 早期離床への援助

　人工呼吸管理中の患者の早期離床（early mobilization）の効果には，人工呼吸時間や病院滞在期間，せん妄期間の短縮，身体機能予後の改善の可能性などが挙げられる（表1）[1]．そして，人工呼吸器からの早期離脱を目的とした早期離床の効果を最大限に発揮するためには，daily interruption of sedatives（1日1回の鎮静薬の中断）や浅い鎮静といった鎮痛・鎮静管理を前提とした早期離床の実践が推奨されている[2-4]．

　"mobilization" とは，「動作，およびそのために準備すること」を意味しており，早期からの関節可動域訓練（他動・自動運動や抵抗運動など），医療者が行う体位変換，坐位・立位・歩行運動などの起居動作（離床）もこれに含まれる．

　よって本稿では，人工呼吸器からの早期離脱を目指した浅鎮静戦略と，早期離床を含めた包括的アプローチについて具体的に解説する．

1. 早期離床がもたらす呼吸機能への影響

　人工呼吸管理中の患者に対して1日1回の鎮静の中断（daily interruption of sedatives）と早期離床を実施することによって，人工呼吸器装着期間やせん妄期間が有意に短くなり，退院時の日常生活動作（activities of daily living：ADL）が有意に改善したと報告されている[2]．つまり，人工呼吸器装着患者が覚醒している状態で，早期離床を段階的に進めることによって，人工呼吸器からの早期離脱が可能になったことを示唆している．

　では，具体的な呼吸機能への影響はどうだろうか．

　通常，人工呼吸管理中の患者が起き上がって離床する際には仰臥位→頭部挙上位→シートポジションまたは端坐位→立位へと段階的に進めることが多いだろう．頭部挙上や坐位は，機能的残気量（functional residual capacity：FRC）増加により酸素化の改善に効果があると報告されている[5-7]．

　また，人工呼吸管理中の急性呼吸窮迫症候群（acute respiratory distress syndrome：ARDS）患

表1 早期離床（early mobilization）の利点

- 身体機能改善
- せん妄減少
- 人工呼吸器装着期間の短縮
- ICU滞在期間の短縮
- 在院日数の短縮
- 6分間歩行距離の改善
- SF-36※身体機能スコアの改善
- 筋力改善

※SF-36：健康関連QOL（health related quality of life：HRQOL）を測定する包括的尺度

者では頭部挙上，シートポジションによる酸素化の改善がみられ，仰臥位とくらべて頭部挙上・シートポジションで呼気終末肺容量（end expiratory lung volume：EELV）/予測体重（predicted body weight：PBW）の大幅な増加を示している．そして，シートポジション時にEELVの増加とともに人工呼吸器誘発肺傷害（ventilator-induces lung injuries：VILI）の原因となるstrain（ひずみ）が有意に低下しており，EELV/PBWの変化をモニタリングすることはVILI予防の手助けとなるかもしれないと報告している[8]．

離床の準備段階である頭部挙上・シートポジションで，EELV/PBWの大幅な増加（肺容量増加）が期待できる．そして，それにつづく離床は，人工呼吸期間の短縮に有用であるといえる．

2. 早期離床プロトコル

Morrisら[9]は，チームで離床プロトコルを実施することによって，離床期間・ICU滞在日数・在院期間が短縮し，また人工呼吸期間は有意差がなかったが短縮する傾向にあったことを報告している．

また，Needhamら[10]やEngelら[11]は，集学的チームにより深鎮静を減少させ，早期離床を促進する質改善プロジェクト（quality improvement project：QI）（**表2**）を導入し，**図1**に示したフローシートを用いて実施した結果，ICU滞在期間・入院期間が短縮し，鎮静薬の必要度とせん妄発症率が低下したと報告している．**図1**のフローシートは，浅鎮静管理（覚醒した状態）と離床プログラムが包括的に示されていること，集学的チームでのアプローチ方法が考慮されていることが特徴であり，これらによって人工呼吸器からの早期離脱が可能になると考えられる．

3. 包括的アプローチの実際

p.142に示した図1に沿って，早期離床の包括的アプローチ方法を解説する．

1）浅鎮静戦略

まず，浅鎮静戦略（浅鎮静または鎮静薬中断）であることが必要である．除外基準が個々の患者に当てはまらないことを大前提とし，Engelら[6]の研究ではRASS（Richmond agitation-sedation scale）を用いて鎮静レベルを評価している．

除外基準に当てはまる場合は医師へ報告し，患者が運動に耐えられる状態か否かを相談する．そしてRASS＋1〜－2を目安とし，深鎮静であれば医師と相談して鎮静薬の減量を試みる．鎮静薬減量

表2 QIの具体的な介入方法

1. 安静度を「安静」から「許容範囲で身体を動かす」に指示を変更
2. 鎮静薬の使用を，「ベンゾジアゼピン系および麻薬の持続投与」から「必要時ボーラス投与」へ変更
3. PTとOTのコンサルテーションとして，シンプルなガイドラインの作成と普及
4. 理学療法を行う際の鎮静評価（RASS）や人工呼吸器設定，昇圧薬を含めた安全のガイドラインを作成
5. 常勤のPTとOTのなかに，パートタイムのリハビリテーション助手を含めるように人員配置を変更
6. ICUの患者のことをリハビリテーション医師にコンサルする
7. 長引く重度の筋力低下のある患者は，神経科医師へのコンサルトを増やす

PT（physical therapist，理学療法士），OT（occupational therapist，作業療法士），RASS（Richmond agitation-sedation scale）
Needham DM et al：Early physical medicine and rehabilitation for patients with acute respiratory failure：a quality improvement project. Arch Phys Med Rehabil 91（4）：536-542, 2010 より引用

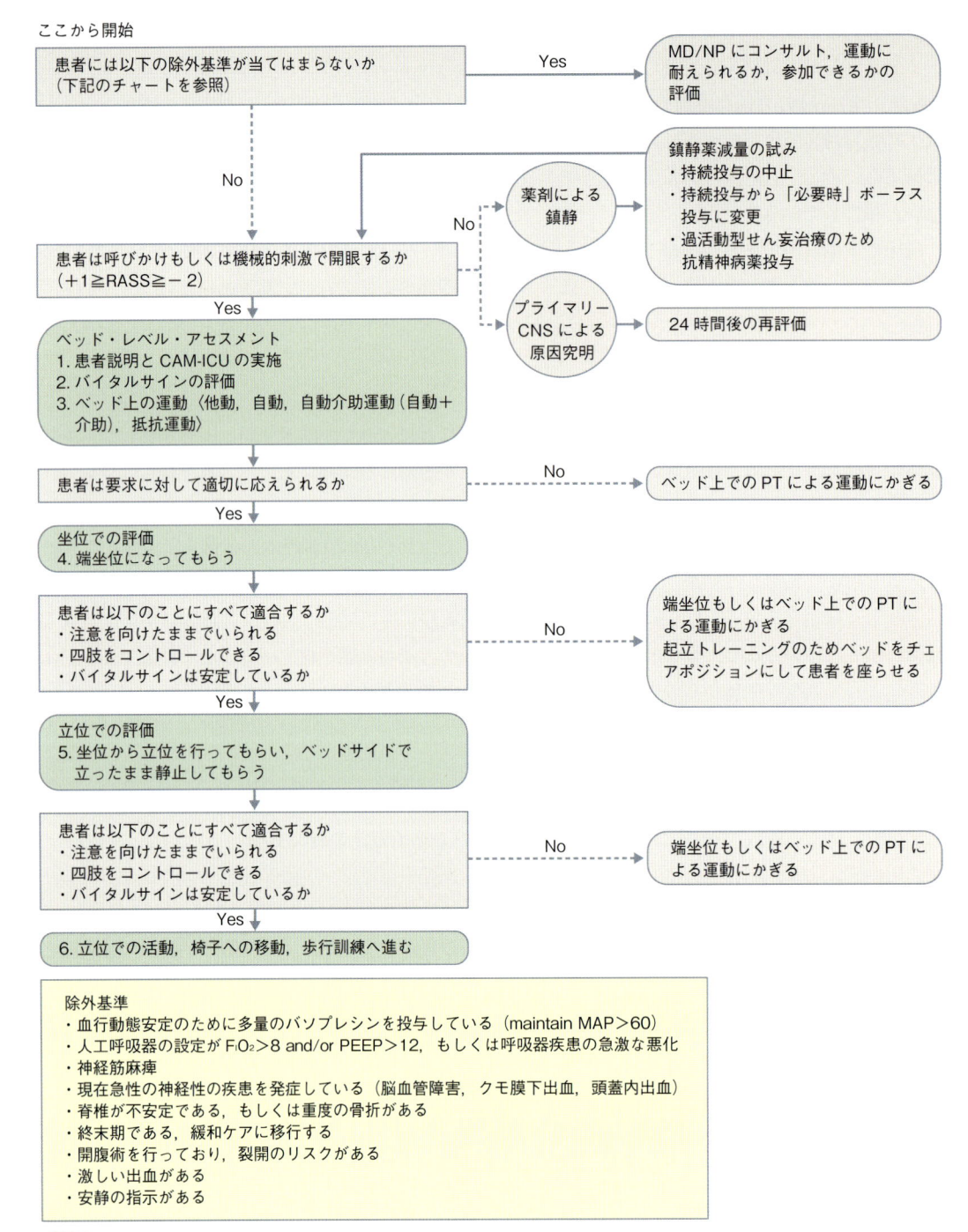

図1 QI実施のフローシート
CAM-ICU（Confusion Assessment Method for ICU），MAP（mean airway pressure，平均気道内圧），F$_I$O$_2$（inspired oxygen fraction，吸入酸素濃度），PEEP（positive end-expiratory pressure，呼気終末陽圧）
Engel HJ et al：ICU early mobilization：from recommendation to implementation at three medical centers. Crit Care Med 41（9 Suppl 1）：S69-S80, 2013 より引用

の試みは，①持続投与を中止する，②持続投与から「必要時ボーラス投与」へ変更する，③過活動型せん妄治療のため抗精神病薬を投与する，の3つから選択する．さらに，浅鎮静や鎮静薬の中断を行っても，意識が朦朧としているなど「意識がはっきりしない」場合には，鎮静薬ではなくほかの要因の有

無を追求し，24時間経過観察する．

患者が「呼びかけもしくは機械的刺激で開眼する」ようであれば，次の段階へ進む．

2）ベッド上での評価

患者はベッド上で評価を受ける．評価項目は，①CAM-ICU（Confusion Assessment Method for ICU）を用いたせん妄の評価，②バイタルサインの評価，③ベッドサイド運動（他動・自動・抵抗運動，介助動作）の評価，の3つである．

①〜③の評価に際して，患者が要求に対して適切に応えられることが条件となる．つまり，せん妄がなく，バイタルサインが安定した状態で，運動が可能であることを評価する．この状態が整えば患者は坐位へと進み，整っていなければPTによるベッド上でのリハビリテーションの実施となる．

3）坐位での評価

次に，坐位の状態で評価を受ける．評価項目は，①注意を向けたままでいられる，②四肢をコントロールできる，③バイタルサインが安定している，の3つである．

鎮静深度が適切でない場合やせん妄を発症している場合には，注意力が低下しているため①の評価はクリアとならない．つまり，RASS＋1〜−1，CAM-ICUネガティブで，端坐位でも四肢が"ソワソワ"することなくコントロール可能な姿勢であること，バイタルサインが安定していることが必要である．この状態が整えば患者は立位へと進み，整っていなければ端坐位もしくはPTによる運動にかぎって行う．また，立位トレーニングに向けてベッドの機能を活かしてチェアポジションとし患者を座らせる．

4）立位での評価

最後に，立位の状態で評価を受ける．評価項目は，上述の坐位での評価の3項目と同様である．

この状態が整えば患者は立位での活動，椅子への移動，歩行訓練へと進み，整っていなければ端坐位もしくはPTによる運動にかぎって行う．この際にも，立位トレーニングに向けてベッドの機能を活かしてチェアポジションとし患者をベッド上に座らせる．

5）早期離床を行うにあたって

上述のとおり，このプログラムは人工呼吸器の設定が$F_IO_2 \leq 0.8$，$PEEP \leq 12 cmH_2O$であれば実施可能と判断されるように，気管挿管後の早い時期から開始できる．また，姿勢保持の時間に関する記載はなく，ここでは患者の病態や疲労度にあわせて決定していくことが妥当だといえる．

さらに，気管挿管患者の早期離床は安全であるとは断定できない．早期離床を行うなかで最も起こりうる有害事象は，酸素飽和度の低下，心拍数や血圧の変化，ルート類のずれである．われわれ医療従事者は，個々の患者の病態をとらえたうえで，起こりうる有害事象を予測して慎重に実施すべきである．

引用文献
1) Schweickert WD et al：Implementing early mobilization interventions in mechanically ventilated patients in the ICU. CHEST 140(6)：1612-1617, 2011
2) Schweickert WD et al：Early physical and occupational therapy in mechanically ventilated, critically ill patients：a randomised controlled trial. Lancet 373(9678)：1874-1882, 2009
3) Burtin C et al：Early exercise in critically ill patients enhances short-term functional recovery. Crit Care Med 37(9)：

2499-2505, 2009
4) Pohlman MC et al : Feasibility of physical and occupational therapy beginning from initiation of mechanical ventilation. Crit Care Med 38(11) : 2089-2094, 2010
5) Agostoni E et al : Statics of the respiratory system. In : Handbook of Physiology. Section 3. Respiration Vol.1(Fenn Wo et al), p387-409, Am Physiol Soc, 1964
6) Lumb AB et al : Respiratory function and ribcage contribution to ventilation in body positions commonly used during anesthesia. Anesth Analg 73(4) : 422-426, 1991
7) Dean E : Effect of body position on pulmonary function. Phys Ther 65(5) : 613-618, 1985
8) Dellamonica J et al : Effect of different seated positions on lung volume and oxygenation in acute respiratory distress syndrome. Intensive Care Med 39(6) : 1121-1127, 2013
9) Morris PE et al : Early intensive care unit mobility therapy in the treatment of acute respiratory failure. Crit Care Med 36(8) : 2238-2243, 2008
10) Needham DM et al : Early physical medicine and rehabilitation for patients with acute respiratory failure : a quality improvement project. Arch Phys Med Rehabil 91(4) : 536-542, 2010
11) Engel HJ et al : ICU early mobilization : from recommendation to implementation at three medical centers. Crit Care Med 41(9 Suppl 1): S69-S80, 2013

Ⅱ 各論①
4章 呼吸維持のためのケア・介助
7 せん妄予防と対応策

1. せん妄とは

　せん妄は，急性の認知機能障害である．主な症状は，注意力の障害，意識水準の変化などであり，それらが変動するのがせん妄の特徴である．ちなみに，せん妄は不穏と同義ではない．不穏は暴力的，闘争的な状況一般を示す用語であって，認知機能の障害や注意力の障害を示すわけではない．

　米国精神医学会が発行するDSM（Diagnostic and Statistical Manual of Mental Disorders, 精神疾患の診断・統計マニュアル）-Vでは，せん妄の診断基準は以下のように定められている[1]．

- A．注意力の変調（注意を向ける，集中する，維持する，注意を逸らす能力の低下）
- B．もともとの注意力や認識能力からの変化が急性に発症し（通常，時間単位，数日で），その症状の重さは1日のなかで変動する．
- C．認知機能の変調（たとえば，記憶障害，見当識障害，言葉，視空間能力，知覚の障害）
- D．AとCはほかのもともともつ障害で説明できるものではなく，重篤な意識レベルの低下（たとえば昏睡）のなかで起こっているわけではない．
- E．病歴，身体診察，検査結果から，上記の変調は投与されている薬剤，薬物中毒，離脱症状（たとえば，薬物乱用や投与されている薬物による），毒物への曝露，多様な病因により起こっているという証拠がある．

　臨床でよくみられる精神的な問題としては，幻覚や妄想があるが，これらは診断の基準に含まれていないことに注意する必要がある．つまり，幻覚や妄想があるからといって，せん妄であると判断してはならない．

　せん妄の中心的な症状としては，注意力の障害がある．注意力とは，脳の機能を何かに集める機能で，ヒトは何かに注意を向けることで，物事を理解したり，記憶を保持することができる．この機能が障害されると，記憶や理解が障害される．医療従事者が説明したことを患者が忘れてしまったり理解できないのは，この注意力の障害が関連しているのかもしれない．

2. せん妄の予後への影響

　ICUにおける人工呼吸器装着患者のせん妄発生率は，65〜83％[2,3]と高いことが報告されている．
　せん妄はそれ自体が予測不可能な行動を引き起こすため問題なのであるが，加えてせん妄は予後と関連している．とくに死亡率と関連していること[4,5]は強調されてよいだろう．また，死亡率のみならず，ICU滞在日数，在院日数の延長とも関連している．さらに，せん妄患者はICU退室時にも認知機能障害をもつ割合が高く[6]，せん妄の日数と退院から12か月後の認知機能に相関がみられている[7]．

145

3. せん妄の分類

　集中治療領域において，せん妄は3つのタイプに分類される．まず，過活動型せん妄（hyperactive delirium）と呼ばれ，活動が活発で不穏を呈するタイプのせん妄である．鎮静スケールであるRASS（Richmond agitation-sedation scale）では＋1以上で表現される．次に，低活動型せん妄（hypoactive delirium）である．このタイプのせん妄の症状は，傾眠，無関心を特徴とする．RASSでは，－3～0のあいだに入る．また，上述の2つが混合して現れる混合型（mixed delirium）のせん妄も知られている．混合型では，時間によって過活動型であったり低活動型であったりする．

　人工呼吸器装着患者で圧倒的に多いせん妄のタイプは低活動型であり，過活動型はかなり少ない[3]．一般的に，医療従事者が困るせん妄は過活動型であるが，このタイプは発生するせん妄全体でみると非常に稀ということは覚えておかなければならない．

　一般的に，過活動型のせん妄は発見されやすいが，低活動型のせん妄は傾眠や活気のなさがみえるのみであり，あまり注目されず，せん妄と気づかれない傾向にある．そのため，多くのせん妄患者が見逃される．

4. せん妄のスクリーニングツール

　せん妄は，医療従事者の勘では正確に判定できない[8]．そのため，妥当性のあるせん妄のスクリーニングツールを使用する必要がある[9]．せん妄のスクリーニングツールとしては，主にCAM-ICU（Confusion Assessment Method for the Intensive Care Unit）とICDSC（Intensive Care Delirium Screening Checklist）が用いられる．

　CAM-ICUは2001年にElyら[10]が公表したものである．気管挿管・人工呼吸器装着患者を対象として作成されている．

　ICDSCはカナダの精神科医によって発表された[11]．こちらはCAM-ICUのように人工呼吸器装着患者をターゲットに絞って開発されたものではないが（挿管，非挿管を含むICUの患者全体がターゲット），患者の協力を必要とせず，自分の勤務帯での患者の様子をチェックするだけでよいので，CAM-ICUとくらべてより簡単だといえる．

　それぞれのツールの具体的な内容や使用法に関しては，専門の成書を参考にするとよいだろう．

5. せん妄のリスク因子

　集中治療領域におけるせん妄には，鎮静薬の関与が強く疑われている．とくにベンゾジアゼピン系の薬剤はせん妄のリスクとなる[12]．日中のミダゾラムを増加させることでせん妄のリスクは増加することが示されている[13]．PAD guidelines（Clinical Practice Guidelines for the Management of Pain, Agitation, and Delirium in Adult Patients in the Intensive Care Unit，疼痛，不穏，せん妄に関するガイドライン）[9]では，ベンゾジアゼピン系の薬剤を避けることが勧告として示されている．

　また，侵襲はせん妄と関連していると考えられており，重症度はせん妄と強く関連していることが示されている[12,14]．ICU滞在中の患者のせん妄は急性脳機能不全ともいわれ，多臓器不全の一部としてとらえられることが多い．

　年齢は広く知られているとおり，せん妄のリスク因子である[12]．とくに70歳以上の患者では注意

する必要がある．

その他に，環境的な要因，個室ベッドやオープン床[15]，窓の有無，面会者の有無など[16]もせん妄のリスク因子として想定されているものの，現段階ではいまだ明確でないことも多い．

6. せん妄の予防

1）リスク因子への対応

せん妄の予防としては，まずはリスク因子をできるだけ少なくすることが大切である．

とくに鎮静薬の投与量を少なくすることが要求される．せん妄との関連が証明されているベンゾジアゼピン系の鎮静薬を避けることや投与量を少なくすることは重要であろう．必要のない鎮静薬は投与しない，というスタンスは重要である．実際に，気管挿管患者では十分な鎮痛を行えば鎮静薬は不必要であることも多い[17]．それによってリハビリテーションも促進される．

2）日常生活援助

早期離床はせん妄日数の短縮に効果があると考えられている[18]．早期から患者が日常生活を自分で行えるように援助することが，重要だと思われる．患者に時間を教えることや時計を置くこと，認知機能を保つためにゲームをすること，耳の不自由な患者に補聴器を装着すること，目の不自由な患者に眼鏡をかけることなど，これらを総合的にアプローチすることも重要であろう．

7. せん妄と身体抑制

1）医療従事者の認識

人権上の観点から，身体抑制は最小限とする必要があることはいうまでもない．また，身体抑制は外傷後ストレス障害（post-traumatic stress disorder：PTSD）の発生と関連し[19]，また，せん妄発生と関連する可能性[20]が示唆されており，身体抑制を少なくするように努力することが望まれる．とくに身体抑制は気管挿管患者にとって必要悪とされることが多いが，必ずしも必要なわけではない．気管挿管中でも，それ以外の患者と同様，治療の意味や必要性を理解することが可能であれば，安全に身体抑制なしで過ごすことが可能である．

身体抑制が必要となる重要な原因の筆頭は，医療従事者の誤った認識である．すなわち，「気管挿管中は身体抑制を行わなければならない」や「身体抑制を外している気管挿管患者からは目を離してはいけない」という，誤った思い込みが不要な身体抑制を生んでいる．これらの思い込みから脱却することが望まれる．また，組織的な問題もあるかもしれない．たとえば，計画外抜管が起こった場合，当事者を責めるような文化や，それが起こった解決策として身体抑制の強化が重要だとする考え方が支配的であると，身体抑制を外すことは難しいだろう．

2）鎮静管理が及ぼす影響

身体抑制を最小限にするにあたり，鎮静管理が重要であることはいうまでもない．前述のように，鎮静薬はせん妄のリスクを増加させる．せん妄であれば身体抑制が必要であることが多くなる．鎮静は行わないか，行ったとしても，意識レベルを変化させるプロポフォールやミダゾラムの使用はできるだけ避けることが，患者の認知機能を向上させ，理解，記憶を促すために重要である．RASS －3

〜−2といった中途半端な鎮静管理は，患者の認知機能を低下させ，計画外抜管のリスクが高くなると考えられる．当然，それらが必要な病態もあるだろうが，それ以外の患者ではできるだけRASS−1〜0を目指す鎮静管理が必要だろう．

　身体抑制を最小限にするには，身体抑制をできるだけ少なくしようとする医療従事者の意識と，せん妄のリスクを低減するための鎮静管理（ベンゾジアゼピン系の鎮静薬を避ける，過鎮静を避ける）に加え，現在の状況を患者が理解するための鎮静管理，十分な説明が重要である．

引用文献

1) American Psychiatric Association：Diagnostic and Statistical Manual of Mental Disorders：Dsm-5, 5th ed, Amer Psychiatric Pub, 2013
2) Tsuruta R et al：Prevalence and associated factors for delirium in critically ill patients at a Japanese intensive care unit. Gen Hosp Psychiatry 32(6)：607-611, 2010
3) Pandharipande P et al：Motoric subtypes of delirium in mechanically ventilated surgical and trauma intensive care unit patients. Intensive Care Med 33(10)：1726-1731, 2007
4) Lin SM et al：The impact of delirium on the survival of mechanically ventilated patients. Crit Care Med 32(11)：2254-2259, 2004
5) Ely EW et al：The impact of delirium in the intensive care unit on hospital length of stay. Intensive Care Med 27(12)：1892-1900, 2001
6) Ely EW et al：Delirium as a predictor of mortality in mechanically ventilated patients in the intensive care unit. JAMA 291(14)：1753-1762, 2004
7) Girard TD et al：Delirium as a predictor of long-term cognitive impairment in survivors of critical illness. Crit Care Med 38(7)：1513-1520, 2010
8) Inouye SK et al：Nurses'（recognition of delirium and its symptoms：comparison of nurse and researcher ratings. Arch Intern Med 161(20)：2467-2473, 2001
9) Barr J et al：Clinical practice guidelines for the management of pain, agitation, and delirium in adult patients in the intensive care unit. Crit Care Med 41(1)：263-306, 2013
10) Ely EW et al：Evaluation of delirium in critically ill patients：validation of the Confusion Assessment Method for the Intensive Care Unit (CAM-ICU). Crit Care Med 29(7)：1370-1379, 2001
11) Bergeron N et al：Intensive Care Delirium Screening Checklist：evaluation of a new screening tool. Intensive Care Med 27(5)：859-864, 2001
12) Pandharipande P et al：Lorazepam is an independent risk factor for transitioning to delirium in intensive care unit patients. Anesthesiology 104(1)：21-26, 2006
13) Seymour CW et al：Diurnal sedative changes during intensive care：impact on liberation from mechanical ventilation and delirium. Crit Care Med 40(10)：2788-2796, 2012
14) Ouimet S et al：Incidence, risk factors and consequences of ICU delirium. Intensive Care Med 33(1)：66-73, 2007
15) Zaal IJ et al：Intensive care unit environment may affect the course of delirium. Intensive Care Med 39(3)：481-488, 2013
16) Van Rompaey B et al：Risk factors for delirium in intensive care patients：a prospective cohort study. Crit Care 13(3)：R77, 2009
17) Strøm T et al：A protocol of no sedation for critically ill patients receiving mechanical ventilation：a randomised trial. Lancet 375(9713)：475-480, 2010
18) Schweickert WD et al：Early physical and occupational therapy in mechanically ventilated, critically ill patients：a randomised controlled trial. Lancet 373(9678)：1874-1882, 2009
19) Kapadia F：Precipitants of post-traumatic stress disorder following intensive care：role of and need for physical restraints. Intensive Care Med 33(12)：2226；author reply 2227, 2007
20) McPherson JA et al：Delirium in the cardiovascular ICU：exploring modifiable risk factors. Crit Care Med 41(2)：405-413, 2013

8 鎮痛・鎮静管理

1. 人工呼吸器装着患者の痛みとその弊害

外科などの明らかな外傷の有無にかぎらず，安静時や内科疾患でもICUの多くの患者が痛みを感じている[1)2)]．痛みの記憶は77％もの患者にみられ[3)]，そのうち気管チューブの不快感・痛みが82％と最も多くの患者にみられる[4)]．

痛みは不快でストレスフルであり，ICU滞在中の患者の睡眠を妨げるなど緩和されるべき症状である．また，痛みは交感神経を刺激し，カテコラミンの放出，血圧・脈拍数・呼吸数・酸素消費量を増加する．さらに痛みがあることで，日常生活動作（activities of daily living：ADL）・リハビリテーションの妨げとなり，とくに胸腹部の手術・外傷であれば深呼吸を阻害する因子となる．これらは人工呼吸器離脱の成否に大きく影響を与える．

さらに，痛みは急性期に一時的な悪影響を及ぼすだけではない．たとえば，急性期の痛みは，その後の慢性的神経障害性疼痛の最も大きなリスク因子である．さらに，たとえ慢性疼痛がなくとも，心血管外科術後6か月経ったあとにも38％の患者でICUでの外傷的な痛みの記憶が鮮明に残っていたことが報告されている[5)]．また，内科・外科ICUでの調査において，痛みなどの不快な症状の記憶が外傷後ストレス障害（post-traumatic stress disorder：PTSD）のリスクになりうることが示唆されている[6)]．これらPTSD症状や慢性的な痛みは，生活の質（quality of life：QOL）の低下と関連がある[7)]．

このように痛みは，人工呼吸器装着患者の離脱プロセスおよび離脱後の生活に大きな悪影響をもたらすため，その緩和は非常に重要であるといえる．

2. 疼痛レベルの評価

痛みとは，患者個人の不快な感覚や情動体験である．そのため観察者が行った評価結果よりも，本人の自己評価結果が優先される．ただし，自己評価が優先されるが，「痛みの表現がない」「言葉による表現ができない」などの状態では痛みがないとはいいきれない．したがって，積極的に医療者から痛みを評価していくことが重要である．そして，自己申告が可能な患者の痛み評価には，Numeric Rating Scale（NRS）やVisual Analogue Scale（VAS），自己申告が不可能な患者の痛みの評価には，Behavioral Pain Scale（BPS，表1）やCritical-Care Pain Observation Tool（CPOT，表2）がガイドラインレベルで推奨されている[1)2)]．

NRSおよびVASの痛み対策の目標は＜3であり，BPSは＞5，CPOTは＞2で痛みの存在が考えられるとされている[1)2)]．一方，血圧や脈拍などのバイタルサインのみで痛みを評価することは推奨されていない[1)2)]．

また，ルーチンに痛みを評価することは，鎮痛薬の投与量を適切にし（使用量を減らし），人工呼吸期間やICU滞在日数を減らすことに関連していたと報告されているが[8)9)]，評価のタイミングに関し

表1 Behavioral Pain Scale（BPS）

項目	説明	スコア
表情	穏やかな	1
	一部硬い（たとえば，眉が下がっている）	2
	まったく硬い（たとえば，瞼を閉じている）	3
	しかめ面	4
上肢	まったく動かない	1
	一部曲げている	2
	指を曲げて完全に曲げている	3
	ずっと引っ込めている	4
人工呼吸器との同調性	同調している	1
	時に咳嗽，大部分は人工呼吸器に同調している	2
	人工呼吸器とファイティング	3
	人工呼吸器の調整がきかない	4

表2 Critical-Care Pain Observation Tool（CPOT）

指標	状態	説明	点
表情	筋の緊張がまったくない	リラックスした状態	0
	しかめ面・眉が下がる・眼球の固定，瞼や口角の筋肉が萎縮する	緊張状態	1
	上記の顔の動きと眼をぎゅっとするに加え固く閉じる	顔を歪めている状態	2
身体運動	まったく動かない（必ずしも無痛を意味していない）	動きの欠如	0
	緩慢かつ慎重な運動・疼痛部位を触ったりさすったりする動作・体動時注意を払う	保護	1
	チューブを引っ張る・起き上がろうとする・手足を動かす／ばたつく・指示に従わない・医療従事者をたたく・ベッドから出ようとする	落ち着かない状態	2
筋緊張（上肢の他動的屈曲と伸展による評価）	他動運動に対する抵抗がない	リラックスした	0
	他動運動に対する抵抗がある	緊張状態・硬直状態	1
	他動運動に対する強い抵抗があり，最後まで行うことができない	極度の緊張状態あるいは硬直状態	2
人工呼吸器の順応性（挿管患者）	アラームの作動がなく，人工呼吸器と同調した状態	人工呼吸器または運動に許容している	0
	アラームが自然に止まる	咳き込むが許容している	1
	非同調性：人工呼吸の妨げ，頻繁にアラームが作動する	人工呼吸器に抵抗している	2
または発声（抜管された患者）	普通の調子で話すか，無音	普通の声で話すか，無音	0
	ため息・うめき声	ため息・うめき声	1
	泣き叫ぶ・すすり泣く	泣き叫ぶ・すすり泣く	2

てははっきりとしたことはわかっていない．臨床的には，通常の4～8時間ごとの評価に加え，人工呼吸器離脱トライアル中は頻繁またはバイタルサインの変化時に痛みの評価を行う．

3. 鎮痛管理の実際

ICUにおける痛みの緩和には，麻薬性鎮痛薬を第一選択とすることが推奨されている[1)2)]．人工呼吸療法中の患者もこれに該当する．ガイドラインに示されている麻薬性鎮痛薬の使用方法と効果発現時間，半減期などを表3に示す．使用する麻薬性鎮痛薬は，薬剤コストや使いやすさの面を別にすれば，表3に示した3剤とも同等の効果があるとされている[1)2)]．

麻薬性鎮痛薬は痛みを緩和する作用にすぐれているが，合併症もまた多く存在する．呼吸抑制，血圧低下，便秘，瘙痒感やせん妄などがそれにあたる．この副作用を減らすために，痛みは十分に緩和しつつも麻薬の使用量を減らす，という工夫が必要となる．そのためには，ルーチンで痛みの評価を行い，不必要に鎮痛薬を使用しないことはもちろん，痛みの原因を把握するよう努めることも重要である．

臨床的には，安静臥床やエアマットレスによる腰痛などが苦痛の原因であることもしばしば観察される．その場合，積極的な運動や体位の調整（端坐位などを含む）などの薬剤を用いないケアが効果的かもしれない．同様に，音楽やリラクゼーションなどの技法を日常的に用いることも効果的である可能性がある[2)]．これらの非薬物的なケアによって，鎮痛薬の使用量や薬剤副作用を減らすことが可能となる．また，非麻薬性鎮痛薬の使用も麻薬性鎮痛薬の使用量を減らす可能性があり，ガイドラインでは麻薬性・非麻薬性薬剤の使用，非薬物的介入を包括的に行うことも推奨している[2)]．

では，人工呼吸器からの離脱プロセスの終盤，とくに抜管時には鎮痛管理はどのように行うべきであろうか．呼吸抑制を気にして麻薬を中断するべきか，痛みや不快感に対しむしろ増量やボーラス投与するべきだろうか．ガイドラインでは，痛みを引き起こす可能性がある処置（たとえば胸腔ドレーンの抜去）などの場合にも鎮痛薬の積極的な使用を考慮することが推奨されているが，気管チューブ

表3 おもな鎮痛薬の使用方法

	フェンタニル	モルヒネ塩酸塩	レミフェンタニル塩酸塩
等価鎮痛必要量（mg）	0.1	10	適用不可
効果発現時間（iv）	1～2分	5～10分	1～3分
排泄半減期	2～4時間	3～4時間	3～10分
活性代謝産物	なし	あり	なし
間欠的静注投与量	0.35～0.5μg/kg（0.5～1時間ごと）	0.2～0.6mg（1～2時間ごと）	適用不可
持続投与量	0.7～10μg/kg/hr	2～30mg/hr	初期投与量：1.5μg/kg 維持投与量：0.5～15μg/kg/hr
副作用など	●モルヒネ塩酸塩より血圧降下作用が少ない ●肝不全で蓄積する	●肝／腎不全で蓄積する ●ヒスタミン遊離作用	●肝／腎不全で蓄積しない ●投与量計算で体重が理想体重の130％を超えるときには理想体重を用いる ●適用は全身麻酔時の鎮痛のみ

の抜去時や抜去後に対する鎮痛薬の使用に関しては，記載されていない[1)2)]．このことは解釈の仕方を変えれば，「人工呼吸器からの離脱時や抜管時に鎮痛薬の使用を控えたほうがよい」とは明言されておらず，「痛ければ呼吸抑制などの合併症に気をつけながら積極的に使用せよ」とも判断できる（たとえば開腹術後など）．そのため痛みは不穏の原因となりうることも考慮し，十分な鎮痛下で，抜管を含む人工呼吸器からの離脱を行っていく必要がある．ただし，痛みがなければ鎮痛薬の必要はない．

4. 鎮静のメリット・デメリット

不穏と不安は，重症患者では一般的にみられる症状であり，自己抜管，循環動態の変動などの合併症と関連している．そのため，これら不穏に伴うデメリットを取り除くために鎮静薬は使用される．

一方，鎮静薬の一般的な副作用には，呼吸抑制，循環変動，不動化に伴う深部静脈血栓症，リハビリテーション阻害などが挙げられる．また，近年，人工呼吸管理開始早期（最初の48時間）の深鎮静は，抜管の遅延，死亡率の増加をもたらす可能性が指摘されている[10)]．

さらに，鎮静薬の使用量をできるだけ少なくし，浅い鎮静を目指す各種プロトコルにより，人工呼吸期間・ICU滞在日数・在院日数が減少したこと[11)-13)]から，鎮静薬そのものの合併症とともに深鎮静のデメリットが指摘されることが多くなった．これは，鎮静薬に蓄積性があり，長期間の持続投与によって覚醒までに時間を要するようになることから，抜管までの時間が長くなってしまうために起こると考えられている．

また，鎮静薬は身体的問題との関連だけでなく，精神的合併症との関連も指摘されるようになってきている．たとえば，ベンゾジアゼピン系鎮静薬がせん妄のリスク因子であること[14)]や，鎮静薬とPTSD発症の関連を示す報告[15)]などがそれにあたる．さらに，鎮静を浅くすることによって，意識状態などを早期に確認でき，患者とコミュニケーションがとれ，神経学的な評価を容易にするといったメリットもある．その一方で，浅い鎮静深度ではカテコラミンの増加，酸素消費量の増加が生じたとの報告[16)17)]もあり，適切な評価に基づいた鎮静管理が重要であるといえる．

5. 鎮静レベルの評価

鎮静レベルの評価スケールとして，ガイドラインではRASS（Richmond agitation-sedation scale）とSAS（sedation-agitation scale）が推奨されている[1)]．

RASSの特徴は，評価項目にアイコンタクトの有無が含まれている点であり，これにより繊細な鎮静深度の差を評価することができる．鎮静中や，離脱プロトコル中にどの程度の間隔で評価を行うかに関する一定の見解は得られていないが，鎮静薬中断時には頻繁な観察を行ったほうが無難であろう．

6. 鎮静管理の実際

鎮静は，「人工呼吸管理中に必須のもの」から「鎮痛による苦痛緩和に不足している部分を補う形で使用されるもの」へと変化してきている．そのため，現在は鎮痛を主体としたより浅い鎮静管理が行われるようになってきている．浅いとはRASSで−2〜0の鎮静深度を指し[1)2)]，具体的な鎮静管理法の分類としては，以下に大別することができる．
- 持続的鎮静下で浅い鎮静を目指す方法

- 必要時に鎮静薬ボーラス投与を行う方法
- 1日1回鎮静薬の中断（daily interruption of sedatives：DIS）
- 鎮痛を主体とした無鎮静（不穏時にはプロポフォールを投与）

　人工呼吸期間などに対し，浅い鎮静のメリットが報告されるようになったものの，どのような方法が最もよいのか（無鎮静を含む）の結論は出ていない[1,2]．少なくとも，刻一刻と変化する患者状態にタイムリーに鎮静薬使用量を調節することが重要である．その意味において，患者の最も近くにいる看護師の役割は重要である．実際に鎮静プロトコルを用いて看護師主体で鎮静管理を行うことで，人工呼吸期間が短縮することが報告されている[18]．

　鎮静薬を中断する場合には，一般的に，まず鎮静薬を中断し，覚醒（RASS －1〜0），あるいは不穏が生じた場合に中断前の1/2量で鎮静薬を再開する方法などが行われる．漸減方法の目安はない．また，そもそも鎮痛主体の無鎮静状態であれば，これらの心配はなく，直接自発呼吸トライアル（Spontaneous Breathing Trial：SBT）を行えばよい．

　実際には，どのような鎮静方法であれ，鎮静薬の呼吸への悪影響がない状態であれば，抜管できるか否かは鎮静以外の問題だろう．あとは，患者の安楽さや，看護師の負担感，ほかの合併症（たとえば自己抜管，せん妄発生率）などの違いで鎮静方法（場合によっては鎮痛薬主体の無鎮静）を選択すればよい．

　ただし，鎮静深度（RASS －3〜－2）や鎮静薬から覚める過程とせん妄発症には関連があるため，経験的にはつねに鎮静薬による意識状態への影響がない状況（つまり鎮痛主体の無鎮静）を目指すほうが，看護負担感が少なく，また身体抑制などの倫理的問題も少なくなると感じている．

　この意味においては，せん妄発症のリスクを高めるベンゾジアゼピン系の薬剤（ミダゾラムなど）の使用を避け，デクスメデトミジン塩酸塩による浅い鎮静を考慮することもよいかもしれない[1,2]．ちなみに，デクスメデトミジン塩酸塩による浅い鎮静は，より患者とコミュニケーションがとりやすく，また不穏やせん妄が少なく[19]，身体抑制の頻度が減少する可能性がある[20]．またデクスメデトミジン塩酸塩は，呼吸抑制が少なく抜管後にも使用できるため，人工呼吸器離脱に際して減量する必要がない場合もあるかもしれない．

　最後に，ガイドラインで推奨されている具体的な鎮静薬の使用方法を表4に示す[1]．

引用文献
1) 日本集中治療医学会J-PADガイドライン作成委員会：日本版・集中治療室における成人重症患者に対する痛み・不穏・せん妄管理のための臨床ガイドライン．日本集中治療医学会雑誌　21(5)：539-579, 2014
2) Barr J et al：Clinical practice guidelines for the management of pain, agitation, and delirium in adult patients in the intensive care unit. Crit Care Med 41(1)：263-306, 2013
3) Gélinas C：Management of pain in cardiac surgery ICU patients：have we improved over time? Intensive Crit Care Nurs 23(5)：298-303, 2007
4) Shannon K et al：Pain assessment in critical care：what have we learnt from research. Intensive Crit Care Nurs 19(3)：154-162, 2003
5) Schelling G et al：Exposure to high stress in the intensive care unit may have negative effects on health-related quality-of-life outcomes after cardiac surgery. Crit Care Med 31(7)：1971-1980, 2003
6) Granja C et al：Understanding posttraumatic stress disorder-related symptoms after critical care：the early illness amnesia hypothesis*. Crit Care Med 36(10)：2801-2809, 2008
7) Schelling G et al：Health-related quality of life and posttraumatic stress disorder in survivors of the acute respiratory distress syndrome. Crit Care Med 26(4)：651-659, 1998
8) Payen JF et al：Current practices in sedation and analgesia for mechanically ventilated critically ill patients：a prospective multicenter patient-based study. Anesthesiology 106(4)：687-695, 2007
9) Payen JF et al：Pain assessment is associated with decreased duration of mechanical ventilation in the intensive care unit：a post Hoc analysis of the DOLOREA study. Anesthesiology 111(6)：1308-1316, 2009

表4 おもな鎮静薬の使用方法

薬剤名	初回投与後の発現	活性化代謝産物	初回投与量	維持用量	肝機能障害患者への対応	腎機能障害患者への対応	副作用
ミダゾラム	2～5分	あり[a]	0.01～0.06mg/kgを1分以上かけて静注し、必要に応じて、0.03mg/kgを少なくとも5分以上の間隔を空けて追加投与。初回および追加投与の総量は0.3mg/kgまで	0.02～0.18mg/hr[b]	肝硬変患者ではクリアランスの低下による消失半減期延長のため50%減量	クレアチニンクリアランス<10mL/min、または透析患者：活性代謝物の蓄積により鎮静作用が増強することがあるため常用量の50%に減量	呼吸抑制、低血圧
プロポフォール	1～2分	なし	0.3mg/kg/hr[c]を5分間	0.3～3mg/kg/hr（全身状態を観察しながら適宜増減）	肝機能正常者と同じ	腎機能正常者と同じ	注射時疼痛[d]、呼吸抑制、低血圧、膵炎、高トリグリセリド血症、アレルギー反応、プロポフォールインフュージョン症候群。プロポフォールによる深い鎮静では、浅い鎮静にくらべて覚醒の明らかに遅延する
デクスメデトミジン塩酸塩	5～10分	なし	初期負荷投与により血圧上昇または低血圧、徐脈をきたすことがあるため、初期負荷投与を行わず維持量の範囲で開始することが望ましい	0.2～0.7μg/kg/hr[e]	肝機能障害の程度が重度になるにしたがって消失半減期が延長するため、投与速度の減速を考慮する。重度の肝機能障害患者に対しては、患者の全身状態を慎重に観察しながら投与速度を調節する	鎮静作用の増強や副作用が生じやすくなるおそれがあるので、投与速度の減速を考慮し、患者の全身状態を観察しながら慎重に投与する	徐脈、低血圧、初回投与量による高血圧、気道反射消失

a) とくに腎不全患者では、活性代謝物により鎮静作用が延長する。
b) 可能なかぎり少ない維持用量で浅い鎮静を行う。
c) プロポフォールの静脈投与は、低血圧が発生する可能性が低い患者で行うことが望ましい。
d) 注射部位の疼痛は、一般的にプロポフォールを未梢静脈投与した場合に生じる。
e) 海外文献では、1.5μg/kg/hrまで増量されている場合があるが、徐脈などの副作用に注意する。

日本集中治療医学会J-PADガイドライン作成委員会：日本版・集中治療室における成人重症患者に対する痛み・不穏・せん妄管理のための臨床ガイドライン．日本集中治療医学会雑誌　21（5）：539-579, 2014 より引用

10) Shehabi Y et al：Early intensive care sedation predicts long-term mortality in ventilated critically ill patients. Am J Respir Crit Care Med 186(8)：724-731, 2012
11) Kollef MH et al：The use of continuous i.v. sedation is associated with prolongation of mechanical ventilation. Chest 114(2)：541-548, 1998
12) Kress JP et al：Daily interruption of sedative infusions in critically ill patients undergoing mechanical ventilation. N Engl J Med 342(20)：1471-1477, 2000
13) Strøm T et al：A protocol of no sedation for critically ill patients receiving mechanical ventilation：a randomised trial. Lancet 375(9713)：475-480, 2010
14) Pandharipande P et al：Prevalence and risk factors for development of delirium in surgical and trauma intensive care unit patients. J Trauma 65(1)：34-41, 2008
15) Treggiari MM et al：Randomized trial of light versus deep sedation on mental health after critical illness. Crit Care Med 37(9)：2527-2534, 2009
16) Kress JP et al：Daily sedative interruption in mechanically ventilated patients at risk for coronary artery disease. Crit Care Med 35(2)：365-371, 2007
17) Terao Y et al：Quantitative analysis of the relationship between sedation and resting energy expenditure in postoperative patients. Crit Care Med 31(3)：830-833, 2003
18) Brook AD et al：Effect of a nursing-implemented sedation protocol on the duration of mechanical ventilation. Crit Care Med 27(12)：2609-2615, 1999
19) Riker RR et al：Dexmedetomidine vs midazolam for sedation of critically ill patients：a randomized trial. JAMA 301(5)：489-499, 2009
20) Shehabi Y et al：Early goal-directed sedation versus standard sedation in mechanically ventilated critically ill patients：a pilot study＊. Crit Care Med 41(8)：1983-1991, 2013

Ⅱ 各論①
4章 呼吸維持のためのケア・介助
9 精神的ケア

1. 人工呼吸管理を受ける患者の精神的ケアの必要性

人工呼吸管理を受ける患者は，疾病や病態，手術侵襲などにより呼吸運動・酸素化能・換気能などが障害され，呼吸不全の状態にある．呼吸は生命維持に必要不可欠であり，呼吸困難感は患者に死を連想させるため，不安や緊張，混乱を生じ，不穏の要因ともなる[1]（表1）．

さらに，人工呼吸管理を受ける患者は気管チューブやカニューレ・カテーテル・ドレーン類の挿入，ベッド上安静，発声できないことによるコミュニケーション障害などのストレスにさらされており，不安や緊張を生じやすい状態にある．不安や緊張などの精神的ストレスは，混乱・不穏に至らない場合であっても交感神経を興奮させ，呼吸数および酸素消費量の増加，人工呼吸器との非同調をまねき，治療や回復過程の妨げとなりうる．それゆえ，患者のストレスを緩和するための精神的ケアが必要である．

しかし，人工呼吸管理は補助的療法であり，疾患・病態が回復しない状態での人工呼吸器からの離脱は困難である．そのため，チューブ類の違和感や痛み，コミュニケーション障害，これらに伴う不安や緊張は，取り除くことが難しく，患者の安全性と快適性の向上，効果的な人工呼吸管理のために鎮痛・鎮静が必要となる．

2014年に日本集中治療医学会から公表された「日本版・集中治療室における成人重症患者に対する痛み・不穏・せん妄管理のための臨床ガイドライン（J-PAD）」では，人工呼吸期間の短縮および肺炎予防のために，浅い鎮静管理〔Richmond agitation-sedation scale（RASS）－2〜0〕を推奨している[2]．つまり，患者が容易に覚醒し，穏やかで自身のニーズの表出やケアへの参加が可能な状態に管理することが望まれる．したがって，患者のストレスを緩和することに加えて，ストレス体験を乗り越え，回復しようとする意欲を支持・促進する精神的ケアも必要である．

2. 精神的ケアのポイント

1) 患者のストレスを緩和する

患者の精神的ケアの目的は，ストレスの緩和とストレス体験を乗り越え回復しようとする意欲の支持・促進である．したがって，患者がどのようなストレスを体験しているのかを理解する必要がある．

重症患者のストレスについて，HweidiはCCUに入室した165名の患者を対象に調査し，鼻や口からのチューブの挿入，痛み，不眠，騒音，口渇が主なストレスであったと報告している[3]．また，NovaesらはICUへ入室した50名の患者を対象に調査し，自己コントロールの欠如と状況や処置に関する知識不足が患者の主な精神的ストレスであったと報告している[4]．Rotondiらは，ICUへ入室し人工呼吸管理を受けた患者を対象に調査し，気管チューブに関する記憶があった75名の患者のうち，82％は話ができない不快さを体験し，気管チューブ挿入による痛みあるいは不快感，気管チューブに関する不安を68％が体験していたと報告している[5]．

表1 不穏の要因

- 痛み
- せん妄
- 強度の不安
- 鎮静に対する耐性あるいは離脱症状
- 低酸素血症，高二酸化炭素血症，アシドーシス
- 頭蓋内圧亢進
- 電解質異常，低血糖，尿毒症，感染
- 気胸，気管チューブの異常
- 循環不全

表2 人工呼吸管理中の患者の主なストレス

身体的ストレス	● 痛み（創部，チューブの刺激，ベッド上臥位による腰部，肩などの痛み） ● 口や鼻からのチューブの挿入（違和感，喉が詰まっている感じなどの不快感） ● 話ができないこと（いいたいことが伝わらない不安，文字を書かなければならない煩わしさ，など） ● 口渇 ● ベッドや枕の不快感（マットレスや枕があわない感覚，寝心地の悪さ）
心理社会的ストレス	● コントロールの欠如（自分のことを決められない，自分のことができない） ● 身体抑制（自由に動けない不便さ，自尊感情の低下，囚われている感覚，など） ● 騒音，照明，室温の不快さ ● 不眠（種々の要因で眠りたくても眠れない，眠りを妨げられる） ● 不安，緊張，恐怖，混乱，気持ちの落ち込み（原因は特定できない場合もある） ● 何かよくないことが起こるかもしれないという感覚，死の恐怖 ● 孤独，一人取り残された感覚 ● 家族や友人に会いたいときに会えないこと

Hweidi IM : Jordanian patients' perception of stressors in critical care units : a questionnaire survery. Int Nurs Stud 44(2) : 227-235, 2007, Novaes MA et al : Stressors in ICU : patients' evaluation. Intensive Care Med 23(12) : 1282-1285, 1997, Rotondi AJ et al : Patients' recollections of stressful experiences while receiving prolonged mechanical ventilation in an intensive care unit. Crit Care Med 30(4) : 746-752, 2002 を参考に作成

　患者のストレスは個々によって異なるため，ストレスの表出を促し，理解する努力が重要である．しかし，人工呼吸管理中はコミュニケーションが障害されている．そのようななかで，くり返し患者に表出を促すことはかえって苛立ちや煩わしさを与えてしまい，新たなストレス源となりうる．それゆえ，あらかじめ患者のストレスを想定しながら傾聴する姿勢が必要である．これらの先行研究をもとに作成した，人工呼吸管理中の患者の主なストレスを表2に示す．

　不安を緩和するための方法では，音楽やリフレクソロジーを用いたケアの有効性が報告されている[6)7)]が，標準化するにはさらなる検証が必要である．しかし，患者が心地よいと感じ，害がないと判断できるのであれば，取り入れてもよいと考える．

　また，心理社会的ストレスについては環境調整や看護師のかかわりによって緩和できる内容も多いため，ストレスを回避できるよう予防的ケアを行う必要がある．ストレスの予防や緩和はそれに伴う体験を乗り越えることを容易にし，回復しようとする患者の意欲の支持・促進にもつながると考える．

2）精神的ニーズを満たす

　精神的ケアのアプローチでは，ストレスの緩和と精神的ニーズの充足が挙げられる．Hupceyは重症患者の精神的ニーズは，安全と感じることであり，家族や友人，ICUのスタッフ（医師・看護師），宗教的信念によって影響を受けていたと報告し，安全の感覚を支えるニーズは「知ること」「コントロールを取り戻すこと」「希望をもつこと」「信頼できること」の4つであったと述べている[8)]．

　患者の精神的ニーズを満たすことは，ストレス体験を乗り越え回復しようとする意欲を高めること

表3　4つの精神的ニーズを満たすケアのポイント

知ること	●病状や治療，処置，見通しについて以下の点に留意して説明する 　●聞き取りやすい声で話す（必要に応じて補聴器を使う） 　●意識を看護師に向けてから話す（視線を看護師に向けるよう促す） 　●間欠的にわかりやすい言葉で話す 　●患者の理解状況を確認しながら情報量を調整する 　　＊痛みや呼吸困難感などのストレスを取り除くあるいは緩和できること，治療を受けていること，看護師は支援者であること，回復に向かっていること，などを優先的に伝える ●患者が混乱している場合は，家族からも情報提供する
コントロールを取り戻すこと	●処置前には毎回説明し同意を求める 　処置のタイミングは，可能なかぎり患者の意向を尊重する ●身体抑制を減らし，早期離床を促進する ●自動運動を促す（体位変換やリハビリテーション，更衣などの際は自動運動を促す） ●治療方針決定のプロセスへ参加できるよう支援する ●ニーズの表出を促し，満たす
希望をもつこと	●見通しについて説明する ●回復への意欲をもてるよう，労い，励ます 　●家族や友人などと協力し，回復への意欲が高まるような目標を見出す 　　（孫に会う，ペットと散歩に行けるようになる，など） ●回復過程にあることを伝える（肯定的な変化をフィードバックする）
信頼できること	●医師や看護師など患者のケアにかかわる医療者は回復のために最善を尽くしていると伝える 　（患者が気遣いを感じられるよう，言葉だけでなく姿勢や態度で示す） ●傾聴，共感，支持的にかかわり，患者のニーズを把握し，満たすためのケアを行う ●身体面のモニタリングや変化時のすみやかな対応を行う，あるいは対応できるよう備えていることを伝える

Hupcey JE：Feeling safe：the psychosocial needs of ICU patients. J Nurs Scholarsh 32(4)：361-367, 2000, 茂呂悦子ほか：集中治療室入室中に人工呼吸器を装着した術後患者の回復を促すための看護援助の検討．日本クリティカルケア看護学会誌 6(3)：37-45, 2010を参考に作成

が期待できる[9]．**表3**に安全の感覚を支える4つのニーズに沿って，精神的ケアの概要を示す．情報の提供やコントロールの回復を促すケアは，ストレスの除去・緩和にもつながるケアでもある．したがって，精神的ニーズを満たすためのケアへ補完的な作用が期待できる．

　たとえば，次のような事例を経験する．患者は，気管チューブによる喉の痛みをくり返し表出し，咳き込むたびに興奮して手足をばたつかせている．そのような状態に対し，人工呼吸器からの離脱ができないからと鎮静薬を投与するのではなく，咳き込むと息ができないような苦しさや喉の痛み，咽頭刺激による嘔気などが生じていることへの理解を示し，痛みを緩和できることや，咳き込みは一時的であり痰を出すことは肺炎予防や気管チューブの抜去につながるため，ケアに協力して欲しいことを伝える．そして，評価にもとづく鎮痛薬の投与と深呼吸の誘導，タッチングや労いをくり返し行うことで，次第に患者は興奮することはなく，深呼吸や咳の誘導にも応じるようになる．

　逆に，痛みや疲労から閉眼し，リハビリテーションや排痰ケアを拒む患者の事例もある．その場合は，ストレス体験への理解を示し，痛みの管理を行い，現在の状況や今後の見通しに関する情報を提供し，患者の意向を尊重しつつもケアへの参加を促すことで，次第に協力が得られ，人工呼吸器からの離脱も促進される．

　こうした事例は，患者のストレス体験を理解し，それを緩和するアプローチと精神的ニーズを満たすアプローチによって，患者の回復への意欲が支持・促進され，ケアへの参加・協力につながってい

表4 家族が行う患者への精神的ケアと家族への看護ケア

患者とかかわる時間を確保する	●面会時間の調整：制限の解除あるいは緩和
患者と家族の絆を強める	●面会時には患者への支持的かかわりやタッチングなどを促す ●面会以外のときは，家族が患者を気遣い，面会に来ていることなどを伝える ●患者の励みになる事柄をともに見つけられるようにする
家族の代行を支援する	●入院によって生じた社会的問題，患者の心配事を家族が代行し，解決できるよう支援する ●治療方針に関する代理意思決定を支援する
家族の心身の安定を促す	●疾患・病状・行われる治療・看護への理解を支援する ●傾聴的・支持的態度でかかわり，家族のニーズを把握して満たす ●医療者は家族の支援者であることを伝え，パートナーシップを形成する

Hupcey JE：Feeling safe：the psychosocial needs of ICU patients. J Nurs Scholarsh 32(4)：361-367, 2000, 茂呂悦子ほか：集中治療室入室中に人工呼吸器を装着した術後患者の回復を促すための看護援助の検討．日本クリティカルケア看護学会誌 6(3)：37-45, 2010を参考に作成

ると考える．したがって，患者の精神的ケアでは，ストレスの緩和と精神的ニーズを満たすことがポイントになる．

3. 家族の精神的ケア

　家族は患者の精神的ケアにおいて重要な存在であるが，人工呼吸管理により患者とのコミュニケーションが障害されているため，患者とのかかわりに困難を感じていたり，患者にとって重要な存在であると気づかず無力であると感じている場合もある．さらに，患者の療養に伴う不安や混乱，社会的問題などが生じている場合もある．

　したがって，患者の精神的ケアを行えるよう，家族に対しても看護ケアを行う必要がある．家族が行う患者への精神的ケアと，家族への看護ケアの概要を**表4**に示す．

　家族は血縁や法的なつながりではなく，親密さと絆によって患者が拠り所として感じている存在である．そのため，家族は患者がストレス体験を乗り越える支えとなる[9]．家族が心身の安定性を保ち，患者の支援者としての認識をもってケアに参加できるよう看護ケアを提供し，家族とパートナーシップを形成することが重要である．

引用文献
1）日本呼吸療法医学会人工呼吸中の鎮静ガイドライン作成委員会：人工呼吸中の鎮静のためのガイドライン．人工呼吸 24(2)：146-167, 2007
2）日本集中治療医学会J-PADガイドライン作成委員会：日本版・集中治療室における成人重症患者に対する痛み・不穏・せん妄管理のための臨床ガイドライン．日集中医誌 21：539-579, 2014
3）Hweidi IM：Jordanian patients' perception of stressors in critical care units：a questionnaire survery. Int Nurs Stud 44(2)：227-235, 2007
4）Novaes MA et al：Stressors in ICU：patients' evaluation. Intensive Care Med 23(12)：1282-1285, 1997
5）Rotondi AJ et al：Patients' recollections of stressful experiences while receiving prolonged mechanical ventilation in an intensive care unit. Crit Care Med 30(4)：746-752, 2002
6）Chlan LL et al：Effects of patient-directed music intervention on anxiety and sedative exposure in critically ill patients receiving mechanical ventilator support：a randomized clinical trial. JAMA 309(22)：2335-2344, 2013
7）Akin Korhan E et al：Reflexology：its effects on physiological anxiety signs and sedation needs. Holist Nurs Pract 28(1)：6-23, 2014
8）Hupcey JE：Feeling safe：the psychosocial needs of ICU patients. J Nurs Scholarsh 32(4)：361-367, 2000
9）茂呂悦子ほか：集中治療室入室中に人工呼吸器を装着した術後患者の回復を促すための看護援助の検討．日本クリティカルケア看護学会誌 6(3)：37-45, 2010

Ⅱ 各論①
4章 呼吸維持のためのケア・介助
10 抜管の準備と介助

1. 抜管の準備

1）アセスメント

　気管チューブの抜管の基準に明確な生理学的指標はない．また，人工呼吸器離脱プロトコルの抜管リスクの分類は抜管の是非を問うものではない．そのため，抜管後に上気道の狭窄の可能性が高いと予測される超高リスク群に患者が分類された場合でも，抜管の中止を推奨しているわけではない．逆に，再挿管のリスクが最も低いと判断された低リスク群に患者が分類された場合でも，再挿管の可能性はあるという前提で抜管を実施するべきであるとしている．つまり，抜管リスクの分類は，あくまでも抜管後のさまざまな問題を予測する一助でしかなく，スクリーニングではない．よって，抜管前の評価においては患者の状態を十分にアセスメントする必要がある．

　再挿管のリスクを評価する指標について，エビデンスが確立されたものは存在しない．人工呼吸器離脱プロトコルの自発呼吸トライアル（Spontaneous Breathing Trial：SBT）の開始安全基準項目にあるRapid shallow breathing index（RSBI）も，抜管の成功を予測しない[1]．しかし，それはいずれも単一の指標においての検討であり，全身状態をふまえた複合的な評価の1つとしてのRSBIの有用性を否定するものではない[2,3]．詳細はⅡ．各論①「2-5．換気の指標」）で述べられているため，本稿では割愛するが，抜管リスクの分類で患者がいずれの群に分類されたとしても，抜管前には，いくつかの評価指標に加え，酸素化のデータや全身状態，患者の訴えなどを複合的に評価することが肝要である．

2）患者への説明

　抜管が可能と判断されたら，患者に抜管のプロセスを十分に説明し，了承を得る必要がある．なぜなら，抜管を円滑に進めるためには患者の協力が不可欠だからである．また，患者が抜管に対し前向きに取り組むことは，抜管を成功させる要因の1つである[4]．

　抜管に携わる医療従事者は，患者が離脱プロセスにおいて緊張している可能性を十分に考慮するべきである．そのため，「今から口の管を抜きますね」などの簡単な説明のみでは不十分である．抜管の各段階の説明に加え，医師の指示に呼吸を合わせることや気管チューブを抜去するときは咳嗽反射が誘発されること，口腔内の分泌物は飲み込まないことなどの注意点を患者が理解できる言葉で説明する．

　抜管の成功には医療従事者のアセスメント能力や手技のみでなく，抜管のプロセスに対する患者の理解と協力が不可欠であることを忘れてはならない．

3）物品の準備

　抜管に必要な物品は，対象患者の状況や各施設背景によって異なる．そのため，いずれの場合も必ず必要となる物品を「必須の物品（図1）」とし，患者背景や施設背景によって変更が生じる可能性があるものを「検討物品」とした．

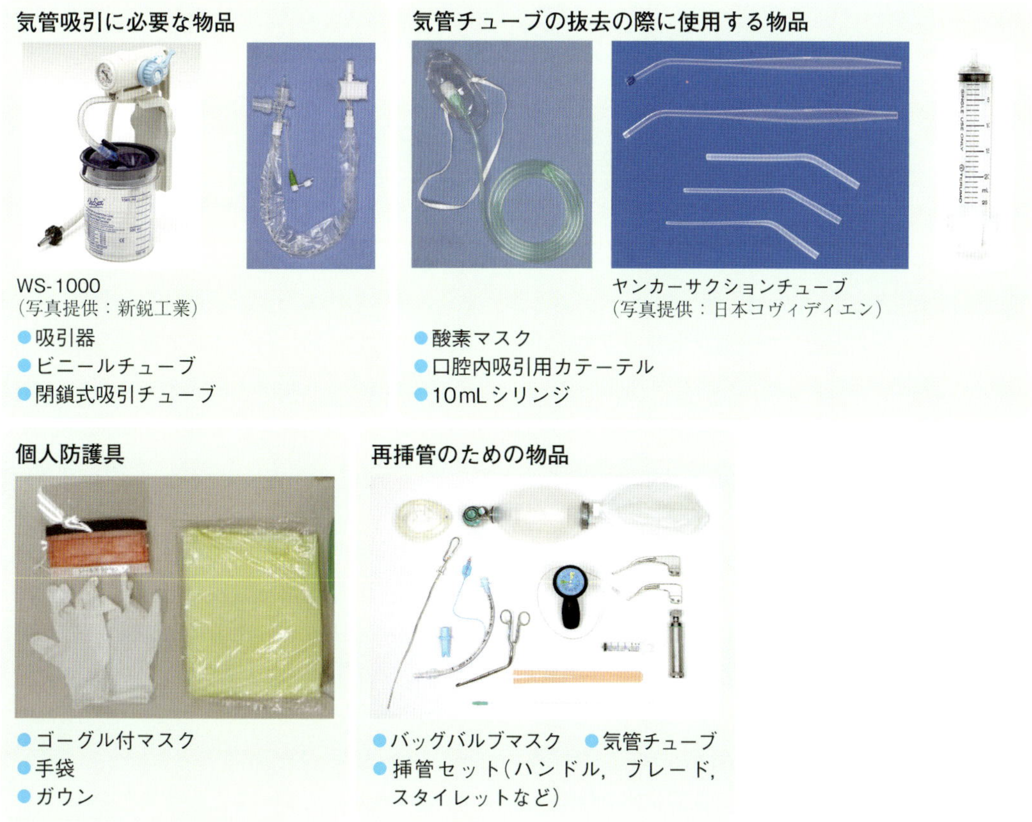

気管吸引に必要な物品
WS-1000
(写真提供：新鋭工業)
● 吸引器
● ビニールチューブ
● 閉鎖式吸引チューブ

気管チューブの抜去の際に使用する物品
ヤンカーサクションチューブ
(写真提供：日本コヴィディエン)
● 酸素マスク
● 口腔内吸引用カテーテル
● 10mLシリンジ

個人防護具
● ゴーグル付マスク
● 手袋
● ガウン

再挿管のための物品
● バッグバルブマスク　● 気管チューブ
● 挿管セット(ハンドル，ブレード，スタイレットなど)

図1 抜管時に必須の物品

Kirsten N et al：AACN Procedure Manual for Critical Care, 6th ed(D. Lynn-McHale Wiegand ed), p39-46, Saunders, 2011を参考に作成

a．必須の物品(図1)

①気管吸引に必要な物品

抜管前はルーチンに気管吸引が行われることが多いが，不用意な気管吸引は患者に苦痛を与え，低酸素血症，呼吸筋の疲労を助長する．また，分泌物が多い場合や粘稠度が高い場合を除いては，十分な咳嗽力のある患者の場合では抜管後に喀痰が可能である．そのため，気管吸引はフィジカルアセスメントを駆使し，その必要性が確認された場合のみ実施するべきである．

②個人防護具(ガウン，準清潔手袋，マスク，ゴーグルなど)

抜管の際は，患者の咳嗽などにより気道分泌物などが飛散する可能性が高い．そのため，スタンダードプリコーションに準じ，感染予防に努める必要がある．

③バッグバルブマスク

バッグバルブマスクは，抜管後の患者の換気補助を目的としている．そのため，バッグバルブ用マスクを装着し，100％濃度の酸素を流し，リザーバーが十分に膨らんだ状態で準備する．

しかし，高リスク群に属する患者で吸気努力が十分でない場合は，気管チューブを抜去する直前の深呼吸の補助に使用することもある．その際，バッグバルブ用マスクはすぐに装着できるよう手元に準備する．

④口腔内吸引用カテーテル

口腔内吸引用カテーテルは，ヤンカーなどの硬い材質のものがよい．なぜなら，患者が自ら口腔内

を吸引する場合に使用しやすいからである．また介助する場合も硬い素材のほうが口角から歯に沿って挿入しやすい．

⑤**10 mLシリンジ**

カフの空気を抜く際に使用する．多くの場合，10 mLシリンジの容量で十分である．しかし，一部の大容量・低圧の気管チューブでは40 mLのカフ容量をもつものもあり，挿入している気管チューブに適したものを準備する．

⑥**酸素マスク**

抜管後の酸素療法において，低流量システムと高流量システムの明確な選択基準はない．

低流量システムは患者の一回換気量以下の流量しか供給されないため，投与される酸素濃度を一定に維持できない．しかし慢性閉塞性呼吸器疾患（chronic obstructive pulmonary diseases：COPD）などの微量の酸素投与が必要な患者には適している．一方，高流量システムは患者の一回換気量以上の流量が供給されるため，投与される酸素濃度を一定に保つことができる．しかし，酸素濃度40〜50％以下での投与はできない．これらの特徴をふまえ，患者に即した酸素療法を選択する必要がある．

酸素投与の目的は，抜管後の低酸素血症の回避である．しかし同時に，持続的な高濃度酸素投与は生体にとって有害であることも認識すべきである[6]．とくに人工呼吸管理を受けた患者の肺は多くの傷害を受け，組織は変性していることが予測される．それらの傷害を医療従事者の保守的対応によって助長してはならない．そのため，酸素療法の適応の是非および投与手段を十分に検討すべきである．

⑦**感染性廃棄物用ゴミ箱**

抜去した気管チューブには患者の分泌物が付着しているため，室外へ持ち出すことは好ましくない．そのため，抜去後に廃棄できる位置に感染性廃棄物用ゴミ箱を配置しておくことが望ましい．

⑧**挿管セット**

抜管リスクの分類はいずれの群に該当した患者でも，再挿管のリスクはあるという前提で抜管することを推奨している．

再挿管となる患者の場合，喉頭浮腫による気道狭窄を起こす場合も少なくない．そのため，用意する気管チューブは抜管前までに使用していたサイズより0.5〜1 mmほど細いチューブとする．

また，超高リスク群においては強い気道狭窄を起こす可能性を考慮し，チューブイントロデューサなどのガイド器具，輪状甲状間膜穿刺セットを考慮する．

b．検討物品

①**テープ剥離剤**

気管チューブの固定方法は各施設で異なるが，口唇周囲，頬，頸部などは皮膚の脆弱化により皮膚トラブルが起こりやすい．テープ剥離に伴う患者の苦痛を回避するために，必要時は剥離剤を使用する．

②**救急カート**

高リスク群，超高リスク群の患者では，急変の可能性を考慮する必要がある．そのため，救急カートの配置がベッドより遠い場合は，近くに準備しておく．

③**非侵襲的陽圧換気（NPPV）の準備**

呼吸不全の患者において抜管後の予防的な非侵襲的陽圧換気（noninvasive positive pressure ventilation：NPPV）の使用は，再挿管を回避し，肺炎発生率と死亡率の低下に寄与する[7]．しかし，マスクによる陽圧換気は，リークの問題や自発呼吸との非同調，マスクや固定器具による皮膚トラブルや不快感などのデメリットも大きい．

近年，ベンチュリーマスクよりも一定の酸素濃度の維持が可能なネーザルハイフローが普及しつつ

ある．経鼻カニューレと同様の形状であるため，会話や食事が可能である点，高流量酸素投与にすぐれている点，十分な加温加湿が可能な点に加え，高流量による鼻咽頭の死腔の除去や気道の陽圧補助など，利便性が高い[8]．ネーザルハイフローの目的は高流量酸素投与であり，NPPVの陽圧換気を代用できるものではないが，NPPVを拒否する患者においても効果的であるとされ有用性が期待できる．

2. 抜管の介助

抜管の介助の手順と注意事項を表1に示す．抜管の手順は施設の背景や実施する医師によって異なることが予想されるため，本項に示す介助の手順を参考に各施設に沿った方法で行うことを推奨する．

表1 抜管介助の手順とポイント

物品を適切な位置に配置する	①バッグバルブマスクを酸素の配管に接続し，FiO_2 1.0の酸素を流す． ②リザーバーが十分に膨らんでいるかを確認する． ③患者に適切な酸素療法のデバイス（酸素マスク，経鼻カニューレなど）を準備し，設定流量を流したうえで，すぐに装着できる位置に配置する（必要時はネーザルハイフローもしくはNPPVを設定する）． ④10mLシリンジ，テープ剥離剤，タオルなどその他の必要物品を適切な位置に配置する． ⑤再挿管セットを準備し，緊急時はすぐに使用できるよう配置する．必要時は救急カートもベッド周囲に配置しておく．
スタンダードプリコーションを遵守する	①手洗いを励行する． ②個人防護具（マスク，手袋，ゴーグル，ガウン）を装着する．
気管吸引の実施	①フィジカルアセスメントを駆使し，気管吸引の必要性の有無を判断する． ②気管吸引が必要だと判断された場合のみ，実施する． ③気管吸引後は患者の呼吸が落ち着くまで待つ．
口腔内吸引の準備	①口腔内吸引用カテーテルを配管につなぎ，陰圧をかける． ②吸引圧は20kPa[9]を超えないように設定する． ③患者が自力で口腔内を吸引できるようであれば，カテーテルを患者に手渡す．
再度，患者へ説明し協力を得る	①医師の合図で，大きく深呼吸することを伝える． ②最大吸気位で気管チューブを抜去することを伝える． ③抜去時は，咽頭部の不快感や痛みが伴うことを伝える． ④抜去直後は強く咳嗽し，喀痰するよう伝える． ⑤口腔内に喀出した分泌物は飲み込まないよう注意喚起する． ⑥口腔内の分泌物は，手渡したカテーテルで吸引するよう指示するか，こちらで吸引することを伝える．
患者の状態を観察し，体位を整える	①心拍数，血圧，SpO_2などのベッドサイドモニタおよび胸郭の動き，呼吸数，努力呼吸の有無，息苦しさなどの患者の主訴を聴取し，患者の循環および呼吸状態を再度確認する． ②患者の表情などを観察し，不安の緩和に努める． ③安静度をふまえ，患者の体位を整える． ④気管チューブ抜去後の喀痰を容易にするため，可能であれば30°以上の頭部挙上は維持する．

表1 抜管介助の手順とポイント（続き）

10mLシリンジをカフ用チューブに接続する	①カフ用チューブにシリンジを接続する． ②シリンジを接続したあとは，カフの内圧で内筒が動き，意図しないタイミングでカフが抜けてしまうため注意する． ③バックバルブマスクがすぐにとれる位置にあることを再度確認する． ④気管チューブ抜去後に使用する酸素療法のデバイスがすぐに装着できる位置に配置されていることを再度確認する．
患者に深呼吸を促す	①医師もしくは介助者である看護師が患者に深呼吸を促し，タイミングを計る． ②深呼吸はゆっくり行うよう患者に声をかけ，必要時は数回くり返す．
最大吸気位でカフの空気を抜く	①患者の深呼吸にあわせ，最大吸気位でカフの空気を抜く． ②タイミングよく気管チューブが抜去できるように，カフの空気を抜く際は医師に声をかける．
気管チューブを抜去する	①気管チューブの抜去は，医師が実施するほうが望ましい． ②気道粘膜を傷つけることのないよう，上気道の彎曲に沿って愛護的に抜去する． ③咳嗽反射が弱い場合は，咽頭部付近の分泌物を喀出するよう促す．
口腔内の分泌物を除去する	①口腔内の分泌物を飲み込まないよう，患者に声をかける． ②口腔内吸引用カテーテルで喀出された口腔内の分泌物を除去する． ③患者が自力で行えるようであれば見守り，必要時は温タオルやティッシュなどを手渡す．
酸素療法を開始する	①酸素療法のデバイスを患者に装着する． ②心拍数，血圧，SpO_2などのベッドサイドモニタと胸郭の動き，努力呼吸の有無，息苦しさなどの患者の主訴，発声の可否と嗄声の有無，不整脈の有無を確認する． ③酸素投与方法，投与量が指示どおりに設定されているかを再確認する．
全身状態の観察と患者への労い	①フィジカルアセスメントを駆使し，患者の全身状態を再評価する． ②処置が終了したことを患者に伝え，労いの言葉をかける． ③抜管リスクの分類に沿って，定時的に呼吸状態を観察する．

F_iO_2（inspired oxygen fraction，吸入酸素濃度），SpO_2（percutaneous oxygen saturation，経皮的動脈血酸素飽和度）

引用文献
1) Tanios M A et al：A randomized, controlled trial of the role of weaning predictors in clinical decision making. Crit Care Med 34(10)：2530-2535, 2006
2) Brown CV et al：Risk factors associated with early reintubation in trauma patients：a prospective observational study. J Trauma 71(1)：37-41, 2011
3) Alkhuja S et al：Testing the prognostic value of rapid shallow breathing index in predicting successful weaning of patients from prolonged mechanical ventilation. Heart Lung 42(2)：154-157, 2013
4) Perren A et al：Patients' prediction of extubation success. Intensive Care Med 36(12)：2045-2052, 2010
5) Kirsten N et al：AACN Procedure Manual for Critical Care, 6th ed（D. Lynn-McHale Wiegand ed），p39-46, Saunders, 2011
6) Abdelsalam M et al：Goal-directed therapy for severely hypoxic patients with acute respiratory distress syndrome：permissive hypoxemia. Respir Care 55(11)：1483-1490, 2010
7) Burns KE et al：Noninvasive ventilation as a weaning strategy for mechanical ventilation in adults with respiratory failure：a Cochrane systematic review. CMAJ 186(3)：E112-E122, 2014
8) Ward JJ：High-flow oxygen administration by nasal cannula for adult and perinatal patients. Respir Care 58(1)：98-122, 2013
9) 日本呼吸療法医学会 気管吸引ガイドライン改訂ワーキンググループ：気管吸引ガイドライン2013（成人で人工気道を有する患者のための）．人工呼吸 30：75-91, 2013

Ⅱ 各論①
5章　急変対応

1 人工呼吸器離脱中の急変時対応

　人工呼吸器からの離脱は，患者の全身状態はもとより呼吸状態を丹念に観察して計画的に実施されるものである．しかし，気管挿管中の気管粘膜に対する機械的刺激によって気道や声帯に浮腫を生じている場合，抜管後に気道狭窄が発生することがある．また，脳卒中などによる反回神経麻痺を生じている場合，抜管しなければその症状を正確に判断することが困難であるため，抜管後に再挿管などの緊急事態が発生する割合は決して低くない．

　抜管の失敗（extubation failure）では，換気不全による循環不全に陥るため，すみやかに酸素供給が行えるよう気道確保と人工呼吸を施す必要がある．人工呼吸器離脱中は，予期せぬ緊急事態が起こりうることを想定して，再挿管や循環不全に対しても対応できるよう，蘇生の準備をしておく必要がある．

1. 再挿管の原因

　再挿管となる原因はさまざまであるが，喀痰など気道分泌物の排出が困難である場合や，声門と上気道閉塞を生じた場合が主である．一般に抜管の失敗は，抜管後の48〜72時間以内に再挿管が必要になる症例とされ，再挿管は抜管した患者の2〜25％で起こるとされている[1]．

　その原因は，気道の閉塞，分泌物の過多，排出困難，呼吸不全，心不全，意識障害が多いが，気管挿管を行っていた期間が長い場合や，挿入されていた気管チューブが太く，気管壁が圧迫を受けていた場合に生じることがある．気管挿管を実施する際に，喉頭展開を頻繁に実施したことによる喉頭の腫れが原因で起こる声門浮腫が原因となる場合もある．また，人工呼吸器離脱後の比較的早い時期の抜管例では，陽圧換気から陰圧換気への変更によって前負荷がかかり，循環状態が不安定になることも少なくない．

　抜管を失敗した患者では，30％の頻度で肺炎を併発し，再挿管を要した患者での院内死亡率は20〜50％にも及ぶとの報告があり，その管理は重要である[2]．

2. 抜管失敗基準

　2005年に開催された欧米における人工呼吸器，集中治療関連5学会の代表者らによる国際会議（International Consensus Conference on Intensive Care Medicine）で示された抜管失敗の基準は，主に呼吸と循環の変動を指標としている[3]．

　喉頭浮腫による喘鳴や舌根沈下，分泌過多などで気道を維持することができない場合も，抜管失敗と判断する（表1）．

表1 抜管失敗基準
● 気道閉塞
● 分泌物排出困難
● 呼吸数＞25回/minが2時間以上
● 呼吸筋疲労や努力呼吸の出現
● 脈拍数＞140/minもしくは20％以上の増減
● $FiO_2≧0.5$で$SpO_2＜90％$もしくは$PaO_2＜80mmHg$
● $PaCO_2＞45mmHg$，もしくは20％以上の増加
● 輸液や昇圧薬に反応しない循環不全
● 興奮，せん妄状態の出現

FiO_2(inspired oxygen fraction, 吸入酸素濃度), SpO_2(percutaneous oxygen saturation, 経皮的動脈血酸素飽和度), PaO_2(arterial oxygen tension, 動脈血酸素分圧), $PaCO_2$(arterial carbon dioxide tension, 動脈血二酸化炭素分圧)
Boles JM et al：Weaning from mechanical ventilation. Eur Respir J 29(5)：1033-1056, 2007より改変のうえ引用

表2 抜管失敗の主な原因と失敗時の対応

原因	対応
喉頭浮腫	● 抜管前のステロイド投与 ● アドレナリン吸入
分泌物過多，排出困難	● 加湿，吸入 ● 喀痰介助 ● 輪状甲状靱帯穿刺
呼吸不全	● 輸液制限，循環管理 ● 慢性呼吸不全患者ではNPPV使用の考慮

NPPV (noninvasive positive pressure ventilation, 非侵襲的陽圧換気)

3. 抜管失敗と判断した場合の対応

　抜管失敗と判断した場合，必要な処置と並行して原因を検索する必要がある．抜管失敗の理由としては，喉頭浮腫，分泌物の過多，呼吸不全などが挙げられる．表2に，抜管失敗の主な原因と失敗時の対応を示す．

4. 気道緊急への対応

1）気道確保

　呼吸管理を目的とした体位管理では，患者の身体を挙上することを基本とするが，気管挿管の実施が判断された場合には，気道確保が行えるよう臥床状態とする．気道確保は，術者が患者の頭側より実施する．

2）バッグバルブマスク換気

　低酸素状態となっている患者に対しては，まず投与されている酸素流量を増やすなどの措置を行う．再挿管が必要な患者に対しては，まずバッグバルブマスク換気が実施される．

　気管挿管前には，バッグバルブマスク換気により有効な前酸素化（preoxygenation）を行う．その評価は，単に酸素飽和度が100％になるということだけでなく，最低3分間は換気を実施し，末梢組織の細胞まで酸素が行き届くようにする．

　バッグバルブマスク換気は，酸素チューブを接続して酸素投与を行いながら実施する．バッグバルブのマスクは，患者の下顎から眼窩下縁までを覆うように装着する．マスクにより眼球を圧迫しないよう注意する．

　1人でバッグバルブマスク換気を行う場合は，利き手とは異なるほうの母指と示指でCの字をつくりマスクを顔面に圧着させ，小指，環指，中指がEの字になるように下顎骨を保持して下顎を挙上する「EC法」で行う（図1）．

　この段階で重要なことは，バッグバルブにより加圧する空気が患者に流入されるかである．すなわち，加圧しても胸郭が挙上されず圧迫を感じる場合は，何らかの原因によって気道が閉塞されている可能性があり，緊急事態との判断が必要である．

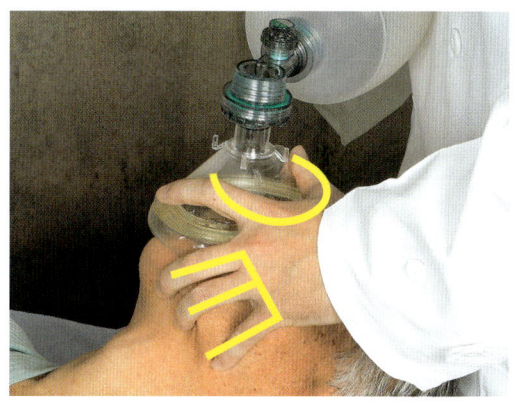

図1 EC法

表3 喉頭鏡操作による直視下気管挿管の難易度分類（Cormack分類）

Grade 1	声帯が完全にみえる
Grade 2	声帯の後部のみがみえる
Grade 3	喉頭蓋がみえる
Grade 4	喉頭蓋もみえない

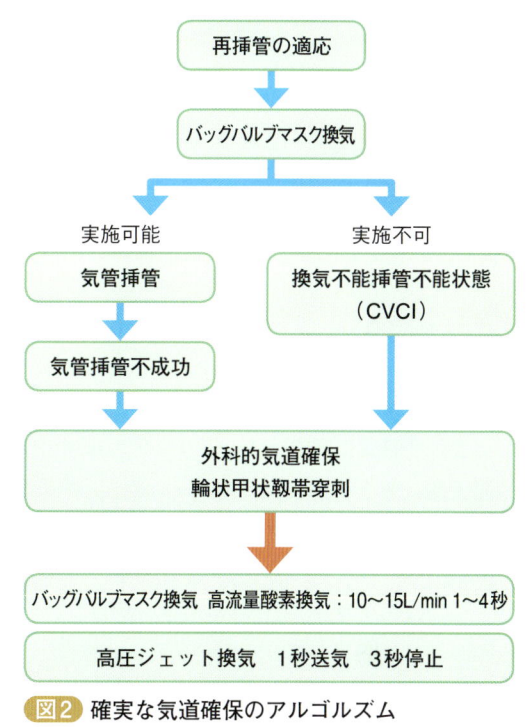

図2 確実な気道確保のアルゴリズム

Boles JM et al：Weaning from mechanical ventilation. Eur Respir J 29（5）：1033-1056, 2007 より改変のうえ引用

気道確保が困難な状態のなかでも，バッグバルブマスク換気が行えず，気管挿管できない状態を換気不能挿管不能状態（cannot ventilate and cannot intubate：CVCI）という（図2）．このような場合には，ラリンジアルマスクの挿入，または外科的気道確保により気道確保を行うことが選択される．

3）再挿管

a．経口気管挿管（喉頭展開）

バッグバルブマスク法により十分な酸素化の後，気管挿管のための喉頭鏡を用いた喉頭展開が実施される．再挿管の場合，喉頭展開を行う際に，術者によって喉頭や声門の腫れや損傷の程度の確認が行われる．

Cormack分類（表3）とは，喉頭鏡操作時に観察する気管挿管の難易度分類を表わしたものである．Cormack分類のGrade 3および4では，喉頭展開が困難で挿管は難しいと判断し，次なる対処法を考慮する必要がある．

BURP（外部喉頭圧迫）法（図3）は，喉頭展開時に声帯がみえにくいときに甲状軟骨部分を後方（Backward）や頭側（Upward），右側（Rightward）に押す（Push）ことで声帯をみやすくする手技だが，時に介助者となる看護師にもその手技と介助を求められる場合がある．

■ 再挿管に伴う緊急気道確保時の必要物品

救急カート，バッグバルブマスク，酸素流量計，吸引システム，心電図モニタ，血圧計，オキシメトリ，カプノメータ，気管支鏡，経気管ジェットベンチレータ

〈気道確保物品〉
- 経口気管挿管：気管挿管している同サイズの気管チューブとサイズの細い気管チューブ

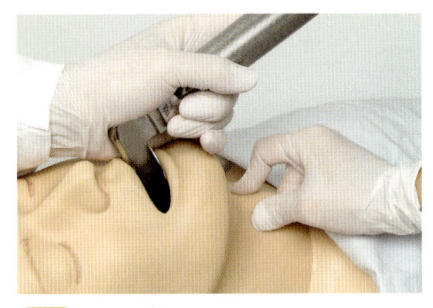

図3 BURP法

- **輪状甲状靱帯穿刺キット**：消毒薬
- **食道閉鎖式エアウェイ**：ラリンジアルマスク

喉頭鏡，スタイレット，マギール鉗子，バイトブロック，気管チューブ固定用テープ，潤滑剤，シリンジ（10mL），カフ圧計，肩枕，チューブイントロデューサ

〈薬剤〉
ヒドロコルチゾン，メチルプレドニゾロンコハク酸エステルナトリウム，フェンタニルクエン酸塩，ベンゾジアゼピン系薬，リドカイン塩酸塩　など

■気管挿管の流れ；気管チューブの挿入（気管挿管）の介助

気管チューブ挿入の介助の手順を**表4**に示す．

表4 気管チューブ挿入介助の手順

①気管チューブの受け渡し	喉頭展開を行う医師は患者の声門部から目を離すことなく確認しているため，術者の視野内の右手で掴むことのできる位置に，気管チューブを差し出す．
②スタイレットの抜去	カフの一部が声門に入ったところでスタイレットを抜去するが，看護師は気管チューブがスタイレットと一緒に抜けないように，チューブをしっかり保持しながらスタイレットをその屈曲に沿って回転させて抜いていく．
③気管チューブ挿入位置の確認	気管チューブの挿入の深さは，通常成人男子で21〜23cm，成人女子で20〜22cmが標準となる．
④カフへの空気注入	気道内圧による空気の漏れがなくなるまで，カフに1〜2mLずつ空気を注入する（通常は，初回3mL：20cmH$_2$O）．
⑤気管チューブの位置確認	気管チューブが確実に，そして適切な位置に挿入されているかを確認する． **胸郭の挙上の確認**：バッグバルブマスク換気に合わせて，胸郭が均等に上下することを確認する．腹部が膨隆しないことも確認する． **聴診**：バッグバルブマスク換気を行いながら，上腹部，両側前胸部，両側腋窩部の順に5点の聴診を行う． **呼気炭酸ガスモニタのチェック**：呼気炭酸ガスモニタをモニタリングし，呼気中の二酸化炭素を確認する．食道挿管時でも，挿管直後は一過性に低濃度の二酸化炭素が検出されることがあるため，継続して確認する．
⑥気管チューブの固定	バイトブロックを挿入し，気管チューブを確実に固定する．

b．外科的気道確保（輪状甲状靱帯穿刺）

重症例における再挿管は，初回の挿管時より難渋することが多い．異常呼吸を呈し，再挿管を試みる場合には，気管挿管セットはもちろんのこと，外科的気道確保や人工呼吸器を準備しておく．

CVCIでは，外科的気道確保の適応となる．外科的気道確保には，輪状甲状靱帯穿刺，輪状甲状靱帯切開，気管切開などがある．超緊急時には，迅速に処置ができる輪状甲状靱帯穿刺が選択される．

しかし，通常の低圧換気では，穿刺したカテーテルを通しての換気は十分ではなく，数分で致命的な転機となるとの報告もある[5]．このため，穿刺したカテーテルにアダプタを接続し，バッグバルブマスクなどによる換気が必要となる．その後，酸素化と呼吸状態を整え，気管切開などの措置が施される．輪状甲状靱帯穿刺は，あくまでも一時的な緊急的な気道確保であり，吸引も十分には行えない．

■ 輪状甲状靱帯穿刺時の主な必要物品

注射針（22G），シリンジ（10mL），輪状甲状靱帯穿刺キットあるいは14G血管留置針，カテーテルとバッグバルブマスク接続用アダプタ〈専用キットを使用しない場合は，小児用気管チューブ（6mmサイズのアダプタ）または2.5mLシリンジの外筒を代用する〉

■ 外科的気道確保の流れ；輪状甲状靱帯穿刺の介助

輪状甲状靱帯穿刺の介助の手順を表5に示す．

■ 外科的気道確保に伴う換気法

輪状甲状靱帯穿刺後の換気法には以下の3つがある．使用できる器具や状況によって換気法を選択する．

● バッグバルブマスク換気

穿刺デバイスにBVMをつなぎ換気する方法である．穿刺されたカテーテル（デバイス）に接続するには，専用アダプタ，もしくは6mm気管チューブアダプタ，2.5mLシリンジの外筒を接続する．

穿刺デバイスが細く，抵抗があるために，換気が不十分な場合が多い．分時換気量を確保するためには，換気回数を多くする．

表5 輪状甲状靱帯穿刺介助の手順

①環境・体位の整備	患者周囲をできるだけ清潔な環境とする．患者を仰臥位にして肩枕を入れて首を伸ばす．
②穿刺部位の消毒	輪状軟骨の下部，輪状軟骨直上の陥没した部分が輪状甲状靱帯で穿刺部位となる．穿刺前には，広範に消毒をする．
③穿刺カテーテルの刺入	術者が喉頭を片手で掴み，穿刺カテーテルを輪状甲状靱帯部に経皮的に刺入し，針の先端をわずかに下方に向けて吸引しながら前進させる．
④カテーテルの気管内への挿入・換気の開始	気管に位置することが空気吸入によって確認されたら，カテーテルが気管内へと進められる．カテーテルには三方活栓を接続するため，これらの物品は予め術者が届く範囲の清潔領域に準備する．また，挿入直後より換気を開始する必要があるため，酸素を接続したバッグバルブマスクを準備しておく．

● **高流量酸素換気**

10〜15L/minの高流量酸素を間欠的に送気する方法である．1秒ほど送気して1〜4秒ほど開放する．上気道か穿刺デバイスから呼気を排出する．

送気方法は，酸素チューブをデバイスに直接的に接続する方法と，Y字コネクタを利用して，指で開閉する方法がある．送気時に上気道から空気が漏れるようなら，鼻と口を押さえておく必要がある．

● **経気管ジェット換気法（TTJV）**

最も迅速・確実に酸素化を行う方法として，経気管ジェット換気法（transtracheal jet ventilation：TTJV）がある．

ジェット換気接続前には，デバイスより空気が抵抗なく，十分量吸引できることを必ず確認する．ジェットベンチレータを外筒に接続し，ゆっくりとボタンを押して酸素を送気する（1〜2秒間）．初期の設定圧は最低の0.14MPaとして胸郭の動きを観察し，十分に膨らまない場合には必要に応じて圧力計の圧を上昇させ，調節する（0.14〜0.35MPa）．

送気後は高頻度ジェット換気と異なり，呼気排出に十分な時間をあてる必要がある．上気道閉塞のため呼気がまったく排出されない状況では，肺の圧損傷や循環虚脱を引き起こすおそれがあるため，すみやかに輪状甲状膜切開や気管切開に移行しなければならない．

引用文献

1) Thille AW et al：Outcomes of extubation failure in medical intensive care unit patients. Crit Care Med 39(12)：2612-2618, 2011
2) Epstein SK：Decision to extubate. Intensive Care Med 28(5)：535-546, 2002
3) Boles JM et al：Weaning from mechanical ventilation. Eur Respir J 29(5)：1033-1056, 2007
4) 日本外傷初期診療ガイドライン改訂第4版編集委員編：外傷初期診療ガイドラインJATEC™，へるす出版，東京，45-48, 2012.
5) Apfelbaum JL et al：Practice guidelines for management of the difficult airway：an updated report by the American Society of Anesthesiologists Task Force on Management of the Difficult Airway. Anesthesiology 118(2)：251-270, 2013

参考文献

1) François B et al：12-h pretreatment with methylprednisolone versus placebo for prevention of postextubation laryngeal oedema：a randomised double-blind trial. Lancet 369(9567)：1083-1089, 2007
2) MacIntyre NR et al：Evidence-based guidelines for weaning and discontinuing ventilatory support：a collective task force facilitated by the American College of Chest Physicians；the American Association for Respiratory Care；and the American College of Critical Care Medicine. Chest 120(6 Suppl)：375S-395S, 2001

III 各論 ②

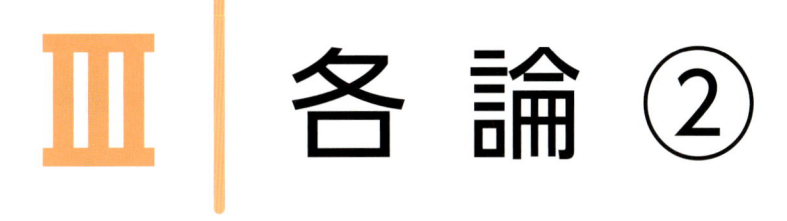

1章　人工呼吸器離脱に関する3学会
　　　合同プロトコルの理解

III 各論②

1章 人工呼吸器離脱に関する3学会合同プロトコルの理解

1 人工呼吸器離脱に関する3学会合同プロトコルの流れ

1. 人工呼吸器からの早期離脱の必要性と意義

　人工呼吸器は，いうまでもなく非生理的な呼吸様式であること，人工呼吸器装着に伴う鎮痛・鎮静薬の使用により，廃用症候群などの問題の引き金となることから，人工呼吸器装着の時点から離脱を念頭に置いたケアが必要である．人工呼吸器装着期間が1日延びるごとに，人工呼吸器関連肺炎（ventilator-associated pneumonia：VAP）発症の頻度が高くなることが指摘されている[1]．また，人工呼吸器装着だけでなく，長期の挿管はVAPのリスク因子[2,3]であり，ひとたびVAPを発症すると死亡率の上昇をまねくことは明らかである[1]．

　一方で，Epsteinら[4]は人工呼吸器からの離脱の失敗は，ICU滞在日数の増加や院内死亡率を上昇させていると報告している．このことは，患者の全身管理の重要性と人工呼吸器離脱の失敗による合併症の惹起を示唆している．

　訓練された専門チームがプロトコルに従って人工呼吸器離脱を行えば，人工呼吸期間が短縮する[5]といわれており，日本集中治療医学会では2010年に「人工呼吸関連肺炎予防バンドル（VAPバンドル）」を提言して，VAP予防において医療チームで取り組むべき5項目を示した．しかし，白坂ら[6]の調査において，人工呼吸器離脱プロトコルが存在している施設は少なく，人工呼吸器離脱の開始基準や中止基準もなく，医師と看護師がその場で協議しているという現状が明らかとなった．

　このため，安全に人工呼吸器離脱を実施できるような，環境（人的資源）と手順が必要である．

2. プロトコルを策定する意味と効果

　わが国では，急性期の患者に対する一般病棟での人工呼吸器の使用をはじめ，ICUで人工呼吸器を使用していても，その管理が診療科ごとに委ねられ，人工呼吸管理が専門でない医師が人工呼吸器離脱に関与するケースも多い．このため，人工呼吸器離脱に関する一定の基準が存在せず，最適な方法の検討にあたっても，多施設比較試験を含めたデータ収集が十分に実施されていない．

　そのような現状から，人工呼吸器離脱に関するガイドラインを策定するのではなく，安全な早期離脱を推進するためには，まずベッドサイドで診療チーム内の情報共有を行うための共通言語となる，簡便で利用しやすいプロトコルの策定を検討する必要があると考えられた．

3. 3学会合同プロトコルの目的と作成過程

　人工呼吸器離脱に関する3学会合同プロトコル（以下，本プロトコル）の目的は，①人工呼吸器に関する標準的内容を提案し，各施設独自の離脱プロトコル作成を支援するための一助となること，②医療チームが協働し人工呼吸器離脱を推進するための手法を示した手順書として，チーム内の共通言語

となること，の2点を挙げている．

　本プロトコルはICU内外を問わず，人工呼吸器離脱に携わる医療従事者が多職種チームとして標準的な介入を行えるようになることを目指しており，チーム医療としての人工呼吸器離脱が安全かつ円滑に進まない施設での利用を期待している．

　プロトコル作成過程で主眼に置いたことは，「多職種連携」ということである．これは看護師が主導で人工呼吸器離脱を実施する際の包括的指示書でもなければ，医師の指示書でもない．つまり，1人の患者の人工呼吸器からの離脱というプロセスを明瞭に示し，多職種の誰もが，現在どの段階で，患者の状態をどのように評価するのかを，本プロトコルを用いて共有できるのかという点である．そのため，多職種が理解できる用語を採用し，ディスカッションできるように敢えて数値を具体的に明示していないことが特徴である．

　詳細な内容に関しては次項を参照いただきたいが，本プロトコルは人工呼吸器からの離脱に焦点を当てているため，自発覚醒トライアル（Spontaneous Awakening Trial：SAT）・自発呼吸トライアル（Spontaneous Breathing Trial：SBT）時の計画外抜管に対しての安全管理や，患者のpowerlessに対する栄養管理，早期離床に関しては，重要ではあるが項目としては含めていない．そのため，これらに関しては日本集中治療医学会のガイドラインや別章を参照いただきたい．

　今後，本プロトコルの使用頻度が向上すると，多施設比較試験やプロトコルの評価が可能となり，プロトコルの改定やガイドラインの検討が可能となると考える．

4. 人工呼吸器離脱プロトコルのフローチャート（図1, 2）

　フローチャートは，概略と流れを示すものであるため，まず「人工呼吸器離脱に関する3学会合同プロトコル（http://jaccn.umin.jp/pdf/proto1.pdf）」の本文を確認したうえでのフローチャートの使用を推奨する．

　プロトコルは，「SAT」「SBT」「抜管の検討」の3 stepとなっている．人工呼吸器のサポートが呼吸機能として必要か否かを判断するにはSBTが中心となるが，呼吸状態を正確に評価するには鎮静薬の影響を受けない状況下に置くことが必要である．またSBTが成功しても，それは呼吸補助が必要ないということであり，気道の問題は別である．再挿管の原因はこの3 stepのいずれかにあるため，人工呼吸器離脱に失敗した際の再検討のためにも分離して考えることを促す仕組みとなった．

　SATは，鎮静薬を中止して安全な覚醒が得られるかを評価することに重点を置いている．評価は，覚醒状態と苦痛の程度の2つの側面で行う．SBTは，呼吸能力を評価する．呼吸能力は酸素化能と換気能の2つの側面で評価するが，この基準を満たすこと＝抜管が可能である，との判断にはならないことに留意が必要である．そして抜管の項目は，抜管後の気道狭窄のリスクを判断し，予測的に介入していくことを推奨している．カフリークテストは必須ではなく，判断の1つの方法であり，実施については医療チームで検討する必要がある．

　また，フローチャートでは抜管後の観察の重要性を明記している．抜管後1時間はベッドサイドでの観察はもちろん，再挿管の準備も行っておくことが望ましい．

5. 臨床看護師としてプロトコルにかかわる際の考え方，役割

　本プロトコルでは人工呼吸器離脱にのみ焦点を当てているが，本プロトコルの使用に際しては，看

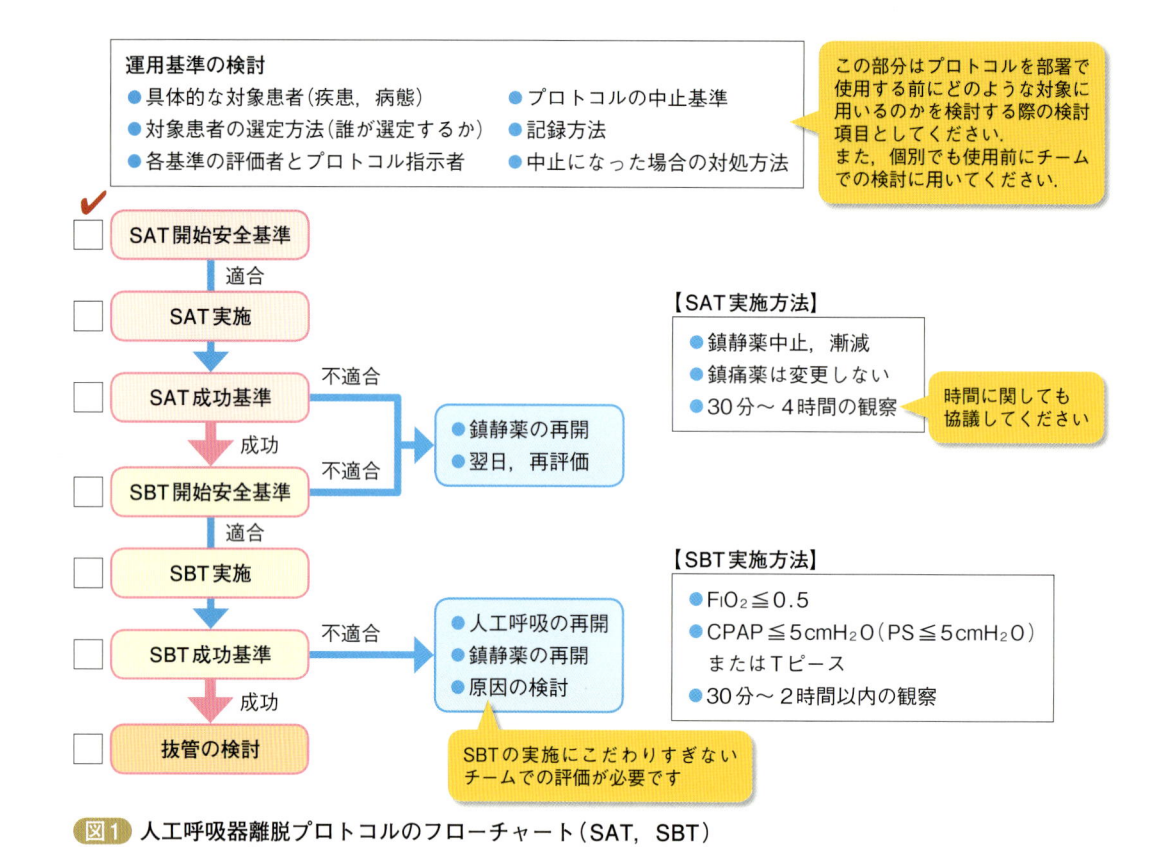

運用基準の検討
- 具体的な対象患者（疾患，病態）
- 対象患者の選定方法（誰が選定するか）
- 各基準の評価者とプロトコル指示者
- プロトコルの中止基準
- 記録方法
- 中止になった場合の対処方法

> この部分はプロトコルを部署で使用する前にどのような対象に用いるのかを検討する際の検討項目としてください．また，個別でも使用前にチームでの検討に用いてください．

```
✓ □ SAT開始安全基準
       ↓ 適合
  □ SAT実施
       ↓
  □ SAT成功基準 ──不適合──→ ● 鎮静薬の再開
       ↓ 成功                ● 翌日，再評価
  □ SBT開始安全基準 ──不適合──↗
       ↓ 適合
  □ SBT実施
       ↓
  □ SBT成功基準 ──不適合──→ ● 人工呼吸の再開
       ↓ 成功                ● 鎮静薬の再開
  □ 抜管の検討                ● 原因の検討
```

【SAT実施方法】
- 鎮静薬中止，漸減
- 鎮痛薬は変更しない
- 30分〜4時間の観察

> 時間に関しても協議してください

【SBT実施方法】
- $FiO_2 \leq 0.5$
- $CPAP \leq 5cmH_2O（PS \leq 5cmH_2O）$またはTピース
- 30分〜2時間以内の観察

> SBTの実施にこだわりすぎないチームでの評価が必要です

図1 人工呼吸器離脱プロトコルのフローチャート（SAT，SBT）

　護師には呼吸に関する形態機能や疾患，および治療に関する知識の学習が必須条件である．そのうえで臨床経験から培われたフィジカルイグザミネーション，モニタリング能力を基盤にして得られた情報を統合し，患者の呼吸状態を判断し，早期回復への援助方法を導き出せる看護実践能力が求められる．

　また，本プロトコル活用が多職種によるチームの連携を基盤にしているため，他職種とのコミュニケーション能力が必要である．このコミュニケーション能力は，ただ会話ができるというものではない．つねに他者（同職種・他職種）を尊重し，アサーティブな協働が行えるコミュニケーション能力を指すものである．チームのリーダーが医師か，看護師か，臨床工学技士か，誰かということが重要なのではなく，チームのゴールを共有することを推進していける役割の重要性を理解している者が，本プロトコルのチームメンバーであることが望まれる．

　次に，各施設で適応患者や方法に違いが生じることが予測されるが，自施設のデータ収集を行い，傾向や課題などを抽出できる評価者としての能力も期待したい．

引用文献
1) Ely EW et al：The prognostic of passing a daily screen of weaning parameters. Intensive Care Med 25(6)：581-587, 1999
2) 志馬伸朗：人工呼吸器関連肺炎の予防策．日本外科感染症学会雑誌7(4)：345-355, 2010
3) 相馬一亥：人工呼吸器関連肺炎（VAP）―予防，診断，治療―．Medical Practice 26(7)：1205-1209, 2009
4) Epstein SK et al：Effect of failed extubation on outcome of mechanical ventilation. Chest 112(1)：186-192, 1997
5) Girard TD et al：Efficacy and safety of a paired sedation and ventilator weaning protocol for mechanically ventilated patients in intensive care（Awakening and Breathing Controlled trial）：a randomised controlled trial. Lancet 371(9607)：126-134, 2008
6) 白坂雅子ほか：我が国における人工呼吸器離脱における現状．第9回日本クリティカルケア看護学会学術集会，交流集会：神戸

患者氏名（ID）＿＿＿＿＿＿＿　　　実施日＿＿＿＿＿＿＿

抜管リスクの分類

評価：抜管後気道狭窄の危険因子

> チームで評価してください

以下の危険因子がある場合は，カフリークテストにより評価することが望ましい
☐ 長期挿管＞48時間　☐ 女性　☐ 大口径気管チューブ　☐ 挿管困難　☐ 外傷　☐　　など

評価：再挿管の危険因子

以下の危険因子が1つでもある	以下の危険因子が2つ以上ある	危険因子なし
〈例〉 ● 上気道部手術の術後 ● 頸部の血腫：術後 ● 反回神経麻痺の可能性 ● 開口困難 ● 頸椎術後 ● 挿管困難の既往 ● カフリークテスト陽性　など	● 十分な咳嗽反射なし ● 頻回な気管吸引（2時間1回以上） ● 頻回な口腔内吸引 ● SBT失敗≧3回 ● 慢性呼吸不全（COPDなど） ● 低栄養 ● 水分過多　など	

> 疾患名というよりPTとのディスカッションでの呼吸筋評価が重要であると思います

抜管前対応

超高リスク群	高リスク群	低リスク群
● 喉頭浮腫の評価 ● 頭部挙上・利尿による浮腫軽減 ● ステロイド投与 ● 抜管時のTE*の使用準備 ● 非侵襲的陽圧換気の準備 ● 再挿管の準備（緊急気切）など ● 抜管時の麻酔科医等の立会 *TE：チューブエクスチェンジャー	● 排痰促進およびポジショニング ● 呼吸リハビリテーション ● 再挿管の準備 ● 非侵襲的陽圧換気の準備 ● 抜管時のTE*の使用準備　など	● 再挿管の準備

> CEとの予測性をもった協働が重要です

抜管

抜管時の対応と抜管後の評価

- 医療従事者間の明確な情報伝達・綿密なモニタリング（★各リスク群の対応は本文参照）
- 抜管後1時間は15分ごとに以下の項目を評価する
  呼吸数・SpO₂・心拍数・血圧・意識状態・呼吸困難感・呼吸様式・咳嗽能力・頸部聴診・嗄声/喘鳴
- 動脈血液ガス分析→超高リスク・高リスク群：抜管後30分の時点

抜管後評価

観察項目	抜管前	抜管後	15分後	30分後	45分後	60分後	120分後
呼吸数・SpO₂							
心拍・血圧・意識							
呼吸困難感							
呼吸様式							
咳嗽能力・誤嚥							
聴診（頸・胸部）							
嗄声/喘鳴							
血液ガス							

★フローチャートは概略と流れを示すものですべてを網羅しません．本文の内容を必ず確認してください

図2 人工呼吸器離脱プロトコルのフローチャート（抜管の検討）

III 各論②

1章 人工呼吸器離脱に関する3学会合同プロトコルの理解

2 自発覚醒トライアル(SAT)
開始安全基準，および成功基準，実施方法

1. はじめに

　人工呼吸器からの離脱過程をプロトコル化し，医師以外の医療従事者により実施していくことが人工呼吸期間や人工呼吸器からの離脱期間そのものを短縮することは，すでにシステマティックレビューでも確認されており，その有効性は揺るぎないものといえる[1]．しかし，プロトコルを自施設で導入していく場合には，注意しなければならない点が多い．施設における患者特性，医師の意欲・技量，施設の資源（スタッフやモニタの数など）に合わせて，プロトコルを適宜修正する必要がある[2]．

　人工呼吸器離脱プロトコルのなかで中核となるのが，自発覚醒トライアル（Spontaneous Awakening Trial：SAT）と自発呼吸トライアル（Spontaneous Breathing Trial：SBT）である．この2つのプロセスを円滑に行うことで，プロトコルの有効性が発揮される．

2. SATはどうして必要なのか？

　SATとは，日中に鎮静薬を中止または減量し，自発的に覚醒が得られるかを評価するテストのことである．この際，麻薬などの鎮痛薬は中止せずに継続し，気管チューブによる苦痛が最小限となるように配慮する．

　通常，観察時間は30分から4時間程度を目安とし，この間，鎮静スケールのRASS（Richmond agitation-sedation scale，表1）[3]などを用いて覚醒の度合いを評価するものである．もともとSATは人工呼吸管理中の鎮静度合いについて，スケールを用いて比較的浅く維持することで人工呼吸期間を短縮するために採用されてきた手法[4-6]で，人工呼吸器離脱プロトコルに組み込まれたのは最近といえる．

　従来，人工呼吸器離脱プロトコルはSBTのみで構成されており，患者の意識状態，覚醒状態の評価までは組み込まれていなかった[7,8]．これは，主に米国における人工呼吸療法の役割分担に起因している．人工呼吸器離脱時の鎮静度や鎮痛度の評価を行う看護師と，SBTを実施する呼吸療法士は，別々の業務として行っていた経緯があり，そのことが円滑な人工呼吸器離脱の妨げになっていた．

　2008年にGirardらが*Lancet*誌に，SATとSBTを組み合わせたプロトコルによって人工呼吸期間が短縮できたと発表した[9]．この報告によると，SATをSBTの前から実施し，SBT中は鎮静を中止する方法（介入群）と従来のSBT単独で行う方法（対照群）を比較すると，介入（SAT＋SBT）群のほうが対照（従来法）群よりも鎮静が浅くなり（SAT＋SBT群 vs. 従来法群：－1 vs. －2.5, p＝0.0001），平均人工呼吸器非装着期間を延長した（14.7日 vs. 11.6日, p＝0.02）．また，事故抜管件数は増加したが（10％ vs. 4％, p＝0.03），再挿管率は変わらなかった（3％ vs. 2％, p＝0.47）．これ以降，SBTとSATを組み合わせた手法が人工呼吸器離脱プロトコルに取り入れられてきている．

　このようなSATとSBTを一連とした人工呼吸器離脱過程を採用する場合は，複数の職種の医療従

表1 Richmond agitation-sedation scale（RASS）

スコア	状態	臨床症状
4	闘争的，好戦的	明らかに好戦的，暴力的，医療スタッフに対する差し迫った危険がある
3	非常に興奮した過度の不穏状態	攻撃的，チューブ類またはカテーテル類を自己抜去する
2	興奮した不穏状態	頻繁に非意図的な体動があり，人工呼吸器に抵抗性を示しファイティングが起こる
1	落ち着きのない不安状態	不安で絶えずそわそわしている，しかし動きは攻撃的でも活発でもない
0	覚醒，静穏状態	意識清明で落ち着いている
−1	傾眠状態	完全に清明ではないが，呼びかけに10秒以上の開眼およびアイコンタクトで応答する
−2	軽い鎮静状態	呼びかけに開眼し10秒未満のアイコンタクトで応答する
−3	中等度鎮静状態	呼びかけに体動または開眼で応答するが，アイコンタクトなし
−4	深い鎮静状態	呼びかけに無反応，しかし身体刺激で体動または開眼する
−5	昏睡	呼びかけにも身体刺激にも無反応

Sessler CN et al：The Richmond Agitation-Sedation Scale：validity and reliability in adult intensive care unit patients. Am J Respir Crit Care Med 166(10)：1338-1344, 2002 より引用

事者（医師，看護師，呼吸療法士，薬剤師など）が連携を図らねばならないため，環境調整がとくに重要である．

3. SATの注意点

　SATの実施により覚醒が得られてきた状態でSBTを行うことで，患者の呼吸機能が適切に評価され，確実な人工呼吸器離脱に結びつくと考えられる．ただし，スムーズに覚醒が得られる場合だけとはかぎらず，不穏状態に陥ることもあるため，SATを安全に実施するためにはいくつかの要件を満たす必要がある．つまり，SATを行っても問題ない状態を判断することが肝要である．

　SATでは，鎮静薬を減量もしくは中断することから，開始後は十分に観察ができる体制でなければならない．不適切なSATの実施は，鎮静薬の追加投与にも結びつくため，結果的にプロトコル使用の有用性を相殺してしまう可能性もある[10]．

　2012年のMehtaらの報告[10]では，日中覚醒とSBTを組み合わせたプロトコル（SAT＋SBT群）と従来のSBTを比較したところ，人工呼吸器離脱までの日数に差を認めなかった（7日 vs. 7日，$p=0.52$）ものの，ミダゾラム投与量がSAT＋SBT群で増加していた（102 mg/日 vs. 82 mg/日，$p=0.04$）．鎮静薬としてせん妄の危険因子であるベンゾジアゼピン系鎮静薬が選択されていたことから，不良な覚醒下のせん妄状態に対してより多くの鎮静薬投与が必要となったと解釈できる．また，患者がSATによりせん妄状態に陥ることは，担当看護師にとってストレスとなっていたとも報告されており〔仕事負荷のVAS（Visual Analog Scale）スコア，4.22 vs. 3.80，$p=0.01$〕，SAT実施前に医療従事者間でその可否に関して十分に議論しておくことが重要である．

　人工呼吸器離脱に関する3学会合同プロトコルでは，最初にSAT開始安全基準をチェックし，妥

> 以下の状態でないことを確認する．
> 基準に該当する場合は，SATを見合わせる．
>
> ● 興奮状態が持続し，鎮静薬の投与量が増加している
> ● 筋弛緩薬を使用している
> ● 24時間以内の新たな不整脈や心筋虚血の徴候
> ● 痙攣，アルコール離脱症状のため鎮静薬を持続投与中
> ● 頭蓋内圧の上昇
> ● SAT中止とする医師の指示

図1 SAT開始安全基準

当性を判断してからSATを実施することとしている．図1にSAT開始安全基準を示す．

4. SAT開始安全基準：各項目の評価基準に関して

1）興奮状態が持続し，鎮静薬の投与量が増加している

鎮静スケールをもとに，興奮状態かどうかを判断する．明らかにせん妄状態へ陥っている状況では，原因除去を優先する．原因が人工呼吸であれば，離脱を進めることも一考である．

ただし，鎮静薬の投与量が増加している状況でSATを実施すると，さらに興奮することが容易に予見されるため，別の短時間作用型の鎮静薬へ変更した後に考慮することが望ましい．

2）筋弛緩薬を使用している

現在，集中治療室で筋弛緩薬を使用する場面はあまりみられなくなってきたが，止むを得ず使用することはありうる．筋弛緩薬投与中のSATは，患者にとって苦痛以外のなにものでもないため，厳に慎む．

また，筋弛緩薬投与終了後に人工呼吸器離脱を行う場合は，十分に時間間隔を空けるか，TOF（Train Of Four Stimulation）により筋弛緩作用が消失していることを確認することが望ましい．

3）24時間以内の新たな不整脈や心筋虚血の徴候

SATを行う場合は，少なからず心血管系へストレスを加えることになる．良好な鎮痛状態では，このストレスは軽減されるが，覚醒時に痛みを伴う場合は，心血管系イベントを引き起こすことはありうる．具体的には，不整脈や新たな心筋虚血である．

出現した心血管系イベントがSATによる変化なのか，状態悪化によるものなのかを判別することは難しい．したがって，前提条件として，SAT以前にすでに不整脈や心筋虚血の徴候を認める場合は，一旦，SATを差し控えることが望ましい．

4）痙攣，アルコール離脱症状のため鎮静薬を持続投与中

鎮静薬を継続する必要性がある場合に，SATを行うことは控えるべきであろう．とくに，痙攣やアルコール離脱症状に対して鎮静薬を持続投与している場合は，中止が状態悪化をもたらす可能性があり，SATは実施しないことが望ましい．

5）頭蓋内圧の上昇

　頭蓋内圧管理を行っている頭蓋内疾患の患者のSATは，慎重に行う必要がある．意識状態の確認も重要観察事項であることから，SATを実施することが完全に否定される状況ではない．

　よって，SATを行うのであれば，十分な鎮痛薬投与により血行動態変動を抑制し，頭蓋内圧の上昇をきたすことがないよう配慮すべきであろう．また，頭蓋内圧が上昇してしまった場合は，SATを即座に中止するべきである．

6）SAT中止とする医師の指示

　治療方針や患者の状態によって，SATを実施すべきではないと担当医師に判断された場合も，SATを実施しないことが望ましい．

5. SAT実施方法について

　SAT開始安全基準をクリアし，SATを開始した場合は，投与薬剤の効果が減弱してくるのを待つ．実際の鎮静薬の減量程度については，症例ごとに判断すべきであろう．仮に深鎮静状態であれば，鎮静薬中断もありうるだろうし，浅鎮静であれば減量で十分な場合もある．

　また，使用薬剤の特性に応じて微調整を行うことが望ましい．とくにミダゾラムではプロポフォールよりも覚醒までの時間が有意に長くなるため[11]，注意が必要である．近年，頻用されるようになってきたデクスメデトミジン塩酸塩は，プロポフォールと同様にミダゾラムよりも覚醒までの時間が短いが，低血圧や徐脈などの有害事象もあるため[12]，SATのために使用することまでは推奨されていない．

　患者自身が苦痛と感じることがないように，適宜調整することで，良好な覚醒が得られるように努めることが望まれる．なお，SATでは鎮静薬のみ調節するが，鎮痛薬に関しては同量投与することを想定している．

　また，SATの至適観察時間は薬剤により異なることから，30分から4時間の間隔が設けられている．一般に，SAT開始から数時間経過しても覚醒が得られない場合は，薬剤以外による意識障害の可能性も考えられることから，一旦，プロトコルを中止することが妥当である．

6. SAT成功基準について

　SAT開始後，十分に覚醒が得られる時間が経過した後に，SAT成功基準をチェックする．図2にSAT成功基準を示す．

　SAT成功基準は，1）鎮静度（覚醒の度合い），と2）鎮静薬減量もしくは中止後の全身状態の変化，から成り立っており，1）2）の両方をクリアできた場合に，SAT成功と判断される．鎮静スケールを用いて評価することにより，覚醒の度合いを客観的に判断することができる．

　鎮静薬中断・減量後の興奮状態や不安状態は，不適切な鎮痛に起因することも多いため，鎮痛薬の増量が必要かもしれない．また，追加の鎮痛薬を投与しても痛みがコントロールできない場合は，痛みがあるままで抜管することは再挿管のリスクを積み残したままとなることから，この段階でプロトコルを中断し，鎮痛方法の再評価が必要である．

　SAT成功基準は，あくまでも患者の苦痛のない覚醒状態を評価しているにすぎない．その後，

| ❶❷ともにクリアできた場合を「成功」，できない場合は「不適合」として翌日再評価とする． | ❶ RASS：－1〜0
●口頭指示で開眼や動作が容易に可能である | ❷ 鎮静薬を中止して30分以上過ぎても，以下の状態とならない
●興奮状態
●持続的な不安状態
●鎮痛薬を投与しても痛みをコントロールできない
●頻呼吸（呼吸数≧35回/分5分間以上）
●SpO₂＜90％が持続し対応が必要
●新たな不整脈 |

図2 SAT成功基準

SBTを実施するかどうかについては，再度，SBT開始安全基準でチェックしていく．

7. SAT成功基準：各項目の評価基準に関して

1）RASS：－1〜0

　客観的指標であるRASSで－1から0の状態であることが望ましい．口頭指示で開眼や動作が容易に可能であることが基本となるが，評価が主観的となることもあるため，記録としてRASSを残しておくことを勧める．

2）鎮静薬を中止・減量して30分以上過ぎても，以下の状態とならない

● 興奮状態
● 持続的な不安状態
● 鎮痛薬を投与しても痛みをコントロールできない
● 頻呼吸（呼吸数≧35回/分5分間以上）
● 経皮的動脈血酸素飽和度（percutaneous oxygen saturation：SpO_2）＜90％が持続し，対応が必要
● 新たな不整脈

　くり返しになるが，SATは覚醒を確認するテストである．興奮状態もしくはひどい不安状態に陥った場合は失敗と考え，再鎮静の可否について検討する．

　また，呼吸・循環動態が不安定となった場合や呼吸仕事量が著しく増加している場合も，SAT失敗と考えるべきであろう．

引用文献

1) Blackwood B et al：Protocolized versus non-protocolized weaning for reducing the duration of mechanical ventilation in critically ill adult patients. Cochrane Database Syst Rev 11：CD006904, 2014
2) Ely EW et al：Mechanical ventilator weaning protocols driven by nonphysician health-care professionals：evidence-based clinical practice guidelines. Chest 120(6 Suppl)：454S-463S, 2001
3) Sessler CN et al：The Richmond Agitation-Sedation Scale：validity and reliability in adult intensive care unit patients. Am J Respir Crit Care Med 166(10)：1338-1344, 2002
4) Brook AD et al：Effect of a nursing-implemented sedation protocol on the duration of mechanical ventilation. Crit Care Med 27(12)：2609-2615, 1999
5) Kress JP et al：Daily interruption of sedative infusions in critically ill patients undergoing mechanical ventilation. N Engl J Med 342(20)：1471-1477, 2000
6) Carson SS et al：A randomized trial of intermittent lorazepam versus propofol with daily interruption in mechanically ventilated patients. Crit Care Med 34(5)：1326-1332, 2006
7) Kollef MH et al：A randomized, controlled trial of protocol-directed versus physician-directed weaning from mechanical

ventilation. Crit Care Med 25(4) : 567-574, 1997
8) Marelich GP et al : Protocol weaning of mechanical ventilation in medical and surgical patients by respiratory care practitioners and nurses : effect on weaning time and incidence of ventilator-associated pneumonia. Chest 118(2) : 459-467, 2000
9) Girard TD et al : Efficacy and safety of a paired sedation and ventilator weaning protocol for mechanically ventilated patients in intensive care(Awakening and Breathing Controlled trial) : a randomised controlled trial. Lancet 371(9607) : 126-134, 2008
10) Mehta S et al : Daily sedation interruption in mechanically ventilated critically ill patients cared for with a sedation protocol : a randomized controlled trial. JAMA 308(19) : 1985-1992, 2012
11) Zhou Y et al : Midazolam and propofol used alone or sequentially for long-term sedation in critically ill, mechanically ventilated patients : a prospective, randomized study. Crit Care 18(3) : R122, 2014
12) Jakob SM et al : Dexmedetomidine vs midazolam or propofol for sedation during prolonged mechanical ventilation : two randomized controlled trials. JAMA 307(11) : 1151-1160, 2012

Ⅲ 各論②

1章 人工呼吸器離脱に関する3学会合同プロトコルの理解

3 自発呼吸トライアル(SBT)
開始安全基準,および成功基準,実施方法

1. はじめに

　自発呼吸トライアル(Spontaneous Breathing Trial：SBT)は,人工呼吸器離脱プロトコルにおいて最も重要な要素である.SBTは,開始判断,実施(方法),成功判断の3つの過程に分かれており,ここではその流れについて解説する.

2. どうしてSBT開始安全基準が必要なのか?

　人工呼吸器装着患者において,人工呼吸器離脱に影響を及ぼす病態生理および関連因子は複数あり,影響の程度は患者によってさまざまである(表1).人工呼吸器離脱に関して患者ごとに考えることは重要ではあるものの,担当医のみですべてを把握することは難しい.

　一方,人工呼吸期間の延長は,人工呼吸器関連肺炎(ventilator-associated pneumonia：VAP)や人工呼吸器誘発肺傷害(ventilator-induced lung injuries：VILI),副鼻腔炎,気道損傷,深部静脈血栓症(deep vein thrombosis：DVT),消化管出血,心血管合併症などの多くの合併症と関連しており,死亡率の上昇や人工呼吸期間の延長などの不良な転帰とも関連している.このため,人工呼吸管理開始後は可能なかぎり早期に抜管(≒離脱)を試みることが必要である.

　しかし,人工呼吸管理に携わる医師は,その離脱の可能性について低く考えがちである.過去の報

表1 人工呼吸器装着患者において離脱に影響を及ぼす病態生理

病態生理	検討項目	病態生理	検討項目
呼吸負荷	● 不適切な人工呼吸器設定による呼吸仕事量増加 ● コンプライアンスの低下：肺炎(VAP含む),心原性または非心原性肺水腫,肺線維症,肺胞出血,びまん性肺浸潤 ● 気道・気管支攣縮 ● 気道抵抗の増加：SBT中の抵抗,抜管後上気道狭窄,気道分泌物増加	神経−筋	● 換気ドライブの抑制：代謝性アルカローシス,人工呼吸,鎮静薬の使用 ● 中枢性換気応答：神経−呼吸筋システムの障害 ● 末梢神経障害
		神経−精神	● せん妄,不安,抑うつ
		代謝	● 代謝異常 ● コルチコステロイド使用 ● 高血糖
心臓負荷	● 以前からの心機能低下 ● 心筋障害による心負荷の増加：dynamic hyperinflation,未解決の敗血症,代謝応答による需要増加	栄養	● 過剰体重 ● 飢餓
		貧血	

Boles JM et al：Weaning from mechanical ventilation. Eur Respir J 29(5)：1033-1056, 2007 より改変

告では，初回SBTの成功率は80％近くもあり，離脱成功率も70％弱とされており，決して低いものではない[1]．たとえ，事故抜管したとしても，再挿管はそのうちの50％しか必要なかったとの報告[2]もあることから，人工呼吸管理を要した病態が改善していれば，ただちに離脱を検討するべきである．一方，早すぎる抜管により再挿管を要した場合は，人工呼吸期間の延長につながり，死亡率も上昇してしまう[3)-5)]（図1）．このため，離脱すべきかどうかを適切に判断することが求められてくる．とくに，SBTを実施できる状態かどうかを見極めることは，その成否にかかわるため重要だといえる．

SBT開始基準は，現在までいくつも提案されているが，今回のプロトコルは2001年のMacIntyreら[6]の人工呼吸器離脱に関するガイドラインをもとに作成されている．ただし，International Consensus Conference in Intensive Care Medicine[1]が提案する基準やNIH NHLBI ARDS Clinical Network Mechanical Ventilation Protocol Summary（ARDSネットワーク基準，表2）も参考にし，わが国の状況に適合するよう配慮されている．

SBTのそれぞれの基準に関しては，妥当性の検討が行われているが，1項目のみで離脱の可否を予測できるような要素はない．よって，このSBT開始安全基準は，現在までの知見を統合し，人工呼吸のエキスパートが考案したものであり，科学的に検討されているものではない点は注意しなければならない．しかしながら，今まで提唱された基準より詳細な項目が組み込まれており，客観的な数値とともに理学所見による患者観察も必須となっており，患者安全性を重要視しているといえる．

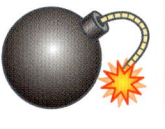

抜管失敗の危険因子	● 70歳以上 ● 長時間の人工呼吸管理 ● 持続鎮静薬の使用 ● 貧血（Hb＜10g/dL or Hct＜30％）
抜管失敗の原因となる生理学的変化	● 上気道閉塞 ● 不十分な咳嗽 ● 過剰な気道分泌物 ● 脳症（意識障害） ● 心不全
抜管失敗すると……	● 人工呼吸期間延長 ● ICU滞在日数・在院日数延長 ● 気管切開増加 ● 院内死亡率上昇

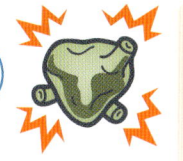

図1 抜管失敗にかかわる因子と転帰

表2 ARDSネットワークの基準

a：SBT開始基準	b：SBT成功基準
● $FiO_2≦0.4$，$PEEP≦8cmH_2O$ ● PEEPとFiO_2が前日と比較し，同じか改善している ● 患者の自発呼吸が十分である 　（自発呼吸を促すため，呼吸数を5分間で50％まで減らしてもよい） ● 昇圧薬を使用せず，収縮期血圧≧90mmHg ● 筋弛緩薬を使用していない	● $SpO_2≧90％$かつ/または$PaO_2≧60mmHg$ ● 自発一回換気量≧4mL/kg（予測体重） ● 呼吸数≦35回/min ● pH≧7.3 ● 以下の呼吸窮迫徴候がない 　脈拍がSBT前の120％以上，奇異性呼吸，重度の呼吸補助筋使用，冷汗，重度の呼吸苦

NIH NHLBI ARDS Clinical Network Mechanical Ventilation Protocol Summaryより

3. SBT開始安全基準

SBT開始安全基準を表3に示す．

各々の項目について，個別に一つひとつが離脱の成否に関連するのではなく，これらを統合して判断することが重要である．

1）肺酸素化能の指標

SBT開始安全基準に肺酸素化能の指標は，「吸入酸素濃度（inspired oxygen fraction：F_IO_2）≦0.5かつ呼気終末陽圧（positive end-expiratory pressure：PEEP）≦8cmH$_2$Oのもとで経皮的動脈血酸素飽和度（percutaneous oxygen saturation：SpO$_2$）＞90％」としている．

一般的に臨床で使用している動脈血酸素分圧（arterial oxygen tension：PaO$_2$）/F$_I$O$_2$比（P/F比）の離脱指標としてのエビデンスは少なく，たとえP/F比が低くとも離脱可能であったとする報告もある[7]．一般的にP/F比が高ければ人工呼吸器離脱の可能性は高まるが，低いからといって不可能なわけではない．MacIntyreら[6]のガイドラインでも，慢性呼吸不全患者においてはP/F比120以上を推奨しており，患者ごとにその至適数値は変化すると理解される．

2）動脈血液ガス分析は必要か？

本プロトコルでSBTの可否，成否を判定する際に，動脈血液ガス分析では呼吸性アシドーシスを把握することのみを対象としている．一般に，人工呼吸器装着患者ではSpO$_2$は必須モニタリングであり，また施設によっては終末呼気二酸化炭素分圧（end tidal carbon dioxide：EtCO$_2$）のモニタリングも行っていると想定されるため，追加の動脈採血までは必要ないかもしれない．

表3 SBT開始安全基準

原疾患の改善を認め，①〜⑤をすべてクリアした場合，SBTを行う．それ以外はSBTを行う準備ができていないと判断し，その原因を同定し対策を講じたうえで，翌日再度の評価を行う．

①酸素化が十分である	● F$_I$O$_2$≦0.5かつPEEP≦8cmH$_2$OのもとでSpO$_2$＞90％
②血行動態が安定している	● 急性の心筋虚血，重篤な不整脈がない ● 心拍数≦140bpm ● 昇圧薬の使用について少量は容認する 　（DOA≦5μg/kg/min，DOB≦5μg/kg/min，NAD≦0.05μg/kg/min）
③十分な吸気努力がある	● 一回換気量＞5mL/kg ● 分時換気量＜15L/分 ● Rapid shallow breathing index 　（1分間の呼吸回数/一回換気量[L]）＜105回/min/L ● 呼吸性アシドーシスがない（pH＞7.25）
④異常呼吸パターンを認めない	● 呼吸補助筋の過剰な使用がない ● シーソー呼吸（奇異性呼吸）がない
⑤全身状態が安定している	● 発熱がない ● 重篤な電解質異常を認めない ● 重篤な貧血を認めない ● 重篤な体液過剰を認めない

一般に重度の呼吸不全であれば，動脈圧ラインからの定期的な動脈血液ガス分析は病態把握のために行われるが，人工呼吸器離脱時に動脈血液ガス分析をルーチンに行うべきかどうかについてはデータが不足しているため現時点で明確な答えはない．

3）換気能の評価：呼吸仕事量は増えていないか？

SBTを開始するうえで重要なことは，呼吸負荷（ストレス）をかけることにより全身状態の悪化をきたさないかを評価することである．SBTにより換気（呼吸）のサポートを中止・減量することから，この負荷に耐えることができる呼吸状態を評価する以前に，全身状態がそぐわない場合は原疾患の病状悪化をきたしかねない．そこで重要となるのが，呼吸仕事量の評価である．しっかりとした換気（呼吸）を行えていなければ，人工呼吸器からの離脱自体も難しいことから，換気能を見極めることが重要である．

呼吸仕事量は，気道抵抗（R）×気道流速（F）＋一回換気量（TV）／コンプライアンス（C）により計算することが可能である（図2-a）．呼吸仕事量の変化は，気道内圧波形で確認することは可能であり，一般的にその増加は，①気道抵抗の異常，②コンプライアンスの異常，③呼吸数の異常として現れる（図2-b）．しかし，通常の換気モニタリングでは数値までは測定できないため，Rapid shallow breathing index（RSBI），分時換気量で代用することが一般的である．

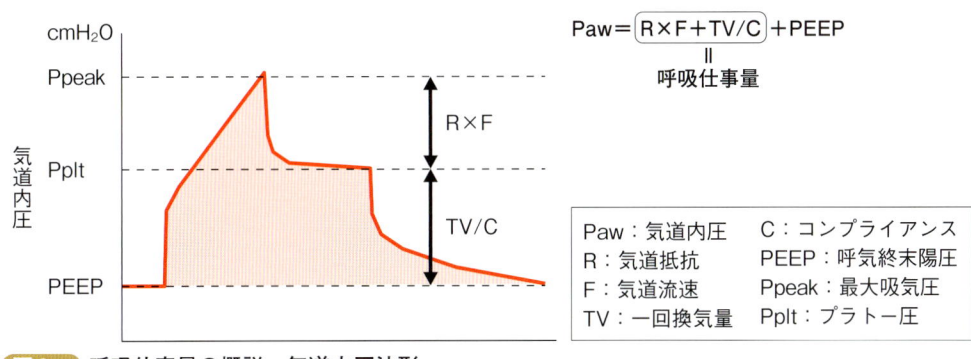

図2-a 呼吸仕事量の概説：気道内圧波形

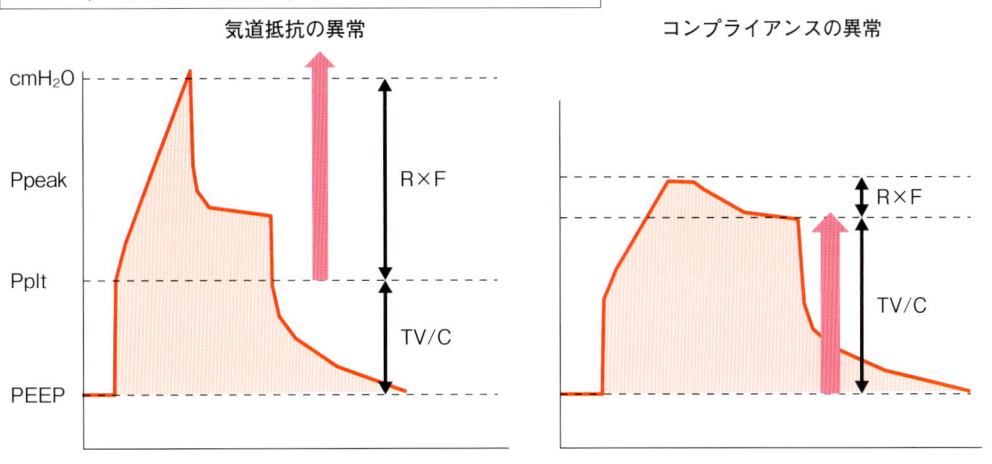

$$Paw = \underbrace{R \times F + TV/C}_{呼吸仕事量} + PEEP$$

Paw：気道内圧　　C：コンプライアンス
R：気道抵抗　　　PEEP：呼気終末陽圧
F：気道流速　　　Ppeak：最大吸気圧
TV：一回換気量　 Pplt：プラトー圧

図2-b 呼吸仕事量増加：気道内圧波形

①気道抵抗の異常　②コンプライアンスの異常　③呼吸数の異常
たとえば，量規定陽圧換気では，次のような気道内圧波形となる

気道抵抗の異常　　　　コンプライアンスの異常

RSBI[8)9)]は，呼吸仕事量と相関しており[10)]，数値が高ければ離脱失敗の可能性が高まる．とくに105回/min/Lを超える場合は，離脱失敗となることが予測される〔ただし，RSBIは挿管チューブ径（とくに7mm以下）やSBT中の人工呼吸モード（Tピース法では有意に高くなる）などに影響される〕．

また，分時換気量の増加も呼吸仕事量の増加としてとらえることができる．健康な成人の安静時分時換気量は5L/min程度であるが，人工呼吸中はさまざまな要因により分時換気量が増加する．分時換気量が15L/minを超えるような場合は，顕著な呼吸仕事量の増加であり，SBTの実施は控えるべきである．また，そのような場合は，原因（発熱，低酸素血症，二酸化炭素産生増加，死腔増加など）を検討し，治療できる原因には対処するべきである．

さらに，本プロトコル基準では，上述した呼吸状態（呼吸仕事量の増加）を目で見て確認することも求めている．「異常呼吸パターンを認めない：呼吸補助筋の過剰な使用がない，シーソー呼吸（奇異性呼吸）がない」については，人工呼吸にかかわる医療従事者は，普段から観察しておくことが望まれる．

4）発熱は何℃からか？

MacIntyreらのガイドライン[6)]によると，発熱は38℃未満と記載されている．しかし，この記載の元となった一次文献を検討すると，確かに温度の記載があるものに関しては"38℃"とあるが，同じ研究グループの研究で，その他の離脱プロトコルには発熱に関しての記載がないものもある．

現実には「発熱がない」というのは，熱は感染性か非感染性か，年齢，併存症，経過などにより変わってくる．たとえば，敗血症患者が37.9℃で血行動態が不安定であればSBTを考慮しないだろうし，中枢性発熱でその他の全身状態が安定していれば38℃台でもSBTを考慮する医療者は多いのではないだろうか．よって，本プロトコルでは，発熱は患者ごとの状態で判断する．

5）重篤な体液過剰とは？

体液バランスについては，多くの臨床医が毎日の水分バランスや体重，痰の量，PEEP値，酸素必要量，画像などを用いて総合的に判断している．過剰体重をあえて「どの程度」というならば，累積のポジティブバランスが+2,000mL～+5,000mL以上，体重でいえば基礎値の+2kg～+5kg以上，痰の吸引の頻度が1時間に1回以上，胸部X線やエコーで明らかな肺水腫，大量の胸水などとできるかもしれない．

しかし，これも発熱と同様に，患者背景，経過，今後の見通しなどにより変わってしまう．たとえば，経過良好の肺炎の患者が人工呼吸管理開始後4日目で，尿の流出がよくなり1日3,000cc以上の尿量が確保できそうであれば，体重がたとえ+6kgであってもSBT開始基準を満たせばSBTを試みるであろうし，抜管して非侵襲的陽圧換気（noninvasive positive pressure ventilation：NPPV）に移行することも可能である．よって，体液過剰についても患者ごとの状態に応じて判断する．

4. SBTの方法と評価

本プロトコルでは，次のようなSBTの方法を提案している．

■SBTの方法

患者が以下の条件に耐えられるかどうかを1日1回，評価する．

条件：吸入酸素濃度（FiO_2）50％以下の設定で，持続性気道陽圧（continuous positive airway

表4 SBTのモード選択で考慮すべき点

気管チューブ径	内径7mm以下の細い気管チューブの場合は，気道抵抗が高くなるため，Tピース法でより多くの呼吸仕事量が必要になる
人工呼吸器の種類：持続フロータイプ，デマンドバルブタイプ	CPAPでSBTを行う場合，デマンドバルブタイプでは吸気バルブの感度により，負荷が均一にならない可能性がある
auto-PEEP	内因性PEEPが発生しやすい慢性閉塞性肺疾患者では，Tピース法よりもPEEPがかかっているCPAP法のほうが呼吸努力が少なくなる．よって，Tピース法では人工呼吸器離脱の失敗を過大評価しがちであり，CPAPでは過少評価の可能性を考慮する必要がある
換気モニタリング	Tピース法では人工呼吸器を外すため，換気モニタリングを行えない

pressure：CPAP）≦5cmH$_2$O〔プレッシャーサポート（pressure support：PS）≦5cmH$_2$O〕またはTピース30分間継続し，以下の基準で評価する（120分以上は継続しない）．耐えられなければ，SBT前の条件設定に戻し，不適合の原因について検討し，対策を講じる．

SBTは，1990年代に多くの無作為化比較試験（randomized controlled trial：RCT）により確立された[11)-13)]．SBTに用いられるモードに関しては，CPAPとTピース法は離脱（抜管）に関しては同等の効果であり[14)]，どちらが採用されてもよい．最近ではATC（automatic tube compensation）や自動ウィーニングシステムも検討されているが[15)]，使用モードが人工呼吸器に依存しているため，本プロトコルでは採用されていない．SBTのモード選択に際しては，表4に示したような注意点を知っておくことが望ましい．

SBTはストレス耐用性テストであることから，ほどよい負荷ができればよいと考えられる．そのため，継続時間は30分で十分であり，それ以上（120分）行っても，SBTの結果は変わらないことが明らかとなっている[16)]．また，SBT自体も1日に複数回行っても離脱までの日数が変わらないため[11)]，1日1回にとどめることが提案されている．

5. SBT成功基準

SBT成功基準を表5に示す．

SBT開始後30分経過したら，SBT成功基準を評価する．すべての項目をクリアできていれば，抜管へと進めていく．すでにSBT開始安全基準で評価できており，その状況から概ね変わりがなければ，SBTは成功となる．

ただし，その条件となる成功基準は，従来の人工呼吸関連肺炎予防バンドル2010改訂版（VAPバンドル）[17)]やARDSネットワーク基準のものとは若干異なる数値が採用されていることから，その意図を認識して活用することが望まれる．

1）肺酸素化能の評価

ARDSネットワーク基準では，「SBTをF$_I$O$_2$ 0.5かつPEEP≦5cmH$_2$OのCPAPまたはTピース」で行い，その成功基準のうち肺酸素化能に関するものは，「SpO$_2$≧90％かつ，またはPaO$_2$≧60mmHg」と記載されている．この条件は，通常の臨床で行っている数値よりは若干緩く，抜管の失

表5 SBT成功基準

- 呼吸数＜30回/min
- 開始前とくらべて明らかな低下がない（たとえばSpO₂≧94％，PaO₂≧70mmHg）
- 心拍数＜140bpm，新たな不整脈や心筋虚血の徴候を認めない
- 過度の血圧上昇を認めない
- 以下の呼吸窮迫の徴候を認めない（SBT前の状態と比較する）
  1. 呼吸補助筋の過剰な使用がない
  2. シーソー呼吸（奇異性呼吸）
  3. 冷汗
  4. 重度の呼吸困難感，不安感，不穏状態

敗が多くなると懸念される．

　SBT成功と判断されれば，抜管へ進むこととなる場合が多いことから，成功基準では抜管時の余力も考慮する必要がある．そもそもSBT開始安全基準では，酸素化は「F$_I$O₂≦0.5かつPEEP≦8cmH₂OのもとでSpO₂＞90％」程度であり，酸素化が少々悪くともSBTは実施可能である．ただし，この状態（PaO₂＝60mmHg）で抜管となると話は別である．慢性閉塞性呼吸器疾患（chronic obstructive pulmonary diseases：COPD）患者など慢性的に低酸素に曝露されている場合であれば，この数値でも問題ないかもしれないが，術後患者などではSBTは成功したが，抜管は回避されるであろう．NPPVを使用して早期抜管を試みることもあるが，全患者を対象とするプロトコルのSBT成功基準では「SpO₂≧94％，PaO₂≧70mmHg」と数値を一段上げて設定し，酸素化の余力を確認することとしている．

　また，酸素化の指標として最も頻用され信頼度の高いP/F値に関しては，150〜200を開始の基準とする研究が多く存在していることから[13)18)-21)]，追加の指標として各施設の基準として採用されることは問題ない．

2）換気能の評価：呼吸仕事量の再評価

　SBT開始安全基準では，呼吸していて苦しくないかを，呼吸仕事量の観点から評価した．SBT実施後は，その呼吸負荷で悪化の徴候がみられないかを見極める．

　最もわかりやすいのは呼吸数であり，30回/minを超えない場合を成功と判断する．通常，安静時の呼吸数は15〜20回/min程度であり，負荷状態を考慮しても30回/minは呼吸窮迫と考えられる．しかし，この数値には明確なエビデンスはないため，あくまでも安全に配慮したエキスパートオピニオンであることを強調しておく．

　また，SBTにCPAPを用いれば，換気量の変化なども把握できるが，Tピース法では測定できないため，呼吸数を唯一の客観的指標としている．ただ，それとともに開始時点に確認した呼吸状態（換気様式や意識状態など）に異常を認めないかを観察，評価することが求められている．

3）注意：SBT成功基準は，抜管基準ではない

　本プロトコルでは，「SAT，SBTに成功したら，抜管後上気道狭窄や再挿管のリスクを評価した上で，抜管することが望ましい」とされており，SBT成功基準＝抜管基準ではないことを再確認しておく必要がある．

　抜管は，SBTから引き続く一連の作業ではあるものの，次稿のⅢ．各論②「1-4．抜管前評価と抜

表6 人工呼吸器離脱過程の新しい分類（ECCW）

class	category	定義
1	Simple weaning	初回のウィーニングトライで抜管成功できた患者
2	Difficult weaning	初回のウィーニングトライに失敗した後，SBT3回以内もしくは1週間以内に成功できた患者
3	Prolonged weaning	初回ウィーニングからSBT3回以上もしくは，1週間を超えた患者

表7 ECCWによるweaning categoryに関する多施設研究結果

報告　　分類	Simple	Difficult	Prolonged	転帰への影響
Funk GCら[22]	152（59％）	68（26％）	37（14％）	ICU死亡率↑ ICU滞在日数↑ 在院日数↑
Sellares Jら[23]	81（45％）	67（37％）	33（18％）	死亡率↑ ICU滞在日数↑ 在院日数↑
Peñuelas Oら[24]	1,502（55％）	1,058（39％）	154（6％）	ICU死亡率↑ ICU滞在日数↑

管後の観察」を経てから行われるべきである．SBTは気道保持の観点からの評価は一切行っていないことから，SBT後に数値のみをみて性急に抜管を行うことは，厳に慎まれるべきである．

時間は若干かかるものの，一つひとつのステップを医療チームで確認して行うことが，本プロトコルの本質であり，結果として患者へ提供する医療の質の向上につながると考えられる．

4）SBTに失敗したら

SBTの成功率はおよそ80％であり，残りの20％は失敗することになる[1]．SBT成功基準に不適合となった場合（＝失敗）は，SBT前の人工呼吸器条件へ戻し，鎮静薬・鎮痛薬の再調整を行う．そして，失敗に至った原因について検討し，対処可能なものであれば，治療を行う．

2007年に発表された人工呼吸からの離脱の過程についての新たな詳細分類（Europe consensus classification for weaning：ECCW）[1]（表6）では，SBTの成功までの回数と離脱（≒抜管）に要する時間経過をもとに離脱過程を3段階に分けている．ECCWをもとに実施された欧州における3つの多施設研究[22)-24)]では，離脱が初回のSBTで可能であったSimple weaning群は50％前後であり，それ以外の患者では1回以上のSBT失敗を経験していた（表7）．

離脱失敗は，ICU死亡率の上昇やICU滞在期間の延長と関連しており，とくに離脱開始から1週間以上経っても成功できなかったProlonged weaning群はSimple weaning群とくらべて死亡率が有意に高かった．この結果から，少なくとも離脱を企図してから1週間以内に成功させることが重要であり，このためにはSBT失敗後の原因検索は必須と考えられる．

原因が当日に対処可能であれば，翌日に再度プロトコルを開始するが，対処できていない場合は，プロトコルの開始を延期することも考慮される．

引用文献

1) Boles JM et al：Weaning from mechanical ventilation. Eur Respir J 29(5)：1033-1056, 2007
2) Epstein SK et al：Effect of unplanned extubation on outcome of mechanical ventilation. Am J Respir Crit Care Med 161(6)：1912-1916, 2000
3) Epstein SK et al：Effect of failed extubation on the outcome of mechanical ventilation. Chest 112(1)：186-192, 1997
4) Epstein SK：Decision to extubate. Intensive Care Med 28(5)：535-546, 2002
5) Coplin WM et al：Implications of extubation delay in brain-injured patients meeting standard weaning criteria. Am J Respir Crit Care Med 161(5)：1530-1536, 2000
6) MacIntyre NR et al：Evidence-based guidelines for weaning and discontinuing ventilatory support：a collective task force facilitated by the American College of Chest Physicians；the American Association for Respiratory Care；and the American College of Critical Care Medicine. Chest 120(6 Suppl)：375S-395S, 2001
7) Girard TD et al：Efficacy and safety of a paired sedation and ventilator weaning protocol for mechanically ventilated patients in intensive care (Awakening and Breathing Controlled trial)：a randomised controlled trial. Lancet 371(9607)：126-134, 2008
8) Frutos-Vivar F et al：Risk factors for extubation failure in patients following a successful spontaneous breathing trial. Chest 130(6)：1664-1671, 2006
9) Meade M et al：Predicting success in weaning from mechanical ventilation. Chest 120(6 Suppl)：400S-424S, 2001
10) Johannigman JA et al：Use of the rapid/shallow breathing index as an indicator of patient work of breathing during pressure support ventilation. Surgery 122(4)：737-740；discussion 740-741, 1997
11) Esteban A et al：A comparison of four methods of weaning patients from mechanical ventilation. Spanish Lung Failure Collaborative Group. N Engl J Med 332(6)：345-350, 1995
12) Brochard L et al：Comparison of three methods of gradual withdrawal from ventilatory support during weaning from mechanical ventilation. Am J Respir Crit Care Med 150(4)：896-903, 1994
13) Ely EW et al：Effect on the duration of mechanical ventilation of identifying patients capable of breathing spontaneously. New Engl J Med 335(25)：1864-1869, 1996
14) Esteban A et al：Extubation outcome after spontaneous breathing trials with T-tube or pressure support ventilation. The Spanish Lung Failure Collaborative Group. Am J Respir Crit Care Med 156(2 Pt 1)：459-465, 1997
15) Cohen J et al：Prediction of extubation outcome：a randomised, controlled trial with automatic tube compensation vs. pressure support ventilation. Crit Care 13(1)：R21, 2009
16) Esteban A et al：Effect of spontaneous breathing trial duration on outcome of attempts to discontinue mechanical ventilation. Spanish Lung Failure Collaborative Group. Am J Respir Crit Care Med 159(2)：512-518, 1999
17) 日本集中治療医学会ICU機能評価委員会：人工呼吸関連肺炎予防バンドル2010改訂版(VAPバンドル) http://www.jsicm.org/pdf/2010VAP.pdfより2015年4月14日検索.
18) Kollef MH et al：A randomized, controlled trial of protocol-directed versus physician-directed weaning from mechanical ventilation. Crit Care Med 25(4)：567-574, 1997
19) Namen AM et al：Predictors of successful extubation in neurosurgical patients. Am J Respir Crit Care Med 163(3 Pt 1)：658-664, 2001
20) Marelich GP et al：Protocol weaning of mechanical ventilation in medical and surgical patients by respiratory care practitioners and nurses：effect on weaning time and incidence of ventilator-associated pneumonia. Chest 118(2)：459-467, 2000
21) Navalesi P et al：Rate of reintubation in mechanically ventilated neurosurgical and neurologic patients：evaluation of a systematic approach to weaning and extubation. Crit Care Med 36(11)：2986-2992, 2008
22) Funk GC et al：Incidence and outcome of weaning from mechanical ventilation according to new categories. Eur Respir J 35(1)：88-94, 2010
23) Sellares J et al：Predictors of prolonged weaning and survival during ventilator weaning in a respiratory ICU. Intensive Care Med 37(5)：775-784, 2011
24) Peñuelas O et al：Characteristics and outcomes of ventilated patients according to time to liberation from mechanical ventilation. Am J Respir Crit Care Med 184(4)：430-437, 2011

III 各論②
1章 人工呼吸器離脱に関する3学会合同プロトコルの理解

4 抜管前評価と抜管後の観察

　抜管に伴う最大のリスクは，人工気道がなくなって発生する上気道狭窄・閉塞である．人工呼吸器離脱に関する3学会プロトコルの抜管部分では，抜管後の急変を想定することを強調した．とくに緊急性の高い抜管後上気道狭窄については，多職種の医療従事者が共通認識をもつことが重要である．

　そこで，抜管後上気道狭窄による不幸な医療事故[1]を回避するために，何らかの評価を抜管前に実施すべきと考え，その危険因子を示した．しかし，これらはあくまでも予測であり，上気道狭窄は抜管してみないとわからない点が問題であり，上気道狭窄などの問題が発生した場合の迅速な対応も準備しておく必要がある．

1. 抜管後上気道狭窄リスクの評価

　気管チューブ抜去後に上気道の浮腫や狭窄が発生しやすい状況として，**表1**の危険因子が指摘されている[2-7]．これらのリスクが存在する場合には，抜管後上気道狭窄の発生を疑う．ただし，これらは危険因子の一部であり，あくまでも相対的なものであり，患者病態および各施設の特徴や経験にあわせてリスクを設定することが望ましい．そして，危険因子の存在が明白，あるいは複数存在する場合には，カフリークテストなどにより危険性を評価することが望まれる．

■カフリークテスト

　カフリークテストの目的は，抜管後上気道狭窄の有無を見極めることであり，リスクの判別である．本来評価すべき患者の上気道の状態を評価しているわけではない点に留意する．

　カフリークテストは，現在，抜管後の上気道狭窄の予測についてシステマティックレビューで有用とされる唯一の手法で，陽性の場合には高い確率で抜管後上気道狭窄を予測する[8]．しかし，陰性であっても抜管後上気道狭窄は否定することはできないので注意が必要である（感度は高いが特異度は低い）．したがって，より高度なリスクが疑われる場合には，カフリークテストだけでなく，ファイバースコープによる肉眼的評価など，ほかの評価方法も駆使してリスクを評価すべきである．

　カフリークテストは抜管の必須項目ではなく，最終的な抜管の可否は，多職種で協議し，十分に検討して決定することが望まれる．

2. 再挿管の危険因子についての評価

　抜管の前に，抜管後再挿管の危険因子について評価を行う．再挿管が必要と判断した場合に必要とされる対応と迅速度が異なるために，再挿管リスクの大きさによって，「**超高リスク群**」「**高リスク群**」「**低リスク群**」の3つに分ける．

表1 抜管後上気道狭窄の危険因子

- 長期挿管（>48時間）
- 女性
- 大口径の気管チューブ
- 挿管困難
- 外傷症例
- その他，危険因子となりうるもの　　など

注意：抜管後上気道狭窄（＝喉頭浮腫）の危険因子を検討した複数の研究[2)-7)]では，挿管期間，ICU滞在期間，女性，外傷患者，大口径気管チューブの使用などが危険因子として挙げられている．しかし，個々の危険因子と上気道狭窄発生との因果関係の程度は，研究によりさまざまであり，どれが最も重要であるかは不明である．大口径気管チューブに関しては，体格により一概に定義できるわけではなく，相対的な危険因子である．「女性」という項目も，嗄声までを含めた上気道狭窄の発生率が統計学的に男性より女性に高いという結果に基づいている．

さらに，各施設の特徴によって追加したほうがよい危険因子も存在する．たとえば，頸椎前方固定術などを実施する施設では，上気道狭窄の高度なリスクと考えて，施設ごとで危険因子は追加すべきと考える．

表2 超高リスク群の危険因子

- 上気道部（口鼻耳咽喉部）手術術後
- 頸部手術術後出血
- 両側反回神経麻痺
- 開口困難
- 頸椎術後および頸部伸展困難
- 挿管困難の既往，短頸，小顎
- カフリークテスト陽性　　　　　　　など

表3 高リスク群の危険因子

- 十分な咳嗽反射なし
- 頻繁な気管吸引（1回/2時間以上）
- 頻繁な口腔吸引
- 自発呼吸トライアル（Spontaneous Breathing Trial：SBT）失敗≧3回
- 慢性呼吸不全，慢性閉塞性呼吸器疾患（chronic obstructive pulmonary diseases：COPD），気管支炎
- 低栄養
- 水分過多，肥満　　　　　　　　　　など

■ **超高リスク群：主に上気道に問題があり抜管直後の再挿管を想定する場合**

喉頭〜上気道の浮腫の残存が否定できない場合や，気道アクセス制限，気道確保困難症などが含まれる．危険因子を表2に示す．

■ **高リスク群：抜管後呼吸不全が徐々に進行し再挿管が必要になると予想される場合**

抜管後に，換気不全や酸素化障害が徐々に進行する可能性が高い症例が対象となる．気道分泌物クリアランスの低下，呼吸筋疲労，呼気終末陽圧（positive end-expiratory pressure：PEEP）依存などが含まれる．危険因子を表3に示す．

■ **低リスク群：上記のどのリスクもない場合**

ただちに抜管可能と判断される．

3. 抜管後の観察

抜管後は，すべてのリスク群，すべての症例に再挿管のリスクがあると考えて評価し，対応することが肝要である．

また，上気道閉塞に備えて迅速な対応を行えるように準備しておく．そのためには，医療従事者間の明確な情報伝達と綿密なモニタリングが不可欠である．たとえば，緊急気管切開術の準備やその実施者との連携を平常時から構築し，どのような徴候を危険と判断するかを共通認識として把握しておく．

そして，抜管後1時間は15分ごとに**表4**の項目（血液ガスを除く）を評価する．これらは目安となるチェック項目およびチェックの間隔であり，患者状態や各施設の必要度に応じて，項目および間隔を変える．また，動脈血液ガス分析は，超高リスク・高リスク群では抜管後30分の時点で実施する．

表4 抜管後チェックリスト

観察項目	抜管前	抜管後	15分後	30分後	45分後	60分後	120分後
呼吸数・SpO₂							
心拍・血圧・意識							
呼吸困難感							
呼吸様式							
咳嗽能力・誤嚥							
聴診（頸・胸部）							
嗄声・喘鳴	／	／					
血液ガス	／	／					

※上記（血液ガスを除く）は目安となるチェック項目およびそのチェック間隔であり，患者状態や各施設の必要度に応じて，チェックの項目および間隔を変える．
SpO₂（percutaneous oxygen saturation，経皮的動脈血酸素飽和度）

■ 超高リスク群：

1．抜管直後から1時間：より高度な注意が求められる

- 必要に応じて気道確保の準備のもとに呼吸循環の安全が確認されるまではベッドサイドに留まる．
- 抜管後15分を無事に経過した症例でも，少なくとも1時間は十分なモニタリング下に看視すること．実際に上気道閉塞事故は30分以降にも発生している．
- 閉塞や高度な狭窄状態では，ただちに再挿管や緊急気管切開などの対応が可能な医師・チームを招聘し，気道を確保する．再挿管が困難な場合には，躊躇せずに緊急気管切開を実施する．

2．評価項目

- 換気と換気運動が許容範囲に維持されていること．
- 狭窄状態・呼吸筋疲労を把握する．
- 上気道閉塞（窒息）や高度な狭窄状態は直ちに判断を下し，迅速な対応を図る．

3．モニタリング項目

- バイタルサイン：意識レベル，呼吸数，血圧，脈拍
- 呼吸パターン　：上気道閉塞パターン，狭窄パターン
- 聴診触診所見　：頸部聴診，胸腹壁触診
- SpO₂，心電図　：異常を示す場合には緊急性が高い
- 動脈血液ガス　：少なくとも抜管後30分で確認

■ 高リスク群

1．少しでも上気道閉塞および狭窄所見を認める場合には，ただちに「超高リスク群」の評価・対応に準ずる

2．抜管直後から1時間：高度な注意が必要

- 換気および酸素化に障害が発生しないことが確認できるまではベッドサイドに留まる．
- 少なくとも1時間は十分なモニタリング下に看視する．

3. 気道分泌物の排出に問題のある症例
   - さらに時間が経過した後に，換気・酸素化の障害，呼吸筋疲労が発生する危険性があり，注意を要する．
4. 評価項目
   - 換気と換気運動が正常(許容範囲)に維持されていること．
   - 呼吸筋疲労と分泌物排出能力(咳嗽能力と分泌物の性状と量)．
   - 唾液などの誤嚥．
5. モニタリング項目
   - バイタルサイン：意識レベル，呼吸数，血圧，脈拍
   - 呼吸パターン　：閉塞パターン，呼吸筋活動，咳嗽能力
   - 聴診触診所見　：聴診，胸腹壁触診
   - SpO_2，心電図：酸素化能，循環系負荷
   - 動脈血液ガス　：抜管後30〜60分で確認

■低リスク群

1. 少しでも上気道閉塞および狭窄所見を認める場合には，ただちに「超高リスク群」の評価・対応に準ずる
2. 抜管直後から15分
   - 換気および酸素化に障害が発生しないことを十分なモニタリング下に看視し，確認する．
3. 抜管後1時間
   - モニタリング下に定期的(10〜15分ごと)に呼吸および循環をアセスメントする．
4. 評価項目
   - 換気と換気運動が正常(許容範囲)に維持されていること．
5. モニタリング項目
   - バイタルサイン：意識レベル，呼吸数，血圧，脈拍
   - 呼吸パターン　：閉塞パターン，呼吸筋活動，咳嗽能力
   - 聴診触診所見　：聴診，胸腹壁触診
   - SpO_2，心電図：酸素化能，循環系負荷
   - 動脈血液ガス　：必要に応じて実施

参考

■カフリークテストの手順と評価方法：以下に標準的な手法を示す[9)10)]

　カフリークテストは，気管チューブのカフエアを注入した状態の一回換気量(Vt1)と，カフエアを脱気した状態の一回換気量(Vt2)を測定し，「Vt1-Vt2」を算出することにより，上気道の狭窄がないかを予測する検査である．上気道狭窄が存在する場合には，この値が小さくなる．

　方法：次に示す手順でリークを測定する
　①テストによる誤嚥を防ぐため，口腔内吸引，気管吸引を十分に行う．
　②人工呼吸器設定は調節呼吸(assist control：A/C)とする．
　③カフを入れた状態で呼気のVt1を，人工呼吸器モニタを用いて測定・記録する．
　④気管チューブのカフを抜く．

⑤患者の呼吸状態が安定したところで，連続6呼吸サイクルの呼気Vtを，人工呼吸器モニタを用いて計測・記録する．

⑥⑤の値のうち低いほうから3サイクルの測定値の平均値Vt2を算出する．

評価基準：カフリークボリューム（Vt1-Vt2）が110mL以下，もしくは前後の変化率（Vt1-Vt2）/Vt1が10％以下の場合は陽性と判断し，抜管後上気道狭窄の発生が予測される[8]．

引用文献

1) 尾崎孝平：鑑定意見書の公開について．尾崎塾HP　http://www.ricv.zaq.ne.jp/ekaax407/kanteiikennsho1.html より2015年4月16日検索
2) Darmon JY et al：Evaluation of risk factors for laryngeal edema after tracheal extubation in adults and its prevention by dexamethasone. A placebo-controlled, double-blind, multicenter study. Anesthesiology 77(2)：245-251, 1992
3) François B et al：12-h pretreatment with methylprednisolone versus placebo for prevention of postextubation laryngeal oedema：a randomised double-blind trial. Lancet 369(9567)：1083-1089, 2007
4) Kriner EJ et al：The endotracheal tube cuff-leak test as a predictor for postextubation stridor. Respir Care 50(12)：1632-1638, 2005
5) Esteller-Moré E et al：Prognostic factors in laryngotracheal injury following intubation and/or tracheotomy in ICU patients. Eur Arch Otorhinolaryngol 262(11)：880-883, 2005
6) Gros A et al：Intra-individual variation of the cuff-leak test as a predictor of post-extubation stridor. Respir Care 57(12)：2026-2031, 2012
7) Wittekamp BH et al：Clinical review：post-extubation laryngeal edema and extubation failure in critically ill adult patients. Crit Care 13(6)：233, 2009
8) Ochoa ME et al：Cuff-leak test for the diagnosis of upper airway obstruction in adults：a systematic review and meta-analysis. Intensive Care Med 35(7)：1171-1179, 2009
9) Miller RL et al：Association between reduced cuff leak volume and postextubation stridor. Chest 110(4)：1035-1040, 1996
10) Sandhu RS et al：Measurement of endotracheal tube cuff leak to predict postextubation stridor and need for reintubation. J Am Coll Surg 190(6)：682-687, 2000

Index

数字，欧文

1秒率 ········· 86
1秒量 ········· 86
A-aDCO$_2$ ········· 88
A-aDO$_2$ ········· 79
A/CV ········· 35
air-trapping ········· 87
APRV ········· 51
ARDS ········· 13, 53, 67
　──ネットワーク基準 ········· 183
ASV ········· 37
ATC ········· 37, 187
auto-PEEP ········· 54, 95
AV ········· 50
BBB ········· 57
BCV ········· 121
BE ········· 72
Berlin会議 ········· 67
BIPAP ········· 50
Bohr効果 ········· 78
BPS ········· 149, 150
bubble diffusion型 ········· 113
BURP法 ········· 167
CAM-ICU ········· 143, 146
CaO$_2$ ········· 60
CO ········· 76
Cormack分類 ········· 167
CPAP ········· 50, 187
CPOT ········· 149, 150
CV ········· 50
CVCI ········· 167
DCV ········· 52
Difficult weaning ········· 31, 189
DO$_2$ ········· 76
EC法 ········· 166
ERV ········· 85
EtCO$_2$ ········· 88
F$_I$O$_2$ ········· 27, 52, 78
FRC ········· 59, 85
FVC ········· 86
Fカイロ ········· 44
Hb ········· 76
HCO$_3^-$ ········· 72
Henderson-Hasselbalchの式 ········· 71
Henryの法則 ········· 60

ICDSC ········· 146
ICU-AW ········· 20, 117
IMV ········· 34, 50, 52
IPV ········· 121
IRV ········· 85
IVAC ········· 25, 134
J-PAD ········· 156
MRSA ········· 98
MV ········· 84
NAVA ········· 37
NPPV ········· 31, 162
NRS ········· 149
OAG ········· 130
ODA ········· 137
on-off法 ········· 34
over feeding ········· 136
P/F比 ········· 67, 78, 184
PaCO$_2$ ········· 12, 72, 83
P$_A$CO$_2$ ········· 60
PAD guidelines ········· 146
PaO$_2$ ········· 12, 52, 72, 76
P$_A$O$_2$ ········· 60, 79
pass-over型 ········· 114
PAV ········· 37
PC ········· 48
PCV ········· 35, 52, 53, 93
PEEP ········· 51, 54
pH ········· 69
PICS ········· 15
P$_I$O$_2$ ········· 59
possible VAP ········· 25, 134
PPE ········· 101
probable VAP ········· 25, 134
Prolonged weaning ········· 31, 189
PS ········· 50, 55
PSV ········· 35, 50, 54
PTSD ········· 16, 147, 149
RASS ········· 141, 146, 152, 156, 176, 177
ROAG ········· 130
RSBI ········· 84, 186
RTX ········· 121
SaO$_2$ ········· 60, 76
SAS ········· 152
SAT ········· 173, 176
sawtooth pattern ········· 119

SBT ········· 30, 34, 92, 160, 173, 176, 182
SGA ········· 137
Simple a weaning ········· 31, 189
simulate cough ········· 121
SIMV ········· 34
SmartCare® ········· 37
SpO$_2$ ········· 52, 78, 88
TTJV ········· 170
Tピース法 ········· 187
$\dot{V}_A/\dot{Q}$ ········· 61
VAC ········· 25, 134
VAE ········· 25, 134
VALI ········· 25
VAP ········· 25, 98, 115, 129, 172
VAPバンドル ········· 172
VAS ········· 149
VC ········· 47, 85
VCV ········· 34, 52, 54, 94
VO$_2$ ········· 76
V$_T$ ········· 83, 85
Yピース ········· 44

あ行

アシデミア ········· 71, 73, 74
アシドーシス ········· 73
圧外傷 ········· 27
圧規定 ········· 48
　──換気 ········· 52, 53, 93
圧支持換気 ········· 35
圧調節換気 ········· 35
圧トリガー ········· 56
アラーム ········· 104, 107
アルカレミア ········· 71, 74
アルカローシス ········· 74
アルコール離脱症状 ········· 178
安全システム ········· 42
異化 ········· 136
胃潰瘍 ········· 19
医原性気胸 ········· 65
痛み ········· 149
一回換気量 ········· 52, 83, 85
医療ガス ········· 45
　──供給圧低下アラーム 109
医療チーム ········· 39
イレウス ········· 19
陰圧呼吸器 ········· 34

院内肺炎 ……………………… 62
ウォータートラップ ………… 45
運動能力の低下 ……………… 20
エアリーク …………………… 114
栄養管理 ……………………… 136
栄養障害 ……………………… 21
栄養評価 ……………………… 137
塩基過剰 ……………………… 72
横隔膜 ………………………… 58

か行

外因性エネルギー …………… 136
外観点検 ……………………… 104
外気胸 ………………………… 65
外傷後ストレス障害
　　　　　　………… 16, 147, 149
咳嗽 …………………………… 121
外部喉頭圧迫法 ……………… 167
開放式吸引 …………………… 98
加温加湿 ………………… 28, 111
　　──器 29, 44, 104, 111, 118
過活動型せん妄 ……………… 146
過換気 ………………………… 126
拡散 ………………………… 69, 82
　　──障害 ……………… 12, 61
覚醒 …………………………… 176
加湿 …………………………… 24, 118
荷重側肺障害 ………………… 27
臥床 …………………………… 20
過剰栄養 ……………………… 136
過少鎮静 ……………………… 20
過剰鎮静 ……………………… 20
ガス交換 ………………… 59, 69
ガス制御システム …………… 42
家族 …………………………… 159
片肺挿管 ……………………… 24
合併症 ………………………… 24
カフ ……………………… 114, 130
　　──圧 ………………… 114, 130
　　──圧管理 …………… 130
　　──圧計 ……………… 115
　　──圧自動コントローラ 116
　　──圧チェッカー …… 116
　　──上部吸引 ………… 130
　　──リークテスト 191, 194
カプノグラム ………………… 88
カプノメータ ………………… 88
カプノメトリ ………………… 88
過膨脹 ………………………… 126
肝うっ血 ……………………… 20
換気 ………………………… 57, 82

──回数 …………………… 53
換気血流比 …………………… 61
　　──不均衡 ………… 12, 61
換気周期 ……………………… 54
換気障害 ……………………… 86
換気能 …………………… 185, 188
換気不全 ………………… 12, 14
換気不能挿管不能状態 …… 167
換気モード ……………… 47, 52
間欠的強制換気 …… 34, 50, 52
間質性肺炎 …………… 13, 62, 66
間質性パターン ……………… 63
患者志向 ……………………… 38
肝障害 ………………………… 20
緩衝作用 ……………………… 70
関節の拘縮 …………………… 20
感染 …………………………… 21
　　──管理 ……………… 99
　　──関連性人工呼吸器関連
　　　　合併症 ………… 25, 134
　　──性廃棄物用ゴミ箱 162
　　──予防 ……………… 98
機械的作動不良アラーム … 109
気管吸引 …… 100, 119, 123, 161
気管挿管 ……………………… 168
気管チューブの閉塞 ………… 24
気胸 ……………………… 27, 65
気道確保 ……………………… 166
気道狭窄 ………………… 162, 165
気道クリアランス …………… 117
気道抵抗 ……………………… 59
気道粘膜 ……………………… 111
気道の障害 …………………… 14
気道分泌物 …………………… 123
　　──貯留 ……………… 117
機能的残気量 …………… 59, 85
客観的栄養データ評価 …… 137
吸引 ……………………… 98, 100
　　──圧 ………………… 125
　　──カテーテル ……… 124
　　──時間 ……………… 125
吸気筋 ………………………… 58
吸気時間 ……………………… 53
吸気努力 ……………………… 34
吸気波形 ……………………… 94
吸気ポーズ …………………… 54
救急カート …………………… 162
吸気予備量 …………………… 85
吸呼気比 ……………………… 53
給水システム ………………… 114
急性呼吸窮迫症候群 13, 53, 67

吸息時間 ……………………… 54
吸入気酸素分圧 ……………… 59
吸入酸素濃度 ……… 27, 52, 78
急変時対応 …………………… 165
仰臥位 ………………………… 27
胸郭運動障害 ………………… 14
胸水 …………………………… 64
強制換気 ……………………… 47
協働志向 ……………………… 38
胸部理学所見 ………………… 62
筋弛緩薬 ……………………… 178
緊張性気胸 …………………… 65
筋力低下 ……………………… 20
苦痛 …………………………… 20
駆動源 ………………………… 104
　　──接続部 …………… 42
グラフィックモニタ ………… 92
計画外抜管 …………………… 147
経気管ジェット換気法 …… 170
経口気管挿管 ………………… 167
経腸栄養 ……………………… 137
経皮的動脈血酸素飽和度 52, 78
警報システム ………………… 42
痙攣 …………………………… 178
外科的気道確保 ……………… 169
血圧 …………………………… 90
血液ガス ……………………… 69
　　──分析 ……………… 69
血液脳関門 …………………… 57
結露 …………………………… 99
幻覚 …………………………… 145
効果器 ………………………… 58
口腔ケア ……………………… 129
口腔内吸引用カテーテル … 161
高血糖 ………………………… 21
拘束性換気障害 ……………… 86
喉頭鏡 ………………………… 167
喉頭展開 ……………………… 167
喉頭浮腫 …………… 25, 162, 166
高二酸化炭素血症 …………… 12
高流量酸素換気 ……………… 170
呼気筋 ………………………… 58
呼気終末陽圧 …………… 51, 54
呼気波形 ……………………… 94
呼吸 …………………………… 89
　　──回路 ………… 44, 104
　　──機能検査 ………… 85
　　──困難感 …………… 156
　　──仕事量 ……… 185, 188
　　──商 ………………… 60
　　──数 …………… 83, 188

──性アシドーシス……… 73	手指衛生………………………… 98	精神的ケア…………………… 156
──性アルカローシス …74	受容器……………………………… 57	精神的ストレス……………… 22
──中枢………………………… 58	循環動態の変化………………… 19	精神的ニーズ………………… 157
──中枢の抑制………………… 14	消化器合併症…………………… 28	舌苔…………………………… 132
──調節系……………………… 57	上気道狭窄…………………… 191	浅鎮静戦略…………………… 141
──不全…………………… 12,166	上気道閉塞…………………… 191	せん妄……………… 22, 145, 177
呼気予備量……………………… 85	情緒的苦痛……………………… 16	専門性志向……………………… 38
呼出障害………………………… 87	消毒………………………………… 99	挿管セット…………………… 162
個人防護具……………… 101, 161	静脈栄養……………………… 137	早期離床………………… 140, 147
骨密度…………………………… 20	職種構成志向…………………… 38	──プロトコル…………… 141
コミュニケーション障害 … 156	褥瘡……………………………… 20	──を促進する質改善プロ
コンプライアンス……………… 59	シリンジ……………………… 162	ジェクト…………………… 141
	心筋虚血……………………… 178	蘇生…………………………… 165
### さ行	神経筋障害……………………… 14	
細菌性肺炎……………………… 62	神経調節換気補助……………… 37	### た行
再挿管 · 31, 160, 165, 183, 191	神経伝達障害…………………… 14	体位管理……………………… 130
酸………………………………… 69	人工呼吸関連肺炎予防バンドル	体位ドレナージ……………… 120
酸塩基平衡……………………… 69	……………………………… 172	体位変換………………… 98, 119
酸化還元反応…………………… 69	人工呼吸器回路………………… 99	体液過剰……………………… 186
酸素運搬量……………………… 76	人工呼吸器関連事象…… 25, 134	体液バランス………………… 186
酸素化……………… 59, 76, 126	人工呼吸器関連状態…… 25, 134	代謝…………………………… 136
酸素解離曲線……………… 77, 88	人工呼吸器関連肺炎	──性アシドーシス……… 74
酸素化能………………………… 77	……… 25, 98, 115, 129, 172	──変動…………………… 136
酸素化不全……………………… 12	人工呼吸器関連肺炎可能性例	代償反応…………………… 71, 74
酸素需給バランス……………… 76	……………………… 25, 134	多剤耐性アシネトバクター 100
酸素消費量……………………… 76	人工呼吸器関連肺炎推定例	多剤耐性菌……………………… 98
酸素中毒………………………… 27	……………………… 25, 134	多職種チーム…………………… 38
酸素濃度………………………… 52	人工呼吸器関連肺傷害……… 25	多職種連携…………………… 173
酸素分圧………………………… 77	人工呼吸器離脱の難易度による	単純離脱………………………… 31
酸素飽和度……………………… 77	分類……………………… 86	蛋白の異化亢進………………… 21
酸素マスク…………………… 162	人工鼻…… 29, 45, 99, 111, 118	チーム医療……………………… 38
死腔……………………………… 84	滲出性胸水……………………… 64	チャンバ……………………… 113
──換気量…………………… 84	身体的苦痛……………………… 16	注意力………………………… 145
自然気胸………………………… 65	身体的ストレス…………… 22, 157	中枢化学受容器………………… 57
自然呼吸………………………… 18	身体抑制…………………… 16, 147	中枢調節器……………………… 58
持続性気道陽圧………………… 50	心拍出量………………………… 76	調節換気………………………… 50
持続的体位変換ベッド……… 121	心拍数…………………………… 89	鎮静…………………………16, 152
市中肺炎………………………… 62	心負荷…………………………… 19	──管理…………………… 147
自動ウィーニングシステム 187	心不全…………………………… 12	──薬……………146, 152, 178
自動チューブ補償……………… 37	心理社会的ストレス………… 157	──レベル………………… 152
自発覚醒トライアル·· 173, 176	水素イオン……………………… 69	鎮痛・鎮静 · 20, 129, 140, 149
自発換気…………………… 47, 50	水分出納………………………… 90	鎮痛薬………………………… 149
自発呼吸…………………… 34, 52	スタンダードプリコーション	低活動型せん妄……………… 146
──トライアル… 30, 34, 92,	……………………98, 129, 161	低酸素血症………………… 12, 61
160, 173, 176, 182	ストレス………………… 20, 156	低リン血症……………………… 21
脂肪……………………………… 21	スパイログラム………………… 85	テープ剥離剤………………… 162
シャント………………………… 61	スパイロメータ………………… 85	適応補助換気…………………… 37
重炭酸イオン…………………… 72	スパイロメトリ………………… 85	デクスメデトミジン塩酸塩
集中治療後症候群……………… 15	スポルディングの分類 99, 100	………………………154, 179
終末呼気二酸化炭素分圧……… 88	ずり応力………………………… 27	デュアルコントロール……… 48
主観的包括アセスメント … 137	清拭…………………………… 132	──換気…………………… 52

198

デュアルタイプ 44
電解質異常 21
電源(供給)異常アラーム 109
デンタルプラーク 132
頭蓋内圧 179
同期式間欠的強制換気 34
疼痛 22
動脈血液ガス分析 184
動脈血酸素含量 60
動脈血酸素分圧 12, 52, 72, 76
動脈血酸素飽和度 60, 76, 88
動脈血二酸化炭素分圧 12, 72, 83
特発性間質性肺炎 66
トリガー 34
努力性肺活量 86

な行

内因性PEEP 54
内因性エネルギー 136
内気胸 65
二酸化炭素産生量 53
日常点検 103
乳酸 21, 73
尿量の減少 19
認知機能障害 17, 145
認知的苦痛 16
認知フレーム 39
ネーザルハイフロー 162
ネブライザー 45
脳循環 20

は行

肺うっ血 20
肺炎 13, 62, 99
肺活量 85
肺気腫 12
肺気量 59
　——分画 59
肺酸素化能 184, 187
肺傷害 26
肺伸展受容器 57
肺水腫 13
肺線維症 13
肺塞栓 12
肺内軽打換気法 121
肺内シャント 12
肺胞 18, 59
　——気酸素分圧 60, 79
　——気動脈血酸素分圧較差 79

　——気動脈血二酸化炭素分圧較差 88
　——気二酸化炭素分圧 60
　——性肺炎 62
　——性パターン 63
　——低換気 61
肺保護戦略 27
バクテリアフィルター 45
抜管 30, 160, 183, 189, 191
　——後チェックリスト 193
　——失敗基準 165
　——の失敗 165
　——前評価 191
　——リスクの分類 160
バッグバルブマスク 161
　——換気 166
発熱 186
パルスオキシメータ 88
半坐位 119
ピークフロー 56
非常用電源 44
非侵襲的陽圧換気 31, 162
微生物汚染 99
非定型肺炎 62
非閉塞性無気肺 64
肥満 21
病原微生物 100
比例補助換気 37
不安 16
フェンタニル 151
不穏 22, 145, 157
副鼻腔炎 24
不整脈 178
ブラッシング 132
プレッシャーサポート 50, 55
　——圧 55
　——換気 50, 54
フロートリガー 56
フローボリューム曲線 123
プロポフォール 147, 154, 179
分時換気量 80, 84, 186
分時肺胞換気量 53
分泌物過多 166
分泌物排出困難 166
平均気道内圧 80
閉鎖式吸引 124
　——カテーテル 98
ペイシェントユニット 42
閉塞性換気障害 86
閉塞性無気肺 64
ヘモグロビン 60, 76

ヘリング—ブロイエル吸息反射 57
ホース 44
保湿ケア 131, 134
保守点検 103
補助・調節換気 35
補助換気 47, 50

ま行

末梢化学受容器 57
麻薬性鎮痛薬 151
ミストリガー 96
ミダゾラム 146, 154, 177
無気肺 13, 64
メチシリン耐性黄色ブドウ球菌 98
滅菌 99
妄想 145
　——記憶 16
モニタリングシステム 42
モルヒネ塩酸塩 151

や行

ユーザインターフェイス 42
陽・陰圧体外式人工呼吸器 121
陽圧換気 18
容量調節換気 34
抑うつ 16, 21

ら行

リークテスト 104
離脱過程の分類 31
離脱困難 31, 36
離脱失敗 31
離脱成功 31
離脱遷延 31, 36
量規定 47
　——換気 52, 54, 94
緑膿菌 100
輪状甲状靭帯穿刺 169
レミフェンタニル塩酸塩 151
漏出性胸水 64

わ行

ワンウェイタイプ 44

人工呼吸器離脱のための標準テキスト

2015年7月5日　初　版　第1刷発行

監　　修	一般社団法人 日本クリティカルケア看護学会
発行人	影山　博之
編集人	向井　直人
発行所	株式会社 学研メディカル秀潤社 〒141-8414　東京都品川区西五反田2-11-8
発売元	株式会社 学研マーケティング 〒141-8415　東京都品川区西五反田2-11-8
印刷製本	サンメッセ株式会社

この本に関する各種お問い合わせ先
【電話の場合】
●編集内容についてはTel 03-6431-1237（編集部）
●在庫，不良品（落丁，乱丁）についてはTel 03-6431-1234（営業部）
【文書の場合】
●〒141-8418　東京都品川区西五反田2-11-8
　学研お客様センター『人工呼吸器離脱のための標準テキスト』係

©Japan Academy of Critical Care Nursing 2015.　Printed in Japan
●ショメイ：ジンコウコキュウキリダツノタメノヒョウジュンテキスト
本書の無断転載，複製，複写（コピー），翻訳を禁じます．
本書を代行業者等の第三者に依頼してスキャンやデジタル化することは，たとえ個人や家庭内の利用であっても，著作権法上，認められておりません．
本書に掲載する著作物の複製権・翻訳権・上映権・譲渡権・公衆送信権（送信可能化権を含む）は株式会社学研メディカル秀潤社が保有します．

JCOPY〈(社)出版者著作権管理機構委託出版物〉
本書の無断複写は著作権法上での例外を除き禁じられています．複写される場合は，そのつど事前に，(社)出版者著作権管理機構（電話 03-3513-6969，FAX 03-3513-6979，e-mail：info@jcopy.or.jp）の許可を得てください．

本書に記載されている内容は，出版時の最新情報に基づくとともに，臨床例をもとに正確かつ普遍化すべく，著者，編者，監修者，編集委員ならびに出版社それぞれが最善の努力をしております．しかし，本書の記載内容によりトラブルや損害，不測の事故等が生じた場合，著者，編者，監修者，編集委員ならびに出版社は，その責を負いかねます．
　また，本書に記載されている医薬品や機器等の使用にあたっては，常に最新の各々の添付文書や取り扱い説明書を参照のうえ，適応や使用方法等をご確認ください．

株式会社 学研メディカル秀潤社